脑血管疾病数字减影血管造影(DSA)与计算机断层成像血管造影(CTA)诊断

CEREBRAL DISEASE:DIAGNOSIS OF DIGITAL SUBTRACTION ANGIOGRAPHY AND COMPUTED TOMOGRAPHY ANGIOGRAPHY

主　编　靳　松　阎世鑫　佟小光

副主编　田　超　戴伟英　高　满　杨天昊

审　阅　崔世民　黄　楹

编　委（按姓氏笔画排列）

于德林　尹　龙　王　怡　王世波　田　超　付乐君
刘　力　刘　卉　孙　羽　吕　杰　任　涛　杨　潇
宋一鸣　佟小光　杨天昊　李旭东　张延辉　张晓晨
范一木　尚延国　国晶晶　郝　志　姜　炜　郝妮娜
施铭岗　赵碧波　郭　军　贾　强　高　满　阎世鑫
梁伟伦　韩　彤　靳　松　雷　静　解中福　戴伟英

（注:本书编委均来自天津市环湖医院）

人民卫生出版社

图书在版编目（CIP）数据

脑血管疾病数字减影血管造影（DSA）与计算机断层成像血管造影（CTA）诊断/靳松，阎世鑫，佟小光主编. —北京：人民卫生出版社，2017

ISBN 978-7-117-24035-2

Ⅰ.①脑⋯　Ⅱ.①靳⋯②阎⋯③佟⋯　Ⅲ.①脑血管疾病-脑血管造影-诊断　Ⅳ.①R816.2

中国版本图书馆 CIP 数据核字（2017）第 012395 号

| 人卫智网 | www. ipmph. com | 医学教育、学术、考试、健康，购书智慧智能综合服务平台 |
| 人卫官网 | www. pmph. com | 人卫官方资讯发布平台 |

脑血管疾病数字减影血管造影（DSA）与计算机断层成像血管造影（CTA）诊断

主　　编：靳　松　阎世鑫　佟小光
出版发行：人民卫生出版社（中继线 010-59780011）
地　　址：北京市朝阳区潘家园南里 19 号
邮　　编：100021
E - mail：pmph @ pmph. com
购书热线：010-59787592　010-59787584　010-65264830
印　　刷：北京画中画印刷有限公司
经　　销：新华书店
开　　本：889×1194　1/16　印张：16
字　　数：507 千字
版　　次：2017 年 10 月第 1 版　2017 年 10 月第 1 版第 1 次印刷
标准书号：ISBN 978-7-117-24035-2/R·24036
定　　价：48.00 元

打击盗版举报电话：010-59787491　E -mail：WQ @ pmph. com
（凡属印装质量问题请与本社市场营销中心联系退换）

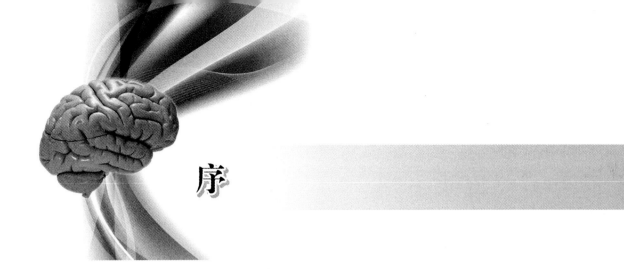

序

随着医学影像技术的迅猛发展,CTA、MRA、超声、彩色多普勒、TCD等技术在脑血管病变的筛选、诊断、术中监测、术后随访中起着重要的作用,但对一些复杂的脑血管病、需要介入治疗的病例,作为脑血管疾病诊断"金标准"的脑血管造影(DSA)不可或缺。

目前,旋转DSA技术的应用,可对脑血管影像在三维空间做任意角度的观察,更加有效利用数据资源,突破了常规DSA一次造影只能显示一个角度和图像后处理手段少等局限性。双"C"型臂平板血管机及复合手术室配备的智能血管机,极大地方便了脑血管造影及介入治疗。同时,高空间分辨率和密度分辨率,使微小的脑血管病变能清晰显影,对诊断和治疗具有很大的应用价值。本书配发高质量的典型病例和少见病例图像,立足总结临床病例,突出实用性,同时强调重点,每个病例均详细描述了影像特点,诊断精要,鉴别要点等,以指导和帮助读者解决日常临床工作。

本书图文并茂,内容精彩,共十个章节,包括正常脑血管影像、缺血性脑血管病、颅脑动脉瘤、脑血管畸形、动静脉瘘、烟雾病、静脉窦栓塞、脊髓血管畸形等,270多个病例,600多幅精美的图片,本书将为影像科及神经内科、神经外科医师提供实用、全面的颅脑血管病影像学诊断的工具书。

值得提出的是天津市环湖医院团队,特别是医学影像科靳松主任,能在繁忙的工作中,利用业余时间,不辞辛苦,把积累的大量血管造影病例及图像资料进行总结、精炼,编著成书,敬业精神值得钦佩与发扬。

本书是一部难得的参考书,无论对初学者,还是对有经验的同仁,都将会大有裨益。

2017 年 3 月

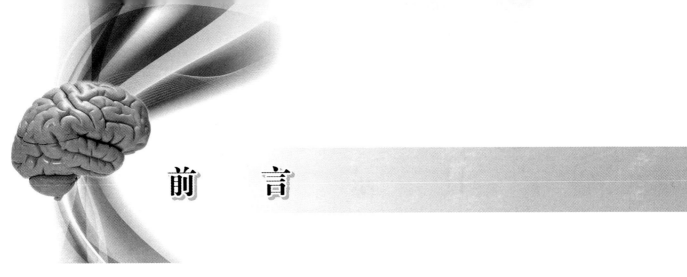

前　言

　　1991年，刚从事医学影像诊断工作，阅读到国内第一部关于脑血管造影的著作，就是凌锋教授的《介入神经放射学》，立刻被书的内容吸引，得以较系统地了解脑血管疾病的影像学诊断。当时国内神经介入刚起步，天津市环湖医院的焦德让教授带领团队勇于探索，成为首批开展神经介入的国内4家医院之一。20多年过去了，神经介入飞速发展，神经影像学也越来越成熟，无论从脑血管病检查手段、影像诊断，还是术前和术后的评估等全方位上了一个台阶，我们在工作中积累了大量的病例，希望把我们的一些经验分享给大家。

　　本书内容涉及的病例及血管造影图像均来自天津市环湖医院，是从近10年2万多例脑血管造影中精选而来，共分十个章节，包括正常脑血管影像、缺血性脑血管病、颅脑动脉瘤、脑血管畸形、动静脉瘘、烟雾病、静脉窦栓塞、脊髓血管畸形等，270多个病例，600多幅精美的图片，图文并茂，内容精彩，将为影像科及神经内科、神经外科医师提供实用、全面的颅脑血管病影像学诊断的工具书，无论对初学者，还是对有经验的同仁，都将会大有裨益。

　　我们在编写中，避免了长篇累牍的理论叙述，而是通过实际病例的图片，分析影像学特点及诊断思路，有助于提高专业人员的临床实际工作能力，能为同道们提供些许帮助，是我们最大的心愿。

　　在本书出版之际，向一直帮助和指导我们的老专家张云亭、白人驹、崔世民、只达石、焦德让等前辈表示崇高的敬意！

　　在编写过程中，得到了天津市环湖医院各位领导的大力支持，在此向刘刚院长、姚鑫副院长、黄楹副院长、孙志明副院长、韩喜书记等表示深切感谢！

　　感谢天津市环湖医院神经介入科的佟小光、范一木、尹龙主任给予的大力帮助。

　　感谢天津市环湖医院医学影像科的全体同仁。

　　最后，向广大读者表示真诚的感谢，由于我们学识有限、在编写中难免有遗漏和错误，不妥之处，敬请前辈和同行不吝赐教、指正。

靳松

2017年3月

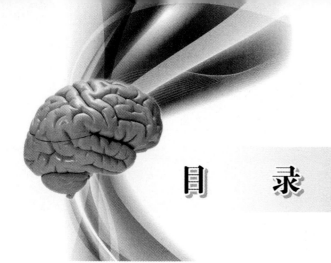

目　录

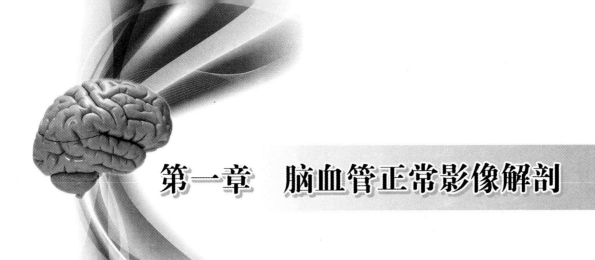

第一章　脑血管正常影像解剖

第一节　主动脉弓与大血管

主动脉弓凸面分出的三大分支由右向左分别为头臂干、左颈总动脉和左锁骨下动脉,称之为大血管,这些分支也可发自升主动脉上部。其从主动脉弓分出的位置、角度以及起始部之间的距离变异较大,分支的角度不受动脉硬化、高血压的影响,也不受年龄的影响。

脑血管造影或脑血管病介入治疗首先从主动脉弓开始,甚至大血管的动脉硬化就发生在主动脉弓的起始部,所以首先获得一幅主动脉弓的图像是必不可少的,这对于了解和熟悉主动脉弓及其分支的正常解剖和常见变异以及成功的脑血管造影和介入治疗至关重要。

头臂干分出右锁骨下和右颈总动脉,前者分出的主要分支为向上发出的右椎动脉、甲状颈干、肋颈干和向下发出的胸廓内动脉(内乳动脉),其开口的位置与椎动脉相对。右颈总动脉自头臂干发出,左颈总动脉起自主动脉弓,通常左颈总与头臂干起始点较近。双侧颈总动脉发出后在颈动脉间隙内向头侧上行,与颈内静脉和迷走神经伴行,位于颈内静脉的内侧,颈总动脉一般无其他血管分支,于甲状软骨的上缘高度相当于 C4 或 C5 水平分成颈内和颈外动脉。左锁骨下动脉分为左椎动脉、甲状颈干、肋颈干和胸廓内动脉。双侧椎动脉起自锁骨下动脉近顶端的后上缘,向头侧走行进入 C6 的横突孔。双侧甲状颈干均在椎动脉的远侧发出,主要分支为甲状腺下动脉和颈升动脉。

自主动脉弓发出的大血管的变异与胚胎发育相关且变异甚大。左颈总动脉可起自头臂干,或左颈总与左锁骨下动脉起自同一条左侧的头臂干。右颈总和右锁骨下动脉可分别发自主动脉弓。双侧颈总动脉还可以共干的形式从主动脉弓发出。颈内和颈外动脉同起自主动脉弓者较少见。双侧锁骨下动脉可分别发自主动脉弓,右锁骨下动脉还可起自主动脉弓的左端,甚至与左锁骨下动脉共干,称为迷走右锁骨下动脉。此时右侧椎动脉可以起自右锁骨下动脉,也可起自主动脉弓,甚至从右侧颈总动脉发出。左椎动脉在左颈总与左锁骨下动脉之间直接起自主动脉弓是最常见的椎动脉起源异常,而发自左锁骨下动脉远端的情况较罕见。有报道,椎动脉源于主动脉弓的病例发生椎动脉破裂的概率要明显高于椎动脉源于锁骨下动脉者。其他小动脉分支也可起自主动脉弓。

主动脉弓及其分支发生病理改变最常见的是动脉粥样硬化造成的管腔狭窄,多在大血管起始部,如椎动脉开口处和颈总动脉分叉处,多支血管均闭塞较少见。其他病理改变如动脉夹层、大动脉炎等,后者是一种慢性进行性非特异性炎症,青年女性多见,通常累及主动脉弓和大血管,可造成锁骨下动脉近端闭塞,以左侧多见,使锁骨下动脉的血管内压力低于基底动脉,引起患侧椎动脉中的血流逆行,进入患侧锁骨下动脉的远心端,即所谓的锁骨下动脉盗血综合征,可导致椎—基底动脉缺血性发作和上肢缺血症状的临床表现,但颈动脉供血不足的症状少见。如果外伤造成锁骨下动脉和椎动脉起始处发生挫伤性血栓形成,也可出现上述综合征。

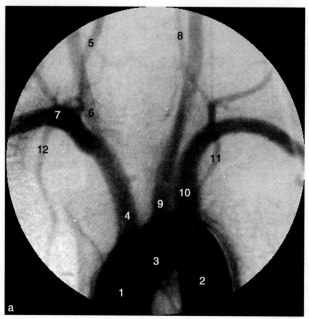

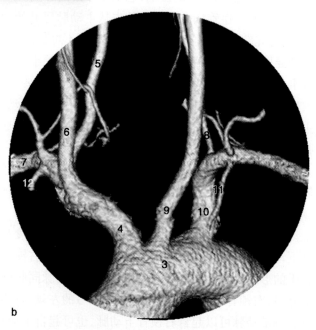

图 1-1-1　正常主动脉弓及大血管(a、b)

DSA 图主动脉弓造影左前斜位(a)和 CTA 图 VR 三维重建(b)显示正常主动脉弓和大血管分支的解剖部位

1. 升主动脉(ascending aorta)
2. 降主动脉(descending aorta)
3. 主动脉弓(aortic arch)
4. 头臂干(brachiocephalic trunk)
5. 右椎动脉(right vertebral artery)
6. 右颈总动脉(right common carotid artery)
7. 右锁骨下动脉(right subclavian artery)
8. 左椎动脉(left vertebral artery)
9. 左颈总动脉(left common carotid artery)
10. 左锁骨下动脉(left subclavian artery)
11. 左胸廓内动脉(left internal thoracic artery)
12. 右胸廓内动脉(right internal thoracic artery)

　　讨论：主动脉弓大血管的变异较为复杂,但利用多层螺旋 CT 血管造影(MSCTA)的方法可以有效、清晰地显示活体主动脉弓血管变异的三维解剖学特征。MSCTA 成像速度快,无创,对比剂用量少且费用相对较低,可任意方向旋转,多角度显示主动脉弓血管的变异及动脉粥样斑块和血管狭窄程度,图像清晰,可作为脑血管病变的首选筛查方法。

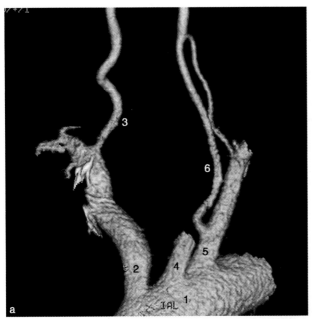

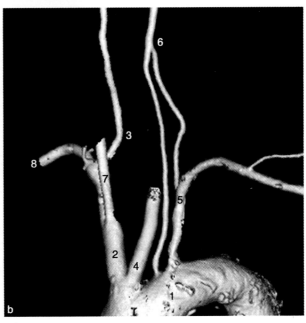

图 1-1-2　左侧椎动脉变异（a、b）

CTA 图，（a）为左侧椎动脉由两支同起自左侧锁骨下动脉的血管上行后汇合而成。（b）为左侧椎动脉起始部由两支血管汇合而成，其中 1 支起自主动脉弓，另 1 支起自左侧锁骨下动脉

1. 主动脉弓（aortic arch）
2. 头臂干（brachiocephalic trunk）
3. 右椎动脉（right vertebral artery）
4. 左颈总动脉（left common carotid artery）
5. 左锁骨下动脉（left subclavian artery）
6. 左椎动脉（left vertebral artery）
7. 右颈总动脉（right common carotid artery）
8. 右锁骨下动脉（right subclavian artery）

讨论：主动脉弓大血管变异的类型甚多，除先天和年龄因素外，部分变异与动脉硬化相关。主动脉弓血流压力大，血管变异可使血管内血流动力学发生改变，血管内壁长期受高压血流的冲击，导致管壁僵硬，弹力减弱，发生动脉粥样硬化，血管狭窄可诱发脑供血不足，特别是椎动脉直接起自主动脉弓的类型较正常椎动脉发生硬化狭窄的概率升高，临床不少见。

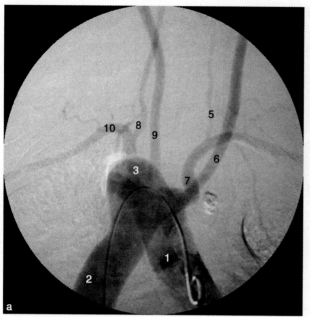

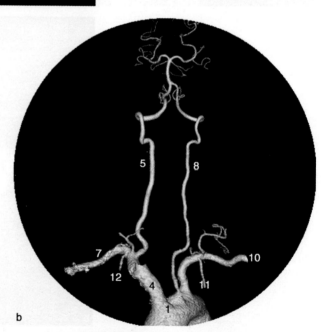

图 1-1-3　左椎动脉直接起自主动脉弓（a、b）

DSA,图主动脉弓造影正位像（a）显示主动脉弓及大血管翻转图。CTA 图 VR 三维重建（b）显示左椎动脉直接起自主动脉弓（b）

1. 升主动脉（ascending aorta）
2. 降主动脉（descending aorta）
3. 主动脉弓（aortic arch）
4. 头臂干（brachiocephalic trunk）
5. 右椎动脉（right vertebral artery）
6. 右颈总动脉（right common carotid artery）
7. 右锁骨下动脉（right subclavian artery）
8. 左椎动脉（left vertebral artery）
9. 左颈总动脉（left common carotid artery）
10. 左锁骨下动脉（left subclavian artery）
11. 左胸廓内动脉（left internal thoracic artery）
12. 右胸廓内动脉（right internal thoracic artery）

讨论：有报道,国人椎动脉直接起源于主动脉弓的发生率为 4.49%,日本和澳大利亚分别为 5.8% 和 7.41%,故可推断主动脉弓及其分支变异的情况与人种和环境有相关性。对椎动脉的观察有多种影像检查方法,DSA 是诊断血管病的金标准,可确定血管起源、变异,并可行介入治疗,但不能显示血管行径异常以及与邻近骨性结构的解剖关系,CTA 可显示椎动脉与横突孔的关系。

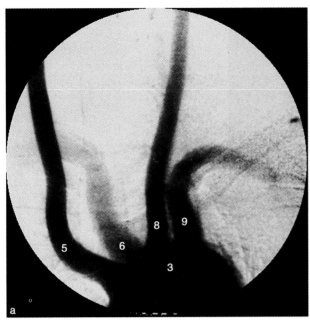

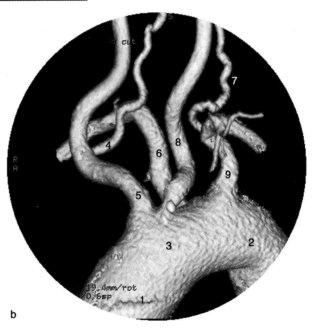

图 1-1-4 主动脉弓发出 4 支大血管(a、b)

DSA 图主动脉弓造影左前斜位(a)和 CTA 图 VR 三维重建(b)显示主动脉弓发出 4 支血管分别为右颈总、右锁骨下、左颈总和左锁骨下动脉;CTA 图同时可见右椎动脉起自右颈总动脉

1. 升主动脉(ascending aorta)　　　　　6. 右锁骨下动脉(right subclavian artery)
2. 降主动脉(descending aorta)　　　　　7. 左椎动脉(left vertebral artery)
3. 主动脉弓(aortic arch)　　　　　　　8. 左颈总动脉(left common carotid artery)
4. 右椎动脉(right vertebral artery)　　　9. 左锁骨下动脉(left subclavian artery)
5. 右颈总动脉(right common carotid artery)

　　讨论:此型变异各大血管均起自主动脉弓,其自右向左的排列顺序呈现多样化,右颈总动脉可起源于主动脉弓的最右侧,并且大血管在主动脉弓前后的位置也有不同,如右颈总动脉开口可位于左颈总和左锁骨下动脉的前方。对于大血管复杂的位置变化,MSCTA 可通过任意方向的旋转来充分展现主动脉弓血管变异的三维解剖学特征。

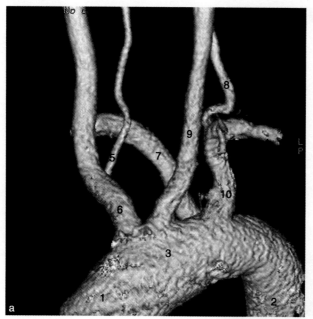

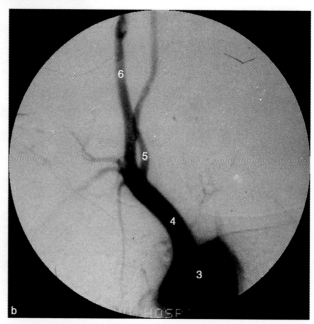

图 1-1-5　主动脉弓大血管变异与病变(a、b)

CTA 图 VR 三维重建(a),主动脉弓发出 4 支大血管,即为右颈总、右锁骨下、左颈总和左锁骨下动脉,同时可见右椎动脉起自右颈总动脉。DSA 图主动脉弓造影(b)显示大动脉炎造成双侧锁骨下动脉闭塞

1. 升主动脉(ascending aorta)
2. 降主动脉(descending aorta)
3. 主动脉弓(aortic arch)
4. 头臂干(brachiocephalic trunk)
5. 右椎动脉(right vertebral artery)
6. 右颈总动脉(right common carotid artery)
7. 右锁骨下动脉(right subclavian artery)
8. 左椎动脉(left vertebral artery)
9. 左颈总动脉(left common carotid artery)
10. 左锁骨下动脉(left subclavian artery)

　　讨论:多发性大动脉炎又称原发性大动脉炎或主动脉弓综合征、无脉症。病因不明,多见于青年女性。表现为主动脉及其分支慢性、进行性、闭塞性的炎症,临床上根据受累动脉的不同而分为不同的临床类型,其中以头部动脉受累引起的上肢无脉症为最多,其次是降主动脉。

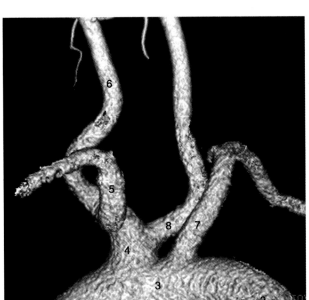
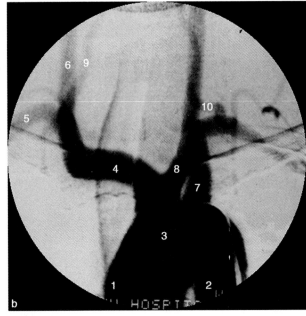

图 1-1-6 头臂干与左颈总动脉共干(a、b)

CTA 和 DSA 图,显示主动脉弓发出 2 支大血管,即头臂干与左颈总动脉共干以及左锁骨下动脉(a、b)

1. 升主动脉(ascending aorta)

2. 降主动脉(descending aorta)

3. 主动脉弓(aortic arch)

4. 头臂干(brachiocephalic trunk)

5. 右锁骨下动脉(right subclavian artery)

6. 右颈总动脉(right common carotid artery)

7. 左锁骨下动脉(left subclavian artery)

8. 左颈总动脉(left common carotid artery)

9. 右椎动脉(right vertebral artery)

10. 左椎动脉(left vertebral artery)

讨论:各类型主动脉弓及大血管变异的发生率不同,由主动脉弓发出 2 支,即头臂干与左颈总动脉开口共干和左锁骨下动脉的发生率较高,文献报道大约占 8%,由主动脉弓发出 4 支大血管,即从右向左依次为头臂干、左颈总、左椎和左锁骨下动脉的发生率占 3.2%。在血管介入或相关手术治疗时,提前考虑主动脉弓血管的变异对于提高手术成功率无疑是至关重要的。

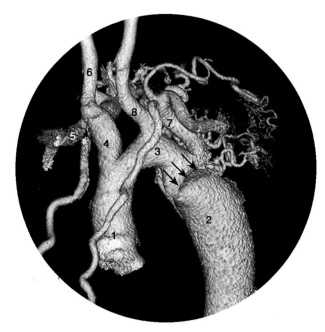

图 1-1-7 主动脉缩窄

CTA 图,显示主动脉缩窄(箭)

1. 升主动脉(ascending aorta)

2. 降主动脉(descending aorta)

3. 主动脉弓(aortic arch)

4. 头臂干(brachiocephalic trunk)

5. 右锁骨下动脉(right subclavian artery)

6. 右颈总动脉(right common carotid artery)

7. 左锁骨下动脉(left subclavian artery)

8. 左颈总动脉(left common carotid artery)

讨论:主动脉缩窄是指先天性胸主动脉局限性狭窄,是一种较常见的先天性血管畸形,典型缩窄发生于主动脉的峡部及动脉导管或导管韧带附着处,一般认为缩窄总是发生在左锁骨下动脉远端,但有时也可发生在左锁骨下动脉近侧。主动脉缩窄病因目前尚未清楚,可能与导管闭合时的收缩和纤维化波及主动脉引起局部狭窄相关。常合并其他畸形如动脉导管未闭、主动脉弓发育不良、室间隔缺损、主动脉瓣二瓣化等。

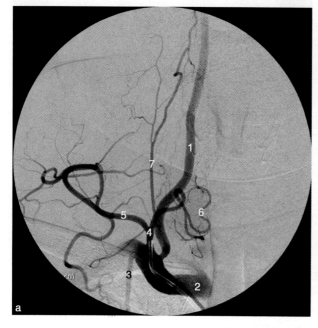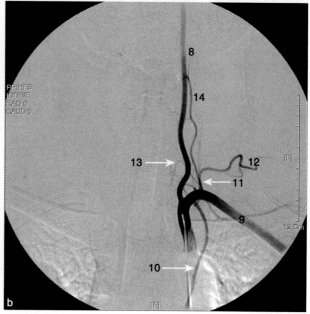

图 1-1-8　锁骨下动脉主要分支(a、b)

DSA 图,显示两侧锁骨下动脉主要分支(a、b)

1. 右椎动脉(right vertebral artery)
2. 右锁骨下动脉(right subclavian artery)
3. 右胸廓内动脉(right internal mammary artery)
4. 右甲状颈干(right thyro-cervical trunk)
5. 右颈横动脉(right transverse cervical artery)
6. 右甲状腺下动脉(right inferior thyroid artery)
7. 右颈升动脉(right ascending carotid artery)

8. 左椎动脉(left vertebral artery)
9. 左锁骨下动脉(left subclavian artery)
10. 左胸廓内动脉(left internal mammary artery)
11. 左甲状颈干(left thyro-cervical trunk)
12. 左颈横动脉(left transverse cervical artery)
13. 左甲状腺下动脉(left inferior thyroid artery)
14. 左颈升动脉(left ascending carotid artery)

　　讨论:右锁骨下动脉起自头臂干,左锁骨下动脉起自主动脉弓,主要分支包括:①椎动脉是锁骨下动脉向上发出的粗大分支,起自锁骨下动脉的近端内侧;②胸廓内动脉是锁骨下动脉向下发出的分支,其开口位置与椎动脉或甲状颈干相对,向下进入胸腔;③甲状颈干为一条短而粗的动脉干,其主要分支有甲状腺下动脉、劲升动脉、颈横动脉等,这些分支在颈总动脉、锁骨下动脉及椎动脉重度狭窄或闭塞时能够与狭窄或闭塞远侧建立侧支循环。

第二节　颈内动脉分段和分支

　　颈总动脉在 C3~C4 至 C4~C5 水平分为颈内动脉(internal carotid artery,ICA)和颈外动脉(external carotid artery),颈内动脉在颅外分为两部分,颈动脉球部和颈升段。颈动脉球部又称为颈动脉窦,是颈内动脉起始部一明显的局部扩张。颈总动脉分叉部和颈动脉窦的血流动力学非常复杂,颈动脉中央血流冲击分叉处,大部分血液流入颈内动脉,少部分流入颈外动脉,血液在颈动脉球部呈螺旋状流动,颈内动脉起始部血管内皮遭血流冲击极易受损,是造成颈内动脉起始部动脉硬化狭窄的重要原因。颈内动脉升段其近侧位于颈外动脉后外侧,而后上升位于颈外动脉的前内方。颈内动脉在颈动脉间隙内向头侧上行,颈动脉间隙是由筋膜组成的管状鞘,含有颈内动脉、颈外动脉、颈内静脉,颈部淋巴结,交感神经以及低位的颅神经,此间隙一直延续至颅底,颈内动脉位于颈内静脉的前方稍内侧。

　　关于颈内动脉的分段,传统上将其分为 4 段,即颈段、岩骨段、海绵窦段、脑段。1996 年 Bouthillier 等在总结了以往颈动脉分段的基础上提出了新的颈内动脉分段法,这个分段法的特点是以数字(C1~C7)顺血流方向来标志颈内动脉的全程,并充分考虑到颈内动脉周围重要的解剖结构,弥补了以往分段法的不足。实践证明这种分段法对于神经外科手术应用和影像科血管解剖的研究非常适用。颈内动脉7分法包括:C1. 颈段、C2. 岩骨段、C3. 破裂孔段、C4. 海绵窦段、C5. 床突段、C6. 眼段、C7. 交通段,其中 C2～C7 为颅内段。

颈段:自颈总动脉分叉至颅底,为颈内动脉各段中最长的一段,也是唯一的颅外段,颈内动脉进入颞骨岩部的颈动脉管后则 C1 段终止。除颈动脉球部管腔局部膨大外,颈段血管外形光滑,管径基本均等,在血管造影中无其他可辨认血管分支。此段位置深,常见迂曲甚至卷曲的正常变异,这种变异往往是发育性的,也可能与动脉硬化、高血压等病变有关。

岩骨段:又称颈动脉管段或神经节段。始于颈动脉管颅外口,止于破裂孔后缘,在颈内静脉前方,茎突内侧进入颞骨,在颞骨岩部的颈动脉管内走行,先向上,后弯向前内,故分为垂直部、弯曲部和水平部。水平部的长度是垂直部的 2 倍。特点是全程大部行于骨性管道内,从岩骨尖走出颈动脉管时位于充满软骨的破裂孔上方行走而不穿过此孔,在入海绵窦处较为狭窄。此段的血管分支为翼管动脉,虽小但很重要,翼管动脉也可源自颈外动脉。

破裂孔段:起始于岩骨颈动脉管终段,止于岩舌韧带,约至海绵窦段后膝部下 1cm 处,此段通常无血管分支和变异。

海绵窦段:起始于岩舌韧带的上缘,在海绵窦内蜿蜒走行,被分为 3 个亚段。在后床突附近入海绵窦向上走行,称为后升段或后垂直段;稍上升后转为近水平位沿蝶骨体两侧的颈动脉沟呈"S"形前行,称为水平段;达前床突后沿前床突内侧的凹沟弯转向上,称为前垂直段。与水平亚段相连的两个垂直亚段间都形成微圆形弯曲,分别称为前膝部和后膝部。海绵窦段的特点是在海绵窦内紧贴内侧的蝶窦侧壁,外侧与穿经海绵窦的动眼神经、滑车神经、三叉神经和展神经关系密切,发出脑膜垂体干和下外侧干。原始三叉动脉(primitive trigeminal artery)是此段的重要变异,它起自后膝部,可在鞍旁或蝶鞍内走行。

其他颅内各段是指参加脑底动脉环(Willis 环)的一段,在后床突前方向上至大脑前、中动脉分叉处。为了便于叙述按传统分段法将其称为脑段,此段发出后交通动脉、脉络膜前动脉(发自颈内动脉后方,位于后交通动脉上方)、眼动脉,在末端分为大脑前动脉和大脑中动脉。

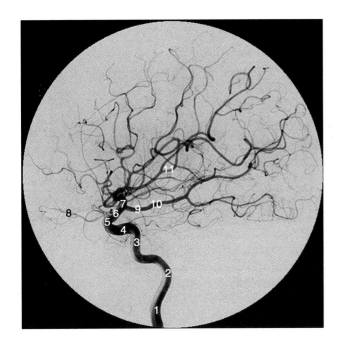

图 1-2-1 颈内动脉分段
DSA 图颈内动脉造影侧位像显示颈内动脉分段的解剖部位
1. 颈段(cervical segment)
2. 岩骨段(petrous segment)
3. 破裂孔段(foramen lacerum segment)
4. 海绵窦段(cavernous segment)
5. 床突段(clinoid process segment)
6. 眼段(ophthalmic segment)
7. 交通段(communicating segment)
8. 眼动脉(ophthalmic artery)
9. 后交通动脉(posterior communicating artery)
10. 大脑后动脉(posterior cerebral artery)
11. 大脑中动脉(middle cerebral artery)

讨论:颈内动脉颈段自颈动脉球部起上行止于颞骨岩部颈动脉管外口;岩骨段在颈动脉管内走行终止于颈动脉管内口;破裂孔段很短,起自颈动脉管内口止于舌岩韧带;海绵窦段始于舌岩韧带上缘止于前床突内侧;床突段最短,始于海绵窦段膝弯曲部之上止于颈内动脉进入蛛网膜下腔远侧硬膜环;眼段起自远侧硬膜环终止后交通动脉起点近侧;交通段起自后交通动脉起点近侧止于颈内动脉分叉处。

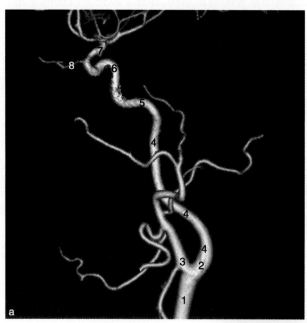

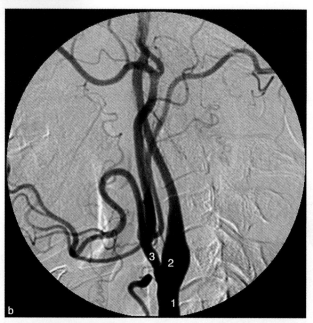

图 1-2-2 颈内动脉分段与颈动脉窦（a、b）

CTA 图 VR 三维重建颈动脉侧位像（a）显示颈内动脉分段的解剖部位和 DSA 图颈动脉
造影侧位像（b）显示颈动脉窦的解剖部位

1. 颈总动脉（common carotid artery） 5. 岩骨段（petrous segment）
2. 颈动脉窦（carotid artery sinus） 6. 海绵窦段（cavernous segment）
3. 颈外动脉（external carotid artery） 7. 交通段（communicating segment）
4. 颈段（cervical segment） 8. 眼动脉（ophthalmic artery）

　　讨论：侧位上颈内动脉与颈外动脉两者相互重叠。颈动脉分叉通常位于 C4 水平或靠近甲状软骨水平，分叉部位可高达 C1 或低至 T1 水平，颈内动脉自颈总动脉小角度分出后形成明显局部扩张称颈动脉球或颈动脉窦。近侧颈内动脉常位于颈外动脉后外侧，之后上升到颈外动脉的前内方。

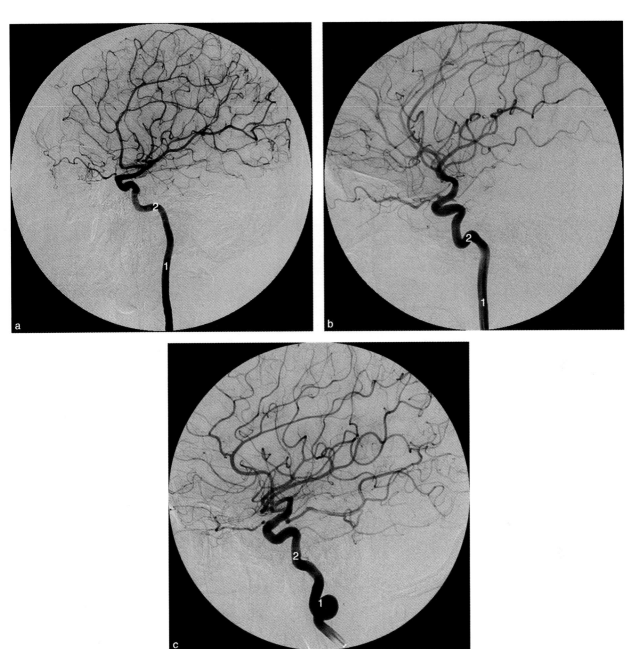

图 1-2-3　颈内动脉颈段与变异(a~c)

DSA 图,颈内动脉造影侧位像显示正常的颈内动脉颈段血管壁光滑,管径一致(a)和颈段血管
迂曲(b),甚至形成完全的 360°环(c)

1. 颈段(cervical segment)　　2. 岩骨段(petrous segment)

讨论:颈内动脉颈段是最长的一段,也是唯一的颅外段,颈段的血管光滑,但位置可有变异,颈内动脉
可直接起自主动脉弓,但血管管径变异小,其形态可迂曲,甚至形成完全的 360°环。颈内动脉颈段在颈动
脉间隙内走行,此间隙自纵隔一直延续至颅底。

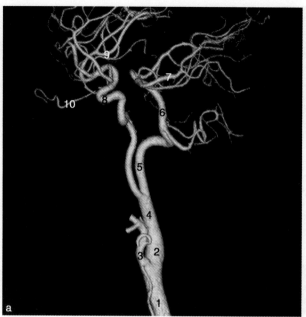

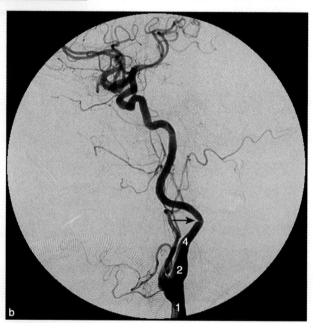

图1-2-4 颈内动脉颈段变异和原始舌下动脉（a、b）

CTA图颈动脉侧位像（a）显示颈内动脉颈段变异，原始舌下动脉。颈总动脉造影侧位
像（b）显示颈动脉球部远侧血管折曲（箭）

1. 颈总动脉（common carotid artery）
2. 颈动脉窦（carotid artery sinus）
3. 颈外动脉（external carotid artery）
4. 颈段（cervical segment）
5. 原始舌下动脉（primitive hypoglossal artery）
6. 基底动脉（basilar artery）
7. 大脑后动脉（posterior cerebral artery）
8. 海绵窦段（cavernous segment）
9. 大脑中动脉（middle cerebral artery）
10. 眼动脉（ophthalmic artery）

　　讨论：胚胎期颈动脉与后循环之间的连通自上而下为原始三叉动脉、原始耳动脉、原始舌下动脉和寰前节间动脉，依据所伴行的脑神经而命名。原始舌下动脉是第二个最常见的颈动脉-基底动脉危险吻合，此异常起源于颈内动脉颈段 C1～C2 水平，向后走向扩大的舌下神经管，不经过枕骨大孔与基底动脉连接，后交通动脉缺如。

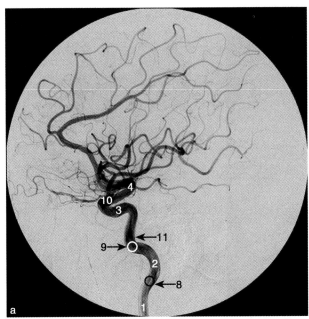

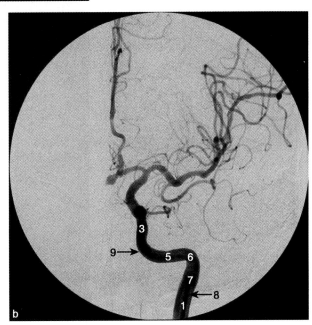

图 1-2-5　颈内动脉岩骨段及破裂孔段解剖部位与名称(a、b)

DSA 图,颈内动脉造影侧位像(a)和前后位像(b)显示岩骨段的解剖部位与名称

1. 颈段(cervical segment)
2. 岩骨段(petrous segment)
3. 海绵窦段(cavernous segment)
4. 交通段(communicating segment)
5. 岩骨水平段(horizontal petrous segment)
6. 岩骨段膝部(genu of petrous segment)
7. 岩骨垂直段(vertical petrous segment)
8. 颈动脉管外口(external opening of Carotid tube)
9. 颈动脉管内口(internal opening of Carotid tube)
10. 床突段(clinoid process segment)
11. 破裂孔段(foramen lacerum segment)

讨论:颈内动脉岩骨段始于颈动脉管颅外口,止于颈动脉管颅内口,呈倒"L"形。可分为两个亚段,即垂直段和水平段,两亚段的交界处为膝部。岩骨垂直段在颈内静脉的前方进入颈动脉管骨膜内,于耳蜗及鼓室的略前方转向内前方水平走行为水平段,其转折处为膝部。水平段在岩尖出颈动脉管内口,至破裂孔上方延续破裂孔段。

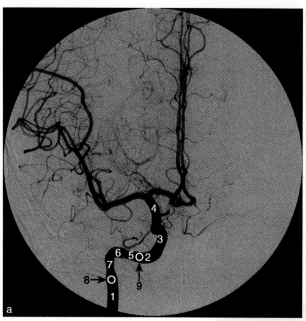

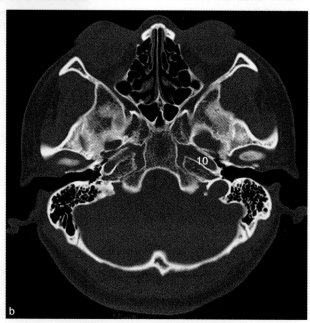

图 1-2-6　颈内动脉岩骨段及破裂孔段解剖部位和颈动脉管水平部骨结构(a、b)

DSA 图,右侧颈内动脉前后位像(a)显示岩骨段的解剖部位。CT 平扫骨窗像(b)显示
颈动脉管水平部骨性结构

1. 颈段(cervical segment)
2. 破裂孔段(foramen lacerum segment)
3. 海绵窦段(cavernous segment)
4. 交通段(communicating segment)
5. 岩骨水平段(horizontal petrous segment)

6. 岩骨段膝部(genu of petrous segment)
7. 岩骨垂直段(vertical petrous segment)
8. 颈动脉管外口(external opening of Carotid tube)
9. 颈动脉管内口(internal opening of Carotid tube)
10. 颈动脉管(carotid tube)

　　讨论:破裂孔段始于颈动脉管的末端,实际上颈内动脉并非穿过而是在破裂孔上方越过,沿蝶骨底的颈动脉沟上行止于岩舌韧带上缘,续为海绵窦后升段。岩舌韧带是颈动脉管骨膜的延续,将前方的蝶骨小舌和后方的岩骨尖连接。

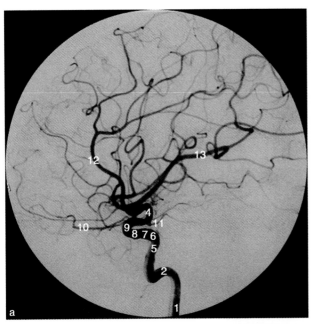

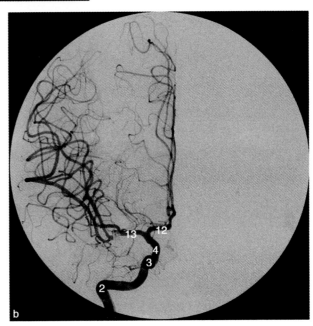

图1-2-7　颈内动脉海绵窦段及相邻结构(a、b)

DSA图,右侧颈内动脉侧位(a)和前后位像(b)显示颈内动脉海绵窦段的解剖部位及相邻结构

1. 颈段(cervical segment)
2. 岩骨段(petrous segment)
3. 海绵窦段(cavernous segment)
4. 交通段(communicating segment)
5. 后升段(posterior ascending segment)
6. 后膝部(posterior genu)
7. 水平段(horizontal segment)
8. 前膝部(anterior genu)
9. 前升段(anterior ascending segment)
10. 眼动脉(ophthalmic artery)
11. 后交通动脉(posterior communicating artery)
12. 大脑前动脉(anterior cerebral artery)
13. 大脑中动脉(middle cerebral artery)

　　讨论:海绵窦段始于岩舌韧带上缘,在后床突附近入海绵窦,稍上升后转为近水平位,沿蝶骨体两侧的颈动脉沟呈"S"形前行,达前床突后沿前床突内侧的凹沟弯转向上移行为前膝段。按照传统的分段方法,海绵窦段和脑段合称为虹吸部。虹吸部的形态随年龄增长而发生变化,年龄越大弯曲度也越大。海绵窦段的主要分支动脉是脑膜垂体干和下外侧干。

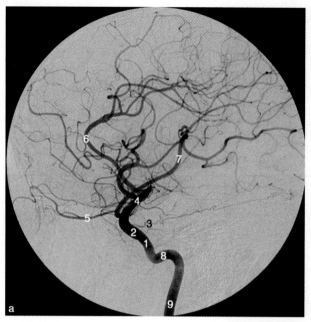

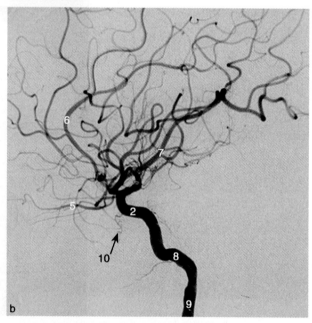

图 1-2-8　颈内动脉海绵窦段分支脑膜垂体干和下外侧干（a、b）

DSA 图，颈内动脉造影侧位像，（a）显示颈内动脉海绵窦段后膝部发出的分支脑膜垂体干。
（b）显示下外侧干的圆孔支（箭）

1. 后膝部（posterior genu of Cavernous segment）
2. 水平段（horizontal segment of Cavernous segment）
3. 脑膜垂体干（meningohypophyseal trunk）
4. 交通段（communicating segment）
5. 眼动脉（ophthalmic artery）

6. 大脑前动脉（anterior cerebral artery）
7. 大脑中动脉（middle cerebral artery）
8. 岩骨段（petrous segment）
9. 颈段（cervical segment）
10. 下外侧干（inferolateral trunk）

　　讨论： 脑膜垂体干起自颈内动脉海绵窦段后膝部的顶壁，不同的个体可以有不同的表现，有的粗大，有的细小甚至不显影。其 3 个分支包括垂体下动脉、脑膜背侧动脉和小脑幕缘动脉，分别供血给脑垂体、小脑幕和斜坡。下外侧干起自海绵窦段的水平段下外侧，主要分支为圆孔动脉，向三叉神经供血，并与眼动脉、颌内动脉、脑膜副动脉等有重要的吻合。

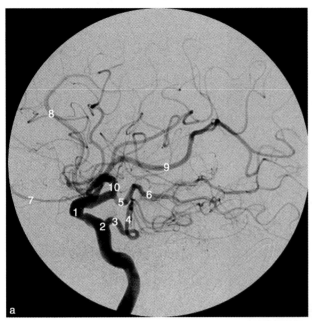

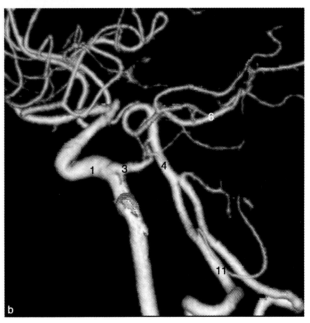

图 1-2-9 颈内动脉海绵窦段变异的原始三叉动脉（a、b）

DSA 图,颈内动脉造影侧位像(a)及 CTA 三维重建图像(b)显示颈内动脉海绵窦段
后膝部发出的原始三叉动脉

1. 海绵窦段(cavernous segment)
2. 后膝部(posterior genu)
3. 原始三叉动脉(primitive trigeminal artery)
4. 基底动脉(basilar artery)
5. 后交通动脉(posterior communicating artery)
6. 大脑后动脉(posterior cerebral artery)

7. 眼动脉(ophthalmic artery)
8. 大脑前动脉(anterior cerebral artery)
9. 大脑中动脉(middle cerebral artery)
10. 交通段(communicating segment)
11. 椎动脉(vertebral artery)

　　讨论:原始三叉动脉是胚胎性颈动脉—基底动脉吻合,在胚胎脑发育阶段原始颈动脉与后循环之间存在一时性连通。这些吻合可在后交通动脉发育后消失,如果持续存在即形成永存的原始三叉动脉,是原始颈内动脉—基底动脉危险吻合中最常见的一种,原始三叉动脉起自颈内动脉海绵窦段后膝部,可在鞍旁或鞍内走行。

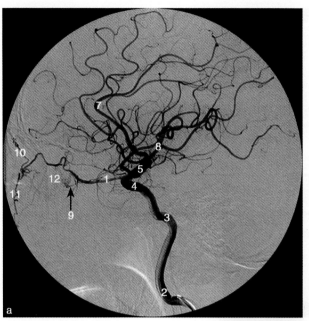

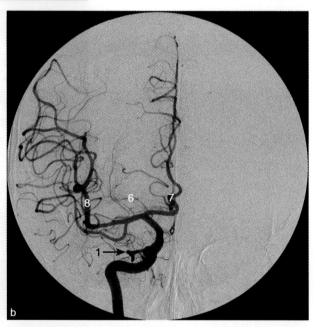

图 1-2-10　颈内动脉眼段分支眼动脉（a、b）

DSA 图，颈内动脉造影侧位像（a）显示颈内动脉眼段分支眼动脉。前后位像（b）显示眼动脉的解剖位置

1. 眼动脉（ophthalmic artery）
2. 颈段（cervical segment）
3. 岩骨段（petrous segment）
4. 海绵窦段（cavernous segment）
5. 交通段（communicating segment）
6. 脉络膜前动脉（anterior choroidal artery）
7. 大脑前动脉（anterior cerebral artery）
8. 大脑中动脉（middle cerebral artery）
9. 泪腺动脉（lacrimal artery）
10. 上滑车动脉（supratrochlear artery）
11. 鼻背动脉（dorsal nasal artery）
12. 眼脉络膜（ocular choroid）

　　讨论：眼动脉起自颈内动脉出海绵窦之后的前面，而后向前行穿过视神经管进入眶内，是颈内动脉第一主要分支。眼动脉包括三种分支，眼支、眶内支和眶外支，眶外支包括上滑车、鼻背、筛前和筛后动脉等，这些眶外支与颈外动脉的筛动脉和面动脉有广泛吻合。

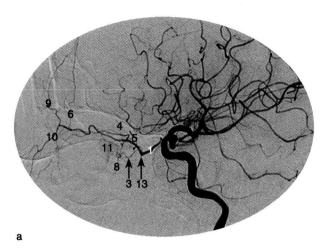

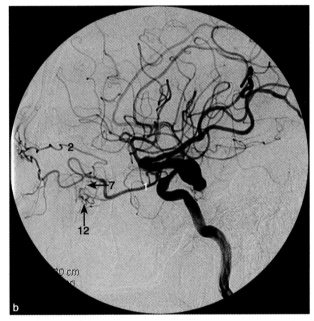

图1-2-11 颈内动脉眼段眼动脉分支血管解剖（a、b）

DSA图,颈内动脉造影侧位像(a、b)显示颈内动脉眼段分支眼动脉及其分支。
眼动脉突然向上弯曲的部位为视神经区域

1. 眼动脉(ophthalmic artery)
2. 眶上动脉(supraorbital artery)
3. 泪腺动脉(lacrimal artery)
4. 筛前动脉(anterior ethmoidal artery)
5. 筛后动脉(posterior ethmoidal artery)
6. 镰前动脉(anterior falcial artery)
7. 视网膜中央动脉(central retinal artery)
8. 眼动脉肌支(muscular branch)
9. 上滑车动脉(supratrochlear artery)
10. 鼻背动脉(dorsal nasal artery)
11. 眼脉络膜(ocular choroid)
12. 睫状动脉(ciliary artery)
13. 视神经区域(optic nerve area)

讨论:眼动脉的眼支主要包括视网膜中央动脉和睫状动脉,供血给视网膜和眼的脉络膜。眶内分支的泪腺动脉,是一支较大的血管,从眼动脉视神经管出口处发出,其分支与脑膜中动脉有吻合。眶外分支包括鼻背动脉、筛前、筛后动脉以及上滑车动脉。眼动脉的分支镰前动脉起自筛前动脉,供应大脑镰颌内动脉的脑膜中动脉,眶下动脉也参与眶内供血。

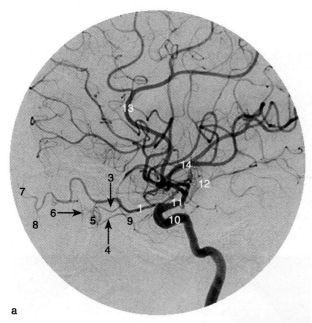

a

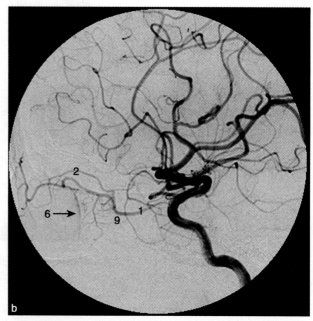

b

图1-2-12　眼动脉分支血管解剖与视神经区域（a、b）

DSA图,颈内动脉造影侧位像（a、b）显示颈内动脉眼段分支眼动脉及其分支

1. 眼动脉（ophthalmic artery）
2. 眶上动脉（supraorbital artery）
3. 泪腺动脉（lacrimal artery）
4. 眼复合动脉（ocular complex artery）
5. 睫状动脉（ciliary artery）
6. 眼脉络膜（ocular choroid）
7. 上滑车动脉（supratrochlear artery）
8. 鼻背动脉（dorsal nasal artery）
9. 视神经区域（optic nerve area）
10. 海绵窦段（cavernous segment）
11. 脑段（cerebral segment）
12. 脉络膜前动脉（anterior choroidal artery）
13. 大脑前动脉（anterior cerebral artery）
14. 大脑中动脉（middle cerebral artery）

　　讨论:颈内动脉出海绵窦后自前床突内侧发出眼动脉,直向前方,在起点至眼球之间的中点,可见到眼动脉急剧成角走在视神经的上方。造影中所见到的清晰的新月形血管染色为脉络膜血管。眼动脉常见的变异是起源于脑膜中动脉,此时眼动脉是从眶上裂进入眼眶而不是从视神经管。

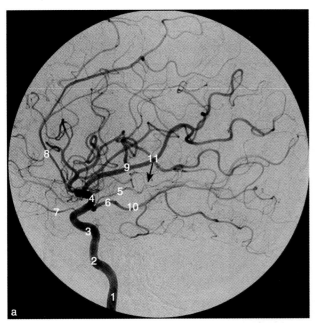

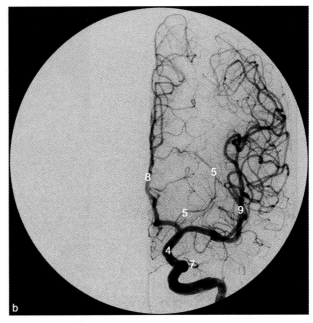

图 1-2-13 颈内动脉交通段分支脉络膜前和后交通动脉(a、b)

DSA图,颈内动脉造影侧位像(a)与前后位像(b)显示颈内动脉交通段分支脉络膜前动脉和后交通动脉

1. 颈段(cervical segment)
2. 岩骨段(petrous segment)
3. 海绵窦段(cavernous segment)
4. 交通段(communicating segment)
5. 脉络膜前动脉(anterior choroidal artery)
6. 后交通动脉(posterior communicating artery)
7. 眼动脉(ophthalmic artery)
8. 大脑前动脉(anterior cerebral artery)
9. 大脑中动脉(middle cerebral artery)
10. 大脑后动脉(posterior cerebral artery)
11. 脉络丛点(plexal point)

讨论: 脉络膜前动脉起自颈内动脉交通段,在标准的侧位像上可以见到脉络膜前动脉位于后交通动脉的上方,向后上走行,在进入侧脑室颞角的脉络裂处呈现波浪形折曲现象,此点称脉络丛点。前后位脉络膜前动脉起自颈内动脉内侧,先弯向内行然后向外行进入颞角。

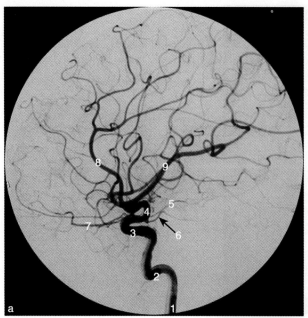

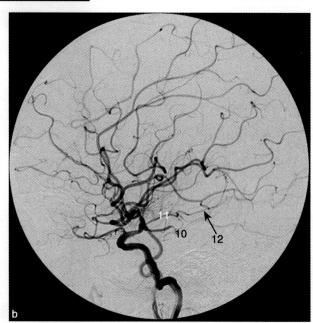

图1-2-14　颈内动脉交通段分支脉络膜前动脉和后交通动脉（a、b）

DSA图，颈内动脉侧位像（a）与前后位像（b）显示颈内动脉交通段分支脉络膜前动脉和后交通动脉

1. 颈段（cervical segment）
2. 岩骨段（petrous segment）
3. 海绵窦段（cavernous segment）
4. 交通段（communicating segment）
5. 脉络膜前动脉（anterior choroidal artery）
6. 后交通动脉（posterior communicating artery）

7. 眼动脉（ophthalmic artery）
8. 大脑前动脉（anterior cerebral artery）
9. 大脑中动脉（middle cerebral artery）
10. 大脑后动脉（posterior cerebral artery）
11. 脑池段（cisternal segment）
12. 脑室段（intraventricular segment）

讨论：脉络膜前动脉可分为近侧的脑池段和远侧的脑室段，远侧始于脉络裂，在外侧膝状体附近进入颞角。供血范围包括内囊后肢、视束、大脑脚、脉络丛和颞叶内侧。后交通动脉起自远侧颈内动脉的背侧，向后行走向大脑后动脉，后交通动脉的起始部可表现漏斗状改变。

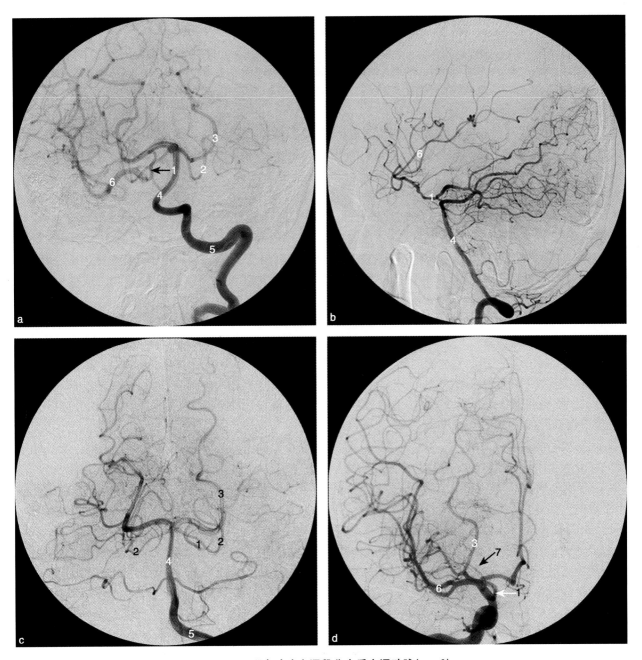

图 1-2-15　颈内动脉交通段分支后交通动脉 (a ~ d)

DSA 图,左侧椎动脉造影前后位像和侧位像(a、b)显示血流从后交通动脉进入颈内动脉和大脑中动脉。左侧椎动脉造影前后位像(c)和右侧颈内动脉造影前后位像(d)显示后交通动脉和其相邻动脉的关系

1. 后交通动脉 (posterior communicating artery)
2. 小脑上动脉 (superior cerebellar artery)
3. 大脑后动脉 (posterior cerebral artery)
4. 基底动脉 (basilar artery)
5. 椎动脉 (vertebral artery)
6. 大脑中动脉 (middle cerebral artery)
7. 脉络膜前动脉 (anterior choroidal artery)

讨论: 后交通动脉在动眼神经的上方向后行,是连接前、后循环的交通支。向上发出一组丘脑前穿支动脉。后交通动脉变异较大,可以发育低下甚至缺如,也可表现为明显扩张,发生后交通动脉瘤时常有动眼神经麻痹的临床表现,在手术夹闭动脉瘤时准确辨认出后交通动脉和脉络膜前动脉至关重要。

第三节　前循环（大脑前、中动脉）

前循环（anterior cerebral circulation）指脑前部血液循环即颈内动脉系统，包括颈内动脉、大脑前动脉（anterior cerebral artery，ACA）和大脑中动脉（middle cerebral artery，MCA）。供应范围包括眼部、大脑半球的额叶、颞叶、岛叶、顶叶及基底神经节等。

大脑前动脉供应额顶叶内侧面、尾状核、基底核、胼胝体以及额叶的底面。大脑前动脉水平段又称A1段，由大脑前动脉起始部至与前交通动脉的汇合处，A1段发出多支穿支动脉，称为内侧豆纹动脉，发出后向外行2～3cm进入前穿质，供应尾状核前部、壳核前1/3部分、苍白球外侧部尖端和内囊前肢。双侧大脑前动脉在前交通动脉汇合处转向前上，在半球间裂内弯曲走行至胼胝体膝部，称为垂直段，也称A2段。前交通动脉位于两侧大脑前动脉之间，在前交通动脉和A2段近侧也发出多条穿支动脉，供应漏斗、视交叉、海马前部、胼胝体头部、邻近的皮层、透明隔和穹窿柱。Heubner回返动脉是最大的穿支动脉，起自A2段近侧，也可起自A1段或前交通动脉。发出后折返向后，与大脑前动脉形成一锐角。在胼胝体膝部附近大脑前动脉分为胼周动脉和胼缘动脉并转向后上方走行，称为远侧段或A3段。大脑前动脉主要的皮质分支均自A2和A3段发出，主要包括：①眶额动脉，从大脑前动脉主干直接发出，供应直回、眶回和嗅球；②额极动脉，起于眶额动脉的远侧，沿大脑半球内侧面，延伸到额极前突面；③胼缘动脉，是胼周动脉较大的一个分支，供应额上回的前内侧及扣带回。其主要分支为额前内侧动脉，供应额上回内侧前中1/3；额中内侧动脉，供应额上回内侧中1/3；额后内侧动脉，供应额上回的后内侧面和中央旁小叶；旁中央动脉，供应中央旁小叶，也可有小分支进入中央沟；④顶上内侧动脉，直接起于胼周动脉，也可从胼缘动脉上发出，供应楔前叶的上部；⑤顶下内侧动脉，是胼周动脉的最后一个分支，供应楔前叶的下1/3。

大脑中动脉在前穿质的下方从颈内动脉发出，供应整个大脑半球凸面、基底核及额叶下面。大脑中动脉一般分为水平段、脑岛段、岛盖段和终末段四段。

水平段也称M1段，主要分支为：①豆纹动脉，它可分为外侧组和内侧组。外侧组起源于大脑中动脉水平段的上面，内侧组起源于大脑前及中动脉。这些动脉穿过前穿质，供应基底核及其邻近结构，如壳核、苍白球、内囊、尾状核及前连合；②额眶动脉，从水平段末端发出，向上外侧走行，供应额叶的下外侧面；③颞极动脉，起自大脑中动脉的下壁，正对豆纹动脉开口，围绕并供应颞极及其前外侧面；④颞前动脉，与颞极动脉相似，起于水平段或分别与额眶动脉、颞后动脉共干发出，供应颞上、中、下回的前外侧面。

脑岛段也称M2段，大脑中动脉在进入岛叶区时分成2～3支主干，急转直上形成大脑中动脉膝部，该动脉在岛叶表面又发出数支穿支动脉，供应岛叶皮层、外囊及最外囊。

岛盖段也称M3段，大脑中动脉自岛叶顶部沿岛盖表面翻出外侧沟。大脑中动脉走出外侧沟转向大脑表面，分布在不同区域，称为终末段或M4段。在M3及M4段的主要分支为：①额顶升动脉，在近端分成二支或三支，呈蜡烛台或树枝状，故亦称烛台动脉，前部为额前动脉供应额下、中回，后部为中央沟前动脉供应额下回的岛盖部；②中央沟动脉，当大脑中动脉为三干时，多起自中支，二分干时多起自前支，走行在中央沟内，供应中央前回和中央后回；③顶动脉，分为前、后两支，顶前动脉起于中央沟动脉或与顶后动脉共干，走行在后中央沟内，供应中央后回、中央沟上部和顶叶前部，顶后动脉供应顶下小叶和缘上回；④角回动脉，起自大脑中动脉的中、后干，从外侧沟的最后端穿出后越过角回，终止于枕叶的上半部，供应颞上回、缘上回、角回和枕叶的前部；⑤颞枕动脉，供应颞后动脉分布区的上后部；⑥颞后动脉，起自大脑中动脉后干，穿外侧沟后跨过颞叶外侧面，供应颞上、中、下回。脑岛段和岛盖段合称侧裂段。

脑血管病一般分为缺血性和出血性两大类。常见缺血性脑血管病可由高血压、动脉粥样硬化、动脉炎等引起的动脉狭窄和闭塞所致。这些疾病因发生部位不同而引起相应动脉供血不足，从而导致动脉供血区发生缺血甚至梗死，从而引发与供血区功能相应的临床症状。常见出血性脑血管病包括脑动脉瘤、脑血管畸形等，这些疾病会造成蛛网膜下腔出血和/或颅内血肿，因出血部位和出血量的多少而引发相应的症状。

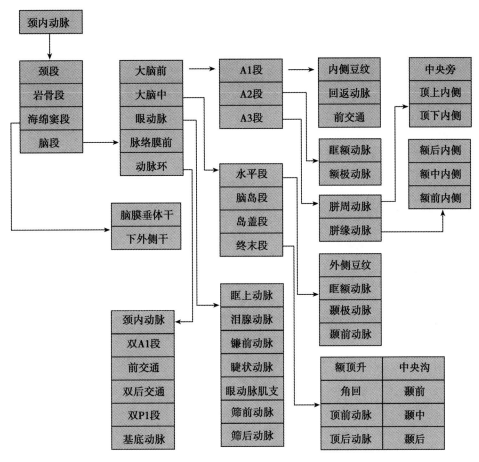

图 1-3-1　前循环动脉构成图

讨论:脑动脉包括前循环与后循环,前循环包括大脑前动脉和大脑中动脉;后循环为椎动脉和基底动脉系统,还应当包括双侧锁骨下动脉。通过脑底动脉环将前后循环连接起来。脑血管特点是动脉弯曲,无弹力膜,无搏动,血管壁很薄,易破裂,皮质支和中央支互不吻合;动脉与静脉不伴行;静脉与静脉窦间无瓣膜,易感染以及血管结构变异多。

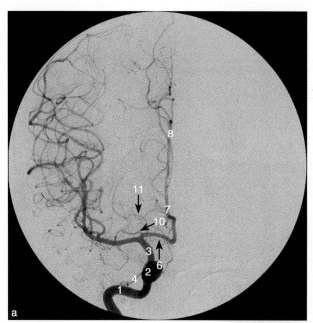

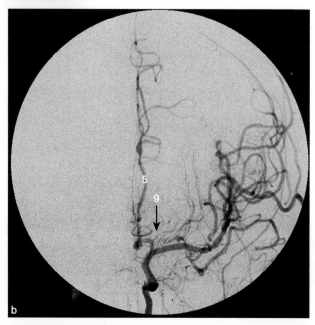

图1-3-2 大脑前动脉前后位像豆纹和回返动脉（a、b）

DSA图，颈内动脉造影前后位像（a、b）显示大脑前动脉分支豆纹动脉和回返动脉的解剖位置

1. 岩骨段（petrous segment）
2. 海绵窦段（cavernous segment）
3. 交通段（communicating segment）
4. 眼动脉（ophthalmic artery）
5. 大脑前动脉（anterior cerebral artery）
6. 大脑前动脉 A1 段（A1 segment of ACA）
7. 大脑前动脉 A2 段（A2 segment of ACA）
8. 大脑前动脉 A3 段（A3 segment of ACA）
9. 豆纹动脉内侧组（medial group of the lenticulostriate arteries）
10. 回返动脉（recurrent artery of Heubner）
11. 脉络膜前动脉（anterior choroidal artery）

　　讨论：大脑前动脉 A1 段又称水平段，发出内侧豆纹动脉和 Heubner 回返动脉。豆纹动脉分为外侧组和内侧组，外侧组起源于大脑中动脉水平段远端的上面，内侧组起源于大脑前动脉 A1 段及大脑中动脉 M1 段近端。回返动脉是大脑前动脉最大最长的穿支，可起自 A1 或 A2 段近端，常在颈内动脉分叉背侧或稍外侧消失。

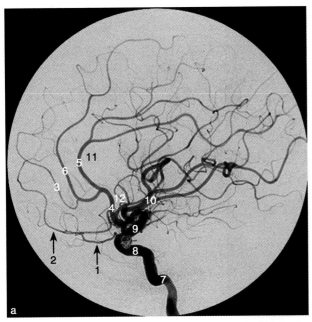

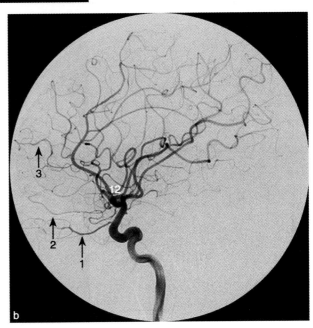

图 1-3-3　大脑前动脉前后位像眶额和额极动脉 (a、b)

DSA 图,颈内动脉造影侧位像(a、b)显示大脑前动脉分支眶额动脉和额极动脉的解剖位置

1. 眼动脉(ophthalmic artery)

2. 眶额动脉(orbitofrontal artery)

3. 额极动脉(frontopolar artery)

4. 大脑前动脉 A2 段(A2 segment of ACA)

5. 胼周动脉(pericallosal artery)

6. 胼缘动脉(callosomarginal artery)

7. 岩骨段(petrous segment)

8. 海绵窦段(cavernous segment)

9. 交通段(communicating segment)

10. 大脑中动脉(middle cerebral artery)

11. 胼胝体膝部(genu of corpus callosum)

12. 终板旁回(paraterminal gyrus)

　　讨论:大脑前动脉 A2 段起自前交通动脉,止于胼周、胼缘动脉分叉处,在终板和胼胝体膝部之间,围绕胼胝体膝部走行。A2 段有两大分支:眶额动脉和额极动脉。眶额动脉是大脑前动脉主干直接发出的第一个分支,侧位像上向前下外侧走行到前颅窝底,常与眼动脉平行或与其重叠。眶额动脉供应嗅球、嗅束、直回和眶内回。

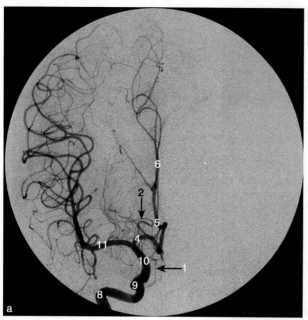

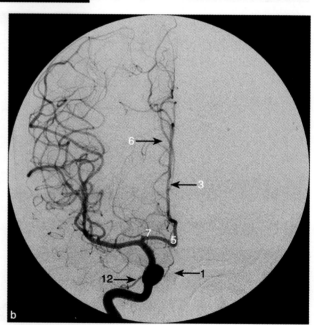

图 1-3-4　大脑前动脉前后位像眶额和额极动脉(a、b)

DSA 图,颈内动脉造影前后位像(a、b)显示大脑前动脉分支眶额动脉和额极动脉的解剖位置

1. 眶额动脉(orbitofrontal artery)
2. 额极动脉(frontopolar artery)
3. 大脑前动脉(anterior cerebral artery)
4. 大脑前动脉 A1 段(A1 segment of ACA)
5. 大脑前动脉 A2 段(A2 segment of ACA)
6. 大脑前动脉 A3 段(A3 segment of ACA)
7. 脉络膜前动脉(anterior choroidal artery)
8. 岩骨段(petrous segment)
9. 海绵窦段(cavernous segment)
10. 交通段(communicating segment)
11. 大脑中动脉(middle cerebral artery)
12. 眼动脉(ophthalmic artery)

讨论: 大脑前动脉 A2 段的第二分支是额极动脉,位于眶额动脉的远侧,开口位于胼胝体嘴部或膝部之下,沿大脑半球内侧面向前延伸到额极前突面,供血给额极腹内侧面。

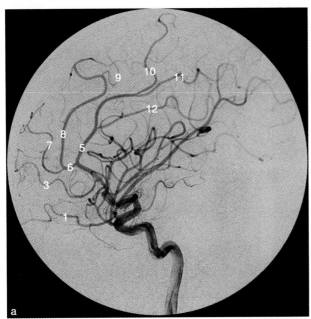

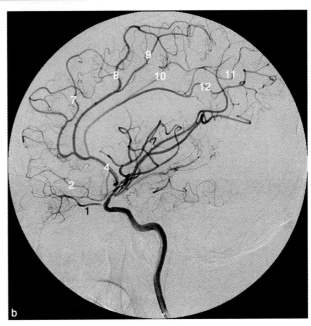

图1-3-5　大脑前动脉胼周和胼缘动脉及其分支(a、b)

DSA图,颈内动脉造影侧位像(a、b)显示大脑前动脉的主要分支胼周和胼缘动脉及其分支的解剖位置

1. 眼动脉(ophthalmic artery)
2. 眶额动脉(orbitofrontal artery)
3. 额极动脉(frontopolar artery)
4. 大脑前动脉(anterior cerebral artery)
5. 胼周动脉(pericallosal artery)
6. 胼缘动脉(callosomarginal artery)
7. 额前内侧动脉(anterior medial frontal artery)
8. 额中内侧动脉(middle medial frontal artery)
9. 额后内侧动脉(posterior medial frontal artery)
10. 中央旁动脉(paracentral artery)
11. 顶上内侧动脉(superior medial parietal artery)
12. 顶下内侧动脉(inferior medial parietal artery)

讨论:胼周动脉在胼胝体沟走行,发出三个分支:旁中央支、顶上内侧支(楔叶前动脉)和顶下内侧支。胼缘动脉是胼周动脉的一个较大分支,在扣带回上方行走,发出前、中、后内侧额动脉,供应额上回的前内侧和扣带回,当胼周动脉远端发育不全时可由胼缘动脉供血。

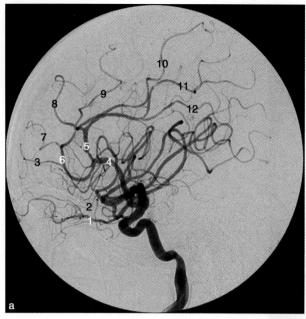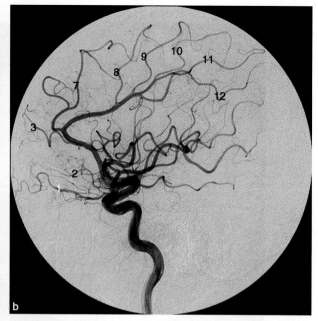

图 1-3-6　大脑前动脉胼周和胼缘动脉及其分支（a、b）

DSA 图，颈内动脉造影侧位像（a、b）显示大脑前动脉的主要分支胼周和胼缘动脉及其分支的解剖位置

1. 眼动脉（ophthalmic artery）
2. 眶额动脉（orbitofrontal artery）
3. 额极动脉（frontopolar artery）
4. 大脑前动脉（anterior cerebral artery）
5. 胼周动脉（pericallosal artery）
6. 胼缘动脉（callosomarginal artery）
7. 额前内侧动脉（anterior medial frontal artery）
8. 额中内侧动脉（middle medial frontal artery）
9. 额后内侧动脉（posterior medial frontal artery）
10. 中央旁动脉（paracentral artery）
11. 顶上内侧动脉（superior medial parietal artery）
12. 顶下内侧动脉（inferior medial parietal artery）

讨论： 旁中央支、顶上内侧支（楔叶前动脉）和顶下内侧支起自胼周动脉，但旁中央支有时可起自胼缘动脉，供应旁中央小叶。顶上内侧支也可发自胼缘动脉的分支，主要供应楔前叶的上部。顶下内侧支是胼周动脉的最后一个分支，供应楔前叶的下部。

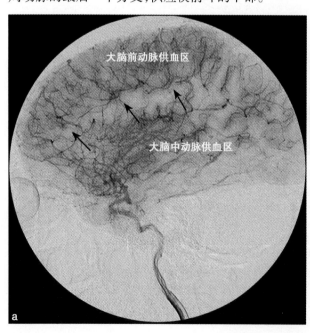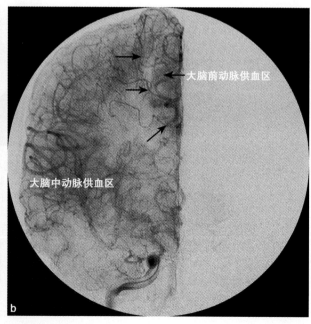

图 1-3-7　大脑前动脉供血区（a、b）

DSA 图，颈内动脉造影侧位像（a）和前后位像（b）毛细血管期显示大脑前动脉供血区的毛细血管染色（黑箭），以及与大脑中动脉的供血区之间分水岭区的解剖位置

讨论： 大脑前动脉供应大脑半球前内侧面的 2/3 和大脑凸面上外侧 1cm 宽度的皮质带。大脑前动脉跨过血管分水岭与其他大脑动脉吻合，分水岭代表大脑前、中动脉供血区的交界处。

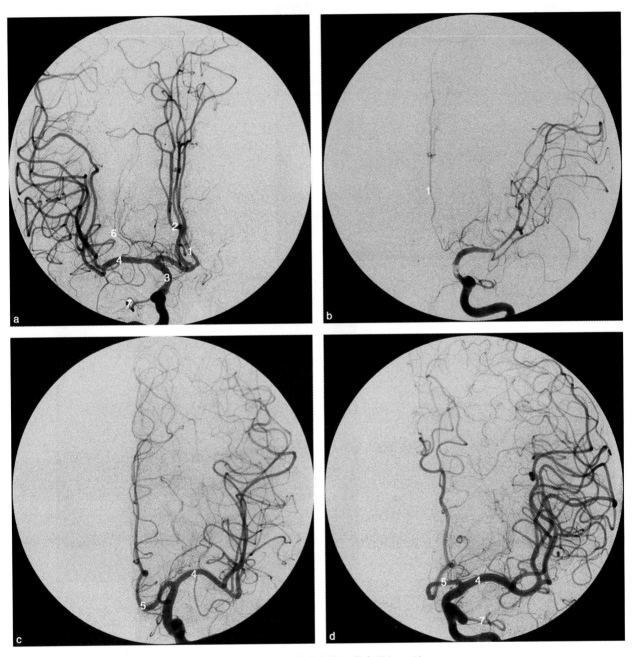

图 1-3-8　大脑前动脉的正常变异（a~d）

DSA 图，颈内动脉造影前后位像（a~d），显示大脑前动脉的正常变异。（a）双侧大脑前动脉由右侧颈内动脉供血；（b）显示左侧大脑前动脉 A1 段发育不良；（c、d）显示大脑前动脉水平段表现拉长迂曲

1. 左侧大脑前动脉（anterior cerebral artery, left）
2. 右侧大脑前动脉（anterior cerebral artery, right）
3. 颈内动脉（internal carotid artery）
4. 大脑中动脉（middle cerebral artery）
5. 大脑前动脉 A1 段（A1 segment of ACA）
6. 豆纹动脉（lenticulostriate arteries）
7. 眼动脉（ophthalmic artery）

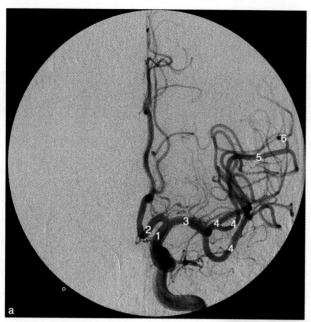

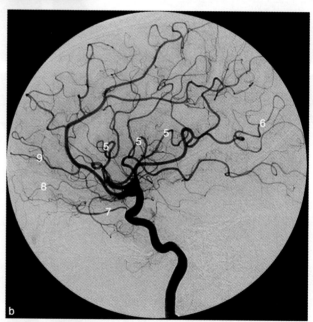

图 1-3-9　大脑中动脉分段(a、b)

DSA 图,颈内动脉造影前后位像(a)和侧位像(b)显示大脑中动脉分段的解剖位置

1. 颈内动脉(internal carotid artery)
2. 大脑前动脉 A1 段(A1 segment of ACA)
3. 大脑中动脉 M1 段,水平段(M1 segment,horizontal segment of MCA)
4. 大脑中动脉 M2 段,脑岛段(M2 segment,insular segment of MCA)
5. 大脑中动脉 M3 段,岛盖段(M3 segment,

operculum segment of MCA)
6. 大脑中动脉 M4 段,终末段(M4 segment, terminal segment of MCA)
7. 眼动脉(ophthalmic artery)
8. 眶额动脉(orbitofrontal artery)
9. 额极动脉(frontopolar artery)

　　讨论:大脑中动脉在前穿质的下方从颈内动脉分叉部发出,大脑中动脉 M1 段自分叉部延伸至外侧裂,分为 2~3 支。M2 段(脑岛段)始于大脑中动脉向后上形成膝部处,在脑岛表面形成数条穿支动脉。大脑中动脉沿脑岛表面翻出外侧裂形成 M3 段(岛盖段)。

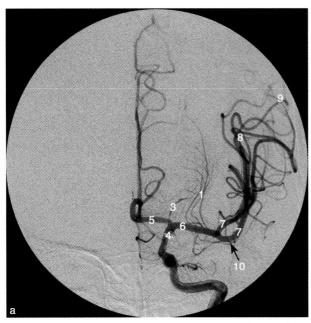

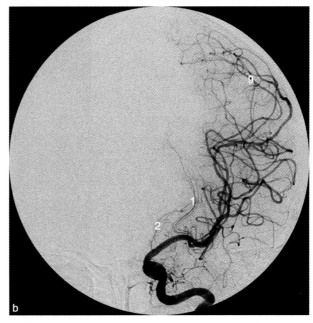

图 1-3-10　大脑中动脉水平段的豆纹动脉（a、b）

DSA 图，颈内动脉造影前后位像（a）和侧位像（b）显示大脑中动脉水平段的豆纹动脉解剖位置

1. 豆纹动脉外侧组（lateral group of the lenticulostriate arteries）
2. 豆纹动脉内侧组（medial group of the lenticulostriate arteries）
3. 脉络膜前动脉（anterior choroidal artery）
4. 颈内动脉（internal carotid artery）
5. 大脑前动脉 A1 段（A1 segment of ACA）

6. 大脑中动脉 M1 段（M1 segment of MCA）
7. 大脑中动脉 M2 段（M2 segment of MCA）
8. 大脑中动脉 M3 段（M3 segment of MCA）
9. 大脑中动脉 M4 段（M4 segment of MCA）
10. 膝部（genu）

讨论：豆纹动脉内侧组起源于大脑前动脉 A1 段及大脑中动脉 M1 段近端，约 3～6 支，较外侧组细小，供应基底核、内囊等结构。豆纹动脉外侧组起源于大脑中动脉水平段的远端上面，侧位像上呈扇形分布，但与大脑中动脉重叠看不清，前后位呈 S 形态。注意豆纹动脉与脉络膜前动脉的区别，后者起自颈内动脉。

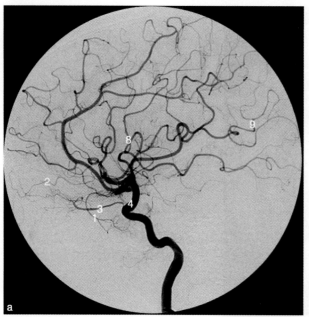

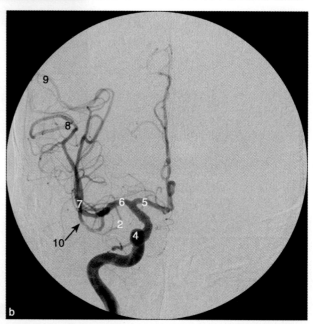

图 1-3-11 大脑中动脉水平段的眶额、颞极动脉（a、b）

DSA 图，颈内动脉造影侧位像（a）和前后位像（b）显示大脑中动脉水平段的眶额动脉解剖位置

1. 颞极动脉（temporal pole artery） 6. 大脑中动脉 M1 段（M1 segment of MCA）
2. 眶额动脉（orbitofrontal artery） 7. 大脑中动脉 M2 段（M2 segment of MCA）
3. 眼动脉（ophthalmic artery） 8. 大脑中动脉 M3 段（M3 segment of MCA）
4. 颈内动脉（internal carotid artery） 9. 大脑中动脉 M4 段（M4 segment of MCA）
5. 大脑前动脉 A1 段（A1 segment of ACA） 10. 膝部（genu）

　　讨论：大脑中动脉 M1 段相对平直向外走向外侧裂，眶额动脉从大脑中动脉的水平段末端发出，侧位像显示向前上走行，前后位向下外侧走行。颞极动脉起自大脑中动脉水平段的下壁，与豆纹动脉的开口相对，供应颞极和颞叶前外侧面。

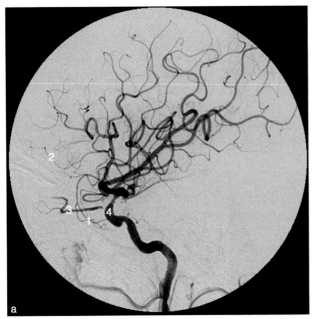

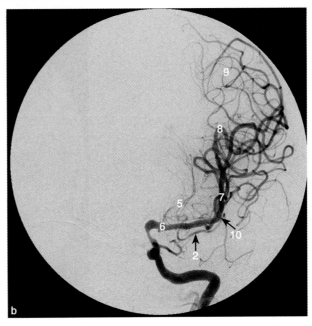

图 1-3-12　大脑中动脉水平段的眶额、颞极动脉(a、b)

DSA 图,颈内动脉造影侧位像(a)和前后位像(b)显示大脑中动脉水平段的眶额、颞极动脉解剖位置

1. 颞极动脉(temporal pole artery)
2. 眶额动脉(orbitofrontal artery)
3. 眼动脉(ophthalmic artery)
4. 颈内动脉(internal carotid artery)
5. 豆纹动脉外侧组(lateral group of the lenticulostriate arteries)
6. 大脑中动脉 M1 段(M1 segment of MCA)
7. 大脑中动脉 M2 段(M2 segment of MCA)
8. 大脑中动脉 M3 段(M3 segment of MCA)
9. 大脑中动脉 M4 段(M4 segment of MCA)
10. 膝部(genu)

　　讨论:大脑中动脉水平段在前穿质下方向外走行,可分为分叉前段和分叉后段,在到达膝部之前分叉或三分支,脑岛段在膝部转向后上。大脑中动脉近侧端主要穿支动脉为豆纹动脉,供应尾状核大部、内囊和基底核大部分。

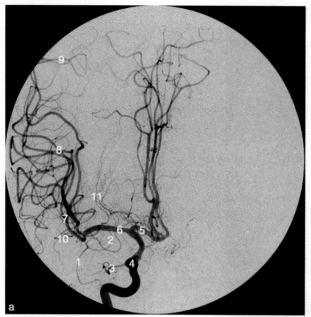

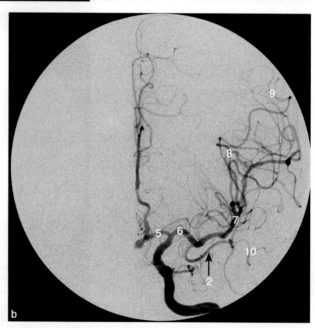

图 1-3-13　大脑中动脉水平段的眶额、颞极、颞前动脉（a、b）

DSA 图，双侧颈内动脉造影前后位像（a、b）显示大脑中动脉水平段的眶额、颞极动脉解剖位置

1. 颞极动脉（temporal pole artery）
2. 眶额动脉（orbitofrontal artery）
3. 眼动脉（ophthalmic artery）
4. 颈内动脉（internal carotid artery）
5. 大脑前动脉 A1 段（A1 segment of MCA）
6. 大脑中动脉 M1 段（M1 segment of MCA）
7. 大脑中动脉 M2 段（M2 segment of MCA）
8. 大脑中动脉 M3 段（M3 segment of MCA）
9. 大脑中动脉 M4 段（M4 segment of MCA）
10. 颞前动脉（anterior temporal artery）
11. 豆纹动脉（lenticulostriate arteries）

　　讨论：大脑中动脉多在近脑岛处分叉，可分为二支或三支。颞前动脉是大小不一的分支，起于大脑中动脉水平段与豆纹动脉在同一平面，或分别与颞极动脉、眶额动脉共干发出，直接向前下绕过颞叶尖端，不进入外侧裂，供应颞上、中、下回的前外侧。

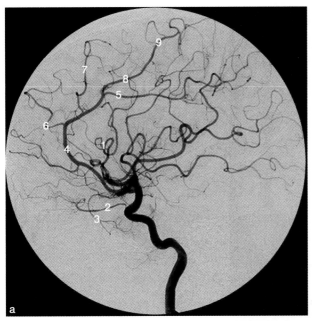

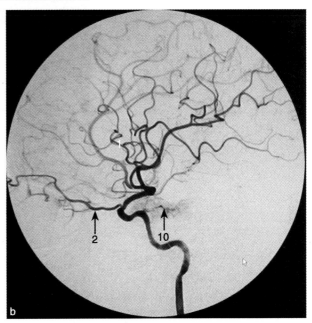

图 1-3-14　大脑中动脉岛盖段的烛台动脉(a、b)

DSA 图,颈内动脉造影侧位像(a、b)显示大脑中动脉岛盖段的烛台动脉解剖位置

1. 烛台动脉(candelabra artery)
2. 眼动脉(ophthalmic artery)
3. 颞极动脉(temporal pole artery)
4. 大脑前动脉(anterior cerebral artery)
5. 胼周动脉(pericallosal artery)
6. 额前内侧动脉(anterior medial frontal artery)
7. 额中内侧动脉(middle medial frontal artery)
8. 胼缘动脉(callosomarginal artery)
9. 额后内侧动脉(posterior medial frontal artery)
10. 脑膜垂体干(meningohypophyseal trunk)

　　讨论: 大脑中动脉 M1 段远端分成两支是最常见的形式,在向前上的分支中发出眶额动脉之后发出的是额顶升动脉,供应相应的感觉和运动区。额顶升动脉包括前部的额前动脉和后部的中央沟前动脉,由于其形状呈蜡烛台状,故亦称烛台动脉,也称额叶岛盖动脉。

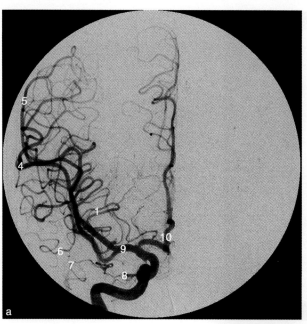

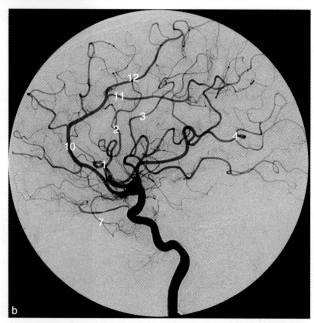

图 1-3-15　大脑中动脉岛盖段的烛台动脉(a、b)

DSA 图,颈内动脉造影前后位像(a)和侧位像(b)显示大脑中动脉岛盖段的烛台动脉解剖位置

1. 额叶岛盖动脉(operculum frontal artery)
2. 中央沟前动脉(prerolandic artery)
3. 中央沟动脉(rolandic artery)
4. 角回动脉(angular gyrus artery)
5. 顶后动脉(posterior parietal artery)
6. 颞前动脉(anterior temporal artery)
7. 颞极动脉(temporal pole artery)
8. 眼动脉(ophthalmic artery)
9. 大脑中动脉 M1 段(M1 segment of MCA)
10. 大脑前动脉(anterior cerebral artery)
11. 胼周动脉(pericallosal artery)
12. 胼缘动脉(callosomarginal artery)

讨论:大脑中动脉前部皮层分支包括眶额动脉和额前动脉,中央皮层分支包括中央沟前、中央沟和中央沟后(顶前)动脉,后皮层分支包括顶后动脉、角回动脉、颞动脉(颞前、颞中、颞后、颞极)和颞枕动脉,供应大脑外侧面和颞前叶。

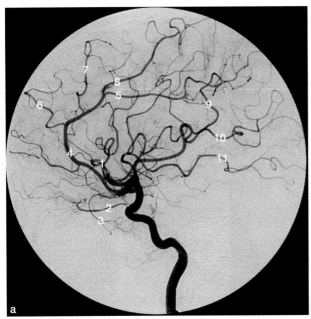

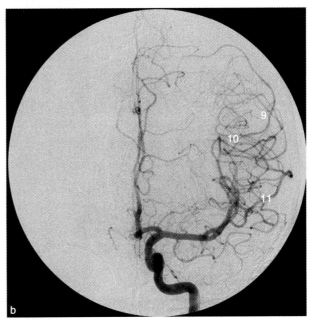

图 1-3-16　大脑中动脉岛盖段及终末段的顶后、角回和颞后动脉(a、b)

DSA 图,颈内动脉造影侧位像(a)和前后位像(b)显示大脑中动脉岛盖段及终末段的顶后、角回和颞后动脉解剖位置

1. 烛台动脉(candelabra artery)
2. 眼动脉(ophthalmic artery)
3. 颞极动脉(temporal pole artery)
4. 大脑前动脉(anterior cerebral artery)
5. 胼周动脉(pericallosal artery)
6. 额前内侧动脉(anterior medial frontal artery)
7. 额中内侧动脉(middle medial frontal artery)
8. 胼缘动脉(callosomarginal artery)
9. 顶后动脉(posterior parietal artery)
10. 角回动脉(angular gyrus artery)
11. 颞后动脉(posterior temporal artery)

讨论:顶动脉分为前、后两支,顶前动脉(中央沟后动脉)起于中央沟动脉或与顶后动脉(缘上回动脉)共干。角回动脉,起自大脑中动脉的中、后干,从外侧沟的最后端穿出后越过角回,终止于枕叶的上半部。角回动脉管径较粗,是颅内、外动脉吻合术首选血管。

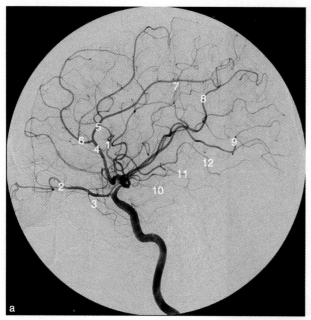

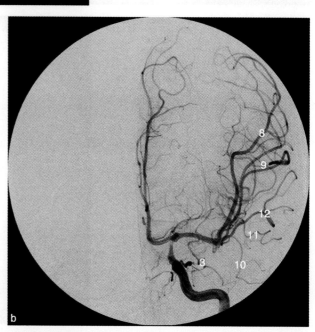

图1-3-17　大脑中动脉岛盖段的颞前、颞中和颞后动脉(a、b)

DSA图,颈内动脉造影侧位像(a)和前后位像(b)显示大脑中动脉岛盖段的颞前、颞中和颞后动脉解剖位置

1. 烛台动脉(candelabra artery)　　　　　7. 顶前动脉(anterior parietal artery)

2. 眼动脉(ophthalmic artery)　　　　　　8. 顶后动脉(posterior parietal artery)

3. 颞极动脉(temporal pole artery)　　　　9. 角回动脉(angular gyrus artery)

4. 大脑前动脉(anterior cerebral artery)　10. 颞前动脉(anterior temporal artery)

5. 胼周动脉(pericallosal artery)　　　　　11. 颞中动脉(middle temporal artery)

6. 胼缘动脉(callosomarginal artery)　　　12. 颞后动脉(posterior temporal artery)

讨论:大脑中动脉向后下的分支为顶前支和顶后支,角回动脉与侧裂平行。颞后动脉,起自大脑中动脉后干,穿外侧沟后跨过颞叶外侧面,供应颞上、中、下回。在血管造影前后位像上,侧裂段主要皮质分支(顶动脉、角回动脉和颞后动脉)在岛叶向外侧走行,穿出外侧裂后供应大脑半球。其中颞后动脉投照在外下方,顶后动脉投照在内上方,位于二者之间的为角回动脉。

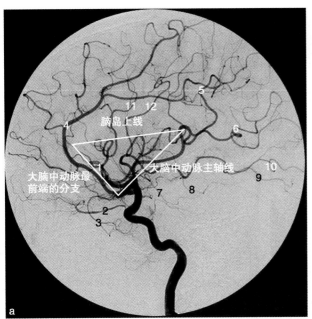

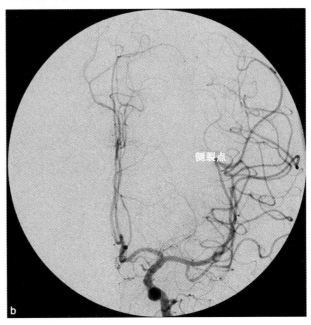

图 1-3-18 大脑中动脉侧裂三角和侧裂点(a、b)

DSA 图,颈内动脉造影侧位像(a)和前后位像(b)显示大脑中动脉侧裂三角和侧裂点解剖位置

1. 烛台动脉(candelabra artery)
2. 眼动脉(ophthalmic artery)
3. 颞极动脉(temporal pole artery)
4. 大脑前动脉(anterior cerebral artery)
5. 顶后动脉(posterior parietal artery)
6. 角回动脉(angular gyrus artery)
7. 颞前动脉(anterior temporal artery)
8. 颞中动脉(middle temporal artery)
9. 颞后动脉(posterior temporal artery)
10. 颞枕动脉(temporo-occipital artery)
11. 中央沟前动脉(prerolandic artery)
12. 中央沟动脉(rolandic artery)

讨论: 侧裂内大脑中动脉最远血管袢内侧点为侧裂点,位于侧裂内最上方,也是大脑中动脉在侧裂后上方最远处血管袢穿出侧裂的点。将脑岛上线、大脑中动脉最前端分支和大脑中动脉主轴线互相连结,即构成侧裂三角。侧裂三角是岛叶表面大脑中动脉的几何图形,肿瘤占位可改变其形状。

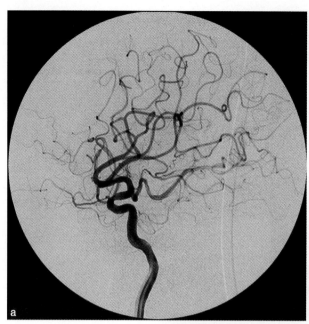
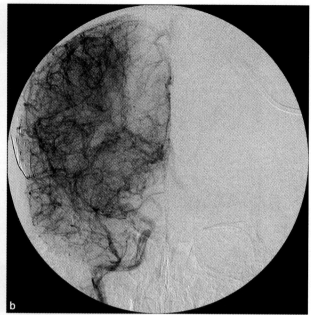
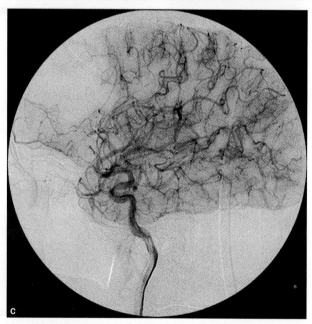

图 1-3-19　大脑中动脉供血区(a~c)

DSA 图,颈内动脉造影侧位像动脉期(a)显示大脑前动脉未显影,大脑中动脉显示正常。颈内动脉造影前后位像和侧位像毛细血管期(b、c)显示大脑中动脉供血区毛细血管染色

第四节　后循环(椎-基底动脉、大脑后动脉)

后循环(posterior cerebral circulation)又称椎-基底动脉系统,由椎动脉(vertebral artery,VA)、基底动脉(basilar artery,BA)和大脑后动脉(posterior cerebral artery,PCA)等组成,主要供血给脑干、小脑、丘脑、颞叶内侧面和底面、枕叶及上颈段脊髓。

左、右椎动脉在颈根部从锁骨下动脉发出,向后上方走行进入第六颈椎横突孔。双侧椎动脉垂直上升穿过 C6~C3 横突孔,并呈倒 L 形弯向外上通过 C2 横突孔,再转向上通过 C1 横突孔。出 C1 横突孔后转向内后,环绕寰枕关节后面,在寰椎和枕骨间穿过硬膜,经枕骨大孔入颅。围绕延髓外部上行,于延髓脑桥沟处双侧椎动脉汇合成基底动脉。基底动脉沿脑桥腹侧的浅正中沟上行,于脑桥上缘分为左右大脑后动脉。

椎动脉主要分支有:①脊髓支,5～6支,进入椎间孔,分布于脊髓及其被膜;②肌支,供应椎前肌、脊肌及横突孔间肌;③脑膜支,1～2支,在椎动脉平枕骨大孔处发出,供应后颅窝硬脑膜和小脑镰;④脊髓前动脉和脊髓后动脉;⑤延髓动脉,供应延髓;⑥小脑后下动脉(posterior inferior cerebellar artery,PICA),是椎动脉的最大分支。由橄榄体下缘发出,绕延髓走行,在小脑扁桃体下端转折向上,而后在小脑扁桃体内侧行,向后下分为小脑半球支、蚓支和小脑扁桃体支,供应延髓、四脑室下部、下蚓部、小脑半球的下面以及小脑扁桃体。

基底动脉的主要分支为:小脑上动脉(superior cerebellar artery,SCA),在脑桥上缘发出,恒定地伴行于大脑后动脉下缘并绕大脑脚向后行,在大脑脚后外侧面或中脑外侧沟处,分为内侧支和外侧支,主要分布于小脑上蚓部和小脑半球的上面,还有分支分布到脑桥、中脑和第三脑室脉络丛组织。小脑前下动脉(anterior inferior cerebellar artery,AICA),多数起自基底动脉近端,少数起自小脑后下动脉或椎动脉,其发出后向后外方斜行,横过听神经和面神经,达绒球外上方弯向下内,最后分为内侧支和外侧支,供应脑桥外侧面、延髓脑桥沟、下橄榄体、部分脑神经根(第Ⅵ、Ⅶ、Ⅷ对)、绒球、下半月叶以及二腹叶的前外侧部。

双侧大脑后动脉位于中脑、间脑和端脑接合处,是基底动脉的终末支,呈分叉状向左右分开。它发出中央动脉、脉络丛动脉和皮质动脉,供应大脑半球内侧面后1/3、枕极、海马、间脑、中脑以及第三脑室脉络丛。皮质动脉与大脑前、中动脉之间有丰富的吻合,在前循环和后循环之间起代偿作用。

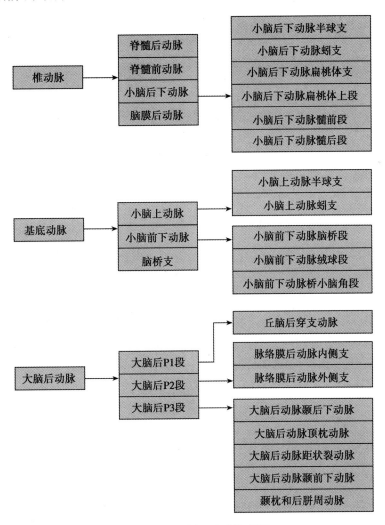

图 1-4-1　后循环动脉构成图

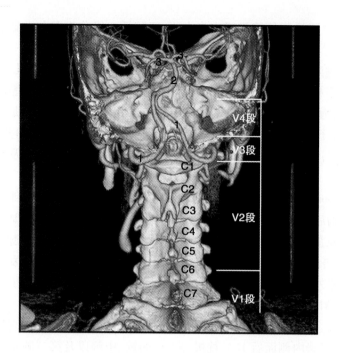

图 1-4-2　椎动脉分段解剖位置

CTA 图,显示椎动脉走行和分段解剖位置

1. 椎动脉(vertebral artery)
2. 基底动脉(basilar artery)
3. 大脑后动脉(posterior cerebral artery)

　　讨论:椎动脉可分为 4 段,V1 骨外段,起自锁骨下动脉向上进入 C6 横突孔。V2 椎间孔段,通过 C6 至 C3 横突孔,经 C2 横突孔出枢椎,向上通过 C1 横突孔。V3 脊柱外段,出 C1 横突孔到硬膜口。V4 硬膜内段,过枕骨大孔在脑桥和延髓交界处合成基底动脉。

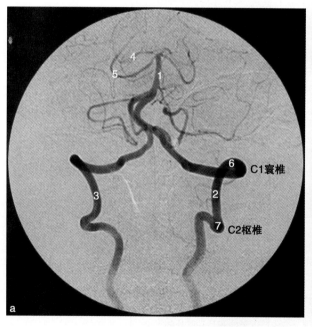
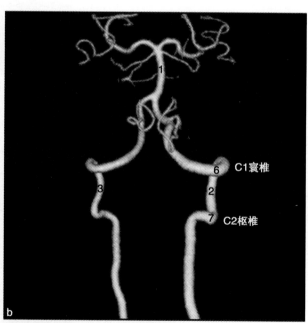

图 1-4-3　椎动脉的解剖位置(a、b)

DSA 图椎动脉造影前后位像(a)和 CTA 图(b)显示椎动脉在 C6～C3 向上直行,在 C2 水平先上后向外,出 C1 横突孔后向前穿过枕骨大孔的解剖位置

1. 基底动脉(basilar artery)　　　　　　　5. 小脑上动脉(superior cerebellar artery)
2. 左椎动脉(left vertebral artery)　　　　 6. C1 颈椎水平(the level of the C1 vertebra)
3. 右椎动脉(right vertebral artery)　　　　7. C2 颈椎水平(the level of the C2 vertebra)
4. 大脑后动脉(posterior cerebral artery)

　　讨论:椎动脉典型的 V2 段是垂直走行,穿过 C6 至 C3 横突孔,从 C2 到 C1 椎动脉呈半个方框,椎动脉在穿过 C2 横突孔后转向外侧,形成方框下缘直角,然后向上走行穿过寰椎横突孔转向内上形成方框上缘直角。

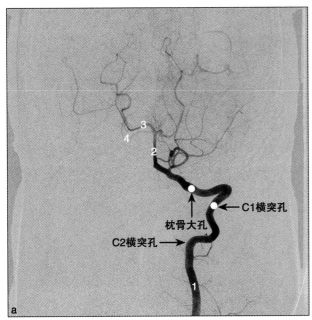

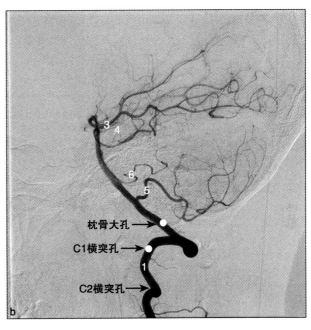

图 1-4-4　椎动脉的解剖位置（a、b）

DSA 图,左侧椎动脉造影前后位像(a)和侧位像(b)显示椎动脉在 V2 段远端及 V3 段的解剖位置

1. 左椎动脉（left vertebral artery）　　　　4. 小脑上动脉（superior cerebellar artery）
2. 基底动脉（basilar artery）　　　　　　　5. 小脑后下动脉（posterior inferior cerebellar artery）
3. 大脑后动脉（posterior cerebral artery）　6. 小脑前下动脉（anterior inferior cerebellar artery）

　　讨论:椎动脉是锁骨下动脉的第一个大分支,起自锁骨下动脉的近端,椎动脉在 C6 进入横突孔,如果起自主动脉弓多在 C5 进入。椎动脉直接向上穿过 C6～C3 横突孔,到 C2 转向侧方,然后再向上通过 C1 横突孔,沿寰椎绕行后,双侧椎动脉各自向内上通过枕骨大孔,椎动脉在延髓与脑桥交界处汇合为基底动脉。椎动脉还可分为颅内段和颅外段两部分,前者主要分支是脊髓前、后动脉和小脑后下动脉,后者在颈部分出肌支和脊髓支,入颅前的分支为脑膜前、后动脉。

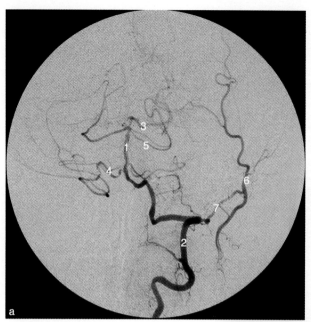

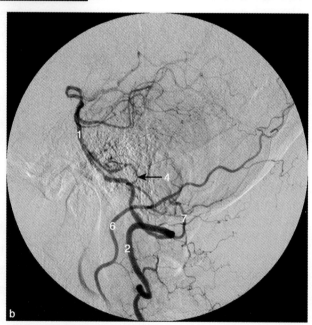

图 1-4-5　椎动脉与颈外动脉分支枕动脉吻合(a、b)

DSA 图,左侧椎动脉造影前后位像(a)和侧位像(b)显示椎动脉 V3 段发出的肌支与颈外动脉分支枕动脉吻合

1. 基底动脉(basilar artery)
2. 椎动脉(vertebral artery)
3. 大脑后动脉(posterior cerebral artery)
4. 小脑前下动脉(anterior inferior cerebellar artery)
5. 小脑上动脉(superior cerebellar artery)
6. 枕动脉(occipital artery)
7. 椎动脉肌支(muscular branches of the vertebral artery)

　　讨论:枕动脉与椎动脉 V2 段远端至 V3 段之间通过椎动脉肌支形成的吻合是颈动脉系统与椎—基底动脉系统间重要的潜在侧支循环。血管造影时较少见到,但在颈外动脉的介入栓塞治疗时栓塞剂极易通过吻合血管进入椎—基底动脉系统。

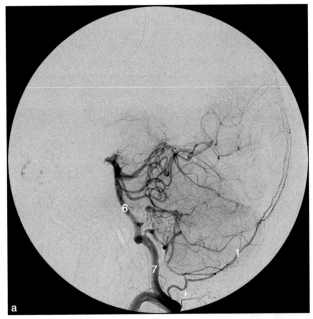

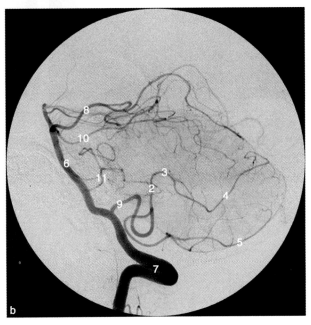

图 1-4-6 椎动脉脑膜分支脑膜后动脉解剖位置(a、b)

DSA 图,椎动脉造影侧位像显示脑膜后动脉的解剖位置(a)以及小脑后下动脉分支的解剖位置(b)

1. 脑膜后动脉(posterior meningeal artery)
2. 扁桃体支(tonsillar branches of PICA)
3. 扁桃体上段(supratonsillar segment of PICA)
4. 蚓支(vermian branches of PICA)
5. 半球支(hemispheric branches of PICA)
6. 基底动脉(basilar artery)
7. 椎动脉(vertebral artery)
8. 大脑后动脉(posterior cerebral artery)
9. 小脑后下动脉(posterior inferior cerebellar artery)
10. 小脑上动脉(superior cerebellar artery)
11. 小脑前下动脉(anterior inferior cerebellar artery)

讨论:椎动脉颅外段的脑膜支供应后颅窝的部分硬膜,较大的脑膜后动脉起自枕骨大孔或稍下的椎动脉,走行内上,供应大脑镰和枕骨内面的硬膜。枕骨大孔附近的硬膜由脑膜前动脉供血。

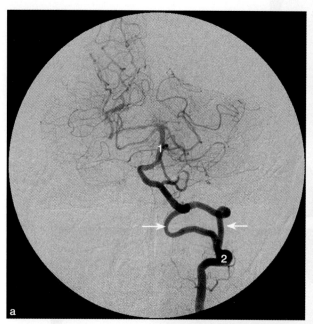

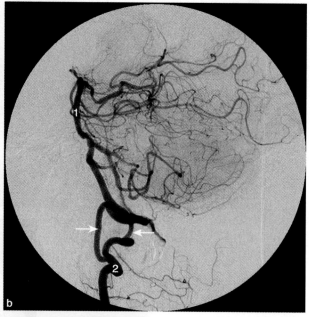

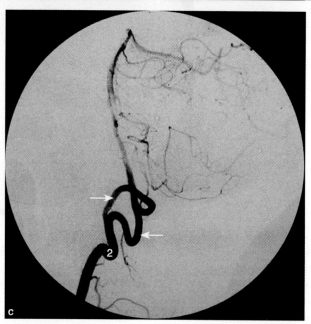

图 1-4-7 椎动脉的变异—成窗畸形（a～c）

DSA 图,左侧椎动脉造影前后位像(a)和侧位像(b、c)显示椎动脉的变异,形成椎动脉成窗畸形(箭)

1. 基底动脉(basilar artery)   2. 椎动脉(vertebral artery)

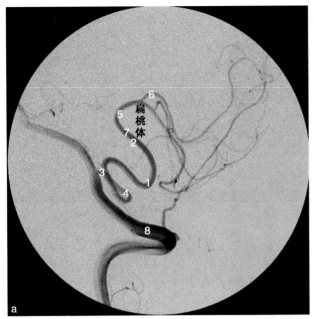

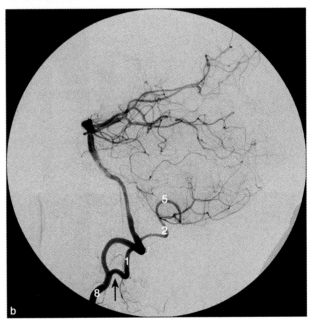

图 1-4-8 小脑后下动脉解剖位置及变异(a、b)

DSA 图,椎动脉造影侧位像(a)显示小脑后下动脉分支的解剖位置。椎动脉造影侧位像(b)显示小脑
后下动脉开口于枕骨大孔下方(箭)

1. 小脑后下动脉(posterior inferior cerebellar artery)
2. 小脑后下动脉扁桃体支(tonsillar branches of PICA)
3. 髓前段(anterior medullar segment)
4. 髓后段(posterior medullar segment)
5. 扁桃体上段(supratonsillar segment)
6. 小脑后下动脉蚓支(vermian branches of PICA)
7. 小脑后下动脉半球支(hemispheric branches of PICA)
8. 椎动脉(vertebral artery)

　　讨论:小脑后下动脉是椎动脉发出的最大、最重要和形态多变的分支。由橄榄体下缘发出,绕延髓走行,分髓前和髓后段。小脑后下动脉在小脑扁桃体下端转折向上,而后在小脑扁桃体内侧行向后下分为小脑半球支、蚓支和小脑扁桃体支,供应延髓、四脑室下部、下蚓部、小脑半球的下面以及小脑扁桃体。

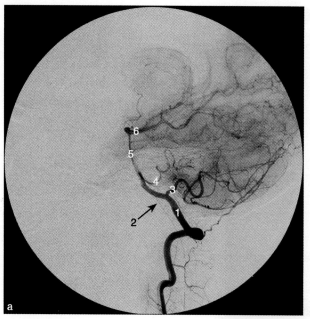

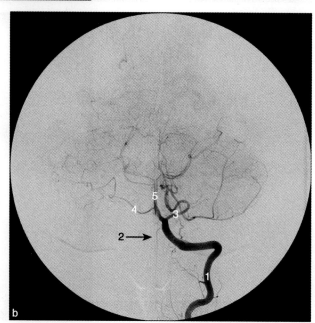

图 1-4-9　脊髓前动脉解剖位置(a、b)

DSA 图,左侧椎动脉造影侧位像(a)及前后位像(b)显示脊髓前动脉的解剖位置(箭)

1. 椎动脉(vertebral artery)
2. 脊髓前动脉(anterior spinal artery)
3. 小脑后下动脉(posterior inferior cerebellar artery)
4. 小脑前下动脉(anterior inferior cerebellar artery)
5. 基底动脉(basilar artery)
6. 大脑后动脉(posterior cerebral artery)

讨论:脊髓前动脉起源于椎动脉 V4 段远侧,向下走行并与对侧椎动脉发出的同名动脉汇合,走行于脊髓前正中沟。血管造影时于侧位像可见沿椎体后缘向下方走行的线状血管影。脊髓后动脉起自椎动脉远侧或小脑后下动脉,脊髓后动脉非常细小,血管造影时很少显影。

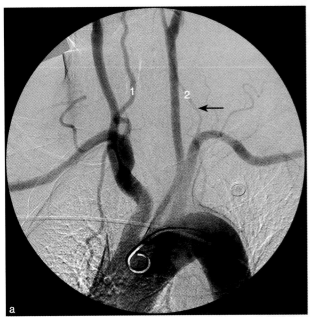

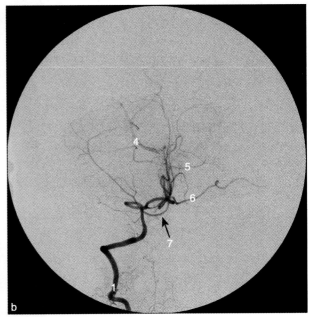

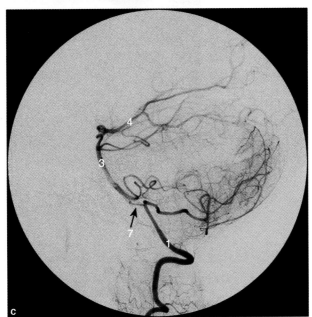

图1-4-10 椎动脉发育不全(a～c)

DSA图,主动脉弓造影左前斜位像(a)显示左侧椎动脉发育不全,V1、V2段管腔直径明显小于右侧(箭)。右椎动脉造影前后位像和侧位像(b、c)显示椎动脉V4段远端发育不全(箭)

1. 右侧椎动脉(right vertebral artery)
2. 左侧椎动脉(left vertebral artery)
3. 基底动脉(basilar artery)
4. 大脑后动脉(posterior cerebral artery)
5. 小脑上动脉(superior cerebellar artery)
6. 小脑前下动脉(anterior inferior cerebellar artery)
7. 右椎动脉发育不全段(the hypoplastic segment of right vertebral artery)

讨论:椎动脉发育不全(vertebral artery hypoplasia,VAH)是一种较为常见的先天性血管变异,常表现为一侧椎动脉全程或V4段管腔直径明显减小或不显影,其发生率为1.9%～26.5%。VAH常见于右侧,可能与两侧椎动脉的解剖学起源不同有关。

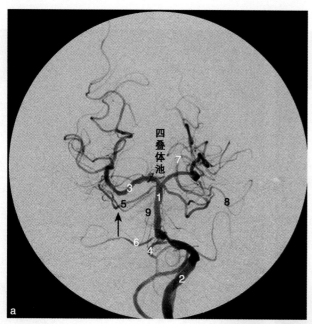

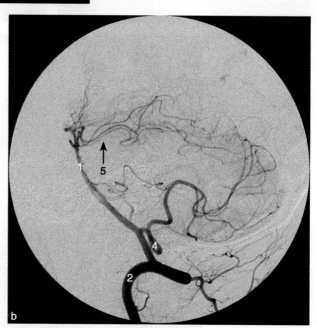

图1-4-11 基底动脉分支小脑上动脉解剖位置（a、b）

DSA图，椎动脉造影前后位像（a）和侧位像（b）显示基底动脉、小脑上动脉的解剖位置及小脑上动脉双干（箭）

1. 基底动脉（basilar artery）
2. 椎动脉（vertebral artery）
3. 大脑后动脉（posterior cerebral artery）
4. 小脑后下动脉（posterior inferior cerebellar artery）
5. 小脑上动脉（superior cerebellar artery）

6. 小脑前下动脉（anterior inferior cerebellar artery）
7. 小脑上动脉蚓支（vermian branches of SCA）
8. 小脑上动脉半球支（hemispheric branches of SCA）
9. 脑桥穿支动脉（pontine arteries）

讨论：小脑上动脉于基底动脉远端、脑桥上缘发出，恒定地伴行于大脑后动脉下缘并包绕脑桥和中脑侧方，然后进入四叠体池。两个终末分支是小脑蚓支和小脑半球支，主要分布于小脑上蚓部和小脑半球的上面，小脑上动脉双干是比较常见的变异。

52

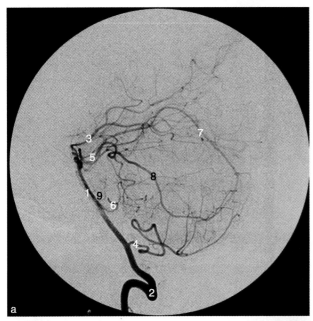

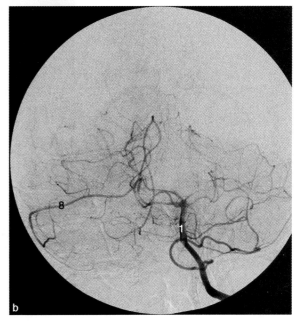

图1-4-12 基底动脉分支小脑上动脉解剖位置(a、b)

DSA图,椎动脉造影侧位像(a)和前后像(b)显示基底动脉分支小脑上动脉的解剖位置

1. 基底动脉(basilar artery)
2. 椎动脉(vertebral artery)
3. 大脑后动脉(posterior cerebral artery)
4. 小脑后下动脉(posterior inferior cerebellar artery)
5. 小脑上动脉(superior cerebellar artery)
6. 小脑前下动脉(anterior inferior cerebellar artery)
7. 小脑上动脉蚓支(vermian branches of SCA)
8. 小脑上动脉半球支(hemispheric branches of SCA)
9. 脑桥穿支动脉(pontine arteries)

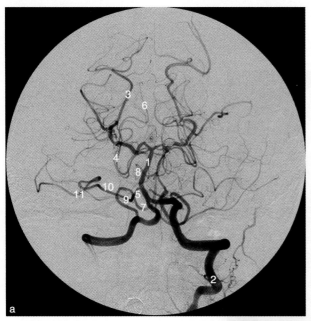

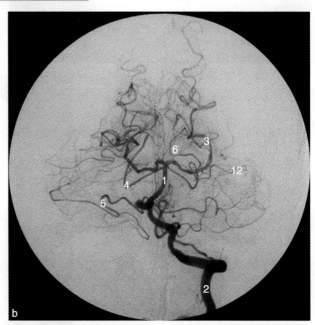

图 1-4-13　基底动脉分支小脑前下动脉解剖位置（a、b）

DSA 图，椎动脉造影前后位像（a、b）显示基底动脉、小脑前下动脉分支的解剖位置

1. 基底动脉（basilar artery）
2. 椎动脉（vertebral artery）
3. 大脑后动脉（posterior cerebral artery）
4. 小脑上动脉（superior cerebellar artery）
5. 小脑前下动脉（anterior inferior cerebellar artery）
6. 小脑上动脉蚓支（vermian branches of SCA）
7. 小脑后下动脉（posterior inferior cerebellar artery）
8. 脑桥穿支动脉（pontine arteries）
9. 脑桥段（pontine segment of AICA）
10. 桥小脑角池段（cerebellar-pontine angle segment）
11. 绒球段（flocculus segment of AICA）
12. 小脑上动脉半球支（hemispheric branches of SCA）

　　讨论：小脑前下动脉多数起自基底动脉近端，少数起自小脑后下动脉或椎动脉，其发出后向后外方斜行，横过前庭蜗神经和面神经，达绒球外上方弯向下内。小脑前下动脉可分为脑桥段、桥小脑角池段和绒球段。供应脑桥外侧面、延髓脑桥沟、下橄榄体、部分脑神经根、绒球、下半月叶以及二腹叶前外侧部。

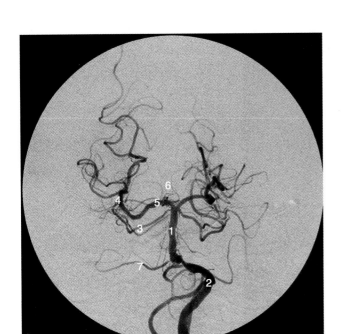

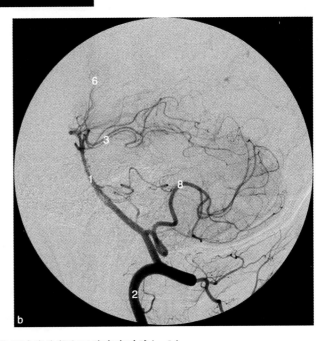

图 1-4-14 大脑后动脉分段和丘脑穿支动脉(a、b)

DSA 图,椎动脉造影前后位像(a)和侧位像(b)显示大脑后动脉分段以及丘脑穿支动脉的解剖位置

1. 基底动脉(basilar artery)
2. 椎动脉(vertebral artery)
3. 小脑上动脉(superior cerebellar artery)
4. 大脑后动脉 P2 段(P2 segment of PCA)

5. 大脑后动脉 P1 段(P1 segment of PCA)
6. 丘脑后穿支(thalamoperforating artery)
7. 小脑前下动脉(anterior inferior cerebellar artery)
8. 小脑后下动脉((posterior inferior cerebellar artery)

 讨论:大脑后动脉 P1 段起自基底动脉终末的分叉处,围绕中脑弯向后外,延伸至与后交通动脉会合处,也称大脑脚段或交通前段,连接基底动脉尖和后交通动脉。丘脑后穿支起自 P1 段,丘脑前穿支起自后交通动脉,表现微直。P2 段在环池内走行,自后交通动脉远端开口处向后至中脑后方,在小脑幕上方绕过大脑脚,也称为环池段。

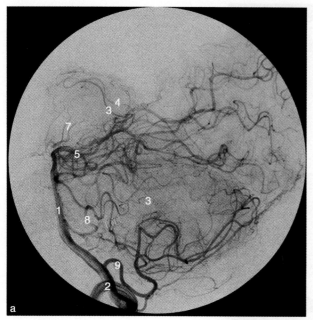

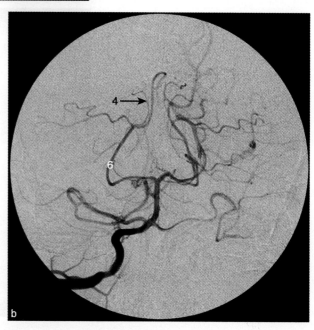

图 1-4-15　大脑后动脉分段和脉络膜后动脉（a、b）

DSA 图，椎动脉造影侧位像（a）和前后位像（b）显示大脑后动脉分段以及脉络膜后动脉的解剖位置

1. 基底动脉（basilar artery）
2. 椎动脉（vertebral artery）
3. 脉络膜后内侧动脉（medial posterior choroidal artery）
4. 脉络膜后外侧动脉（lateral posterior choroidal artery）
5. 大脑后动脉（posterior cerebral artery）
6. 大脑后动脉 P2 段（P2 segment of PCA）
7. 丘脑后穿支（thalamoperforating artery）
8. 小脑前下动脉（anterior inferior cerebellar artery）
9. 小脑后下动脉（posterior inferior cerebellar artery）

　　讨论：大脑后动脉 P2 段发出脉络膜后动脉，包括脉络膜后内侧动脉和外侧动脉，前者为单一血管，后者为多支血管。脉络膜后动脉实际包括一支或几支动脉，向前上方走行，包绕松果体到第三脑室顶，终止于莫氏孔，像倒"3"字形。

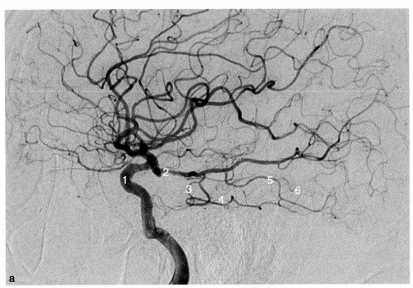

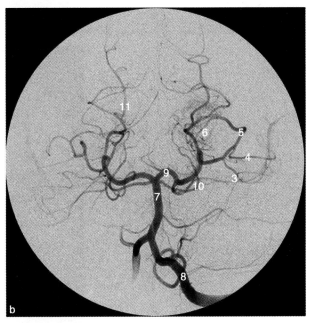

图 1-4-16　大脑后动脉分段和颞下及枕颞动脉(a、b)

DSA 图,颈内动脉造影侧位像(a)和椎动脉造影前后位像(b)显示大脑后动脉分段以及颞下、枕颞动脉的解剖位置

1. 颈内动脉(internal carotid artery)
2. 后交通动脉(posterior communicating artery)
3. 颞下前动脉(anterior inferior temporal artery)
4. 颞下中动脉(middle inferior temporal artery)
5. 颞下后动脉(posterior inferior temporal artery)
6. 枕颞动脉(occipitotemporal artery)
7. 基底动脉(basilar artery)
8. 椎动脉(vertebral artery)
9. 大脑后动脉(posterior cerebral artery)
10. 小脑上动脉(superior cerebellar artery)
11. 大脑后动脉 P3 段(P3 segment of PCA)

　　讨论:近侧大脑后动脉有两大皮质分支,颞下前及颞下后动脉,均发自 P2 段。颞下前动脉是第一皮层支,可单一或多支,起自环池段,在海马向前下行。颞下后动脉是第二皮层支,起自 P2 段中部,沿海马向后外走行。

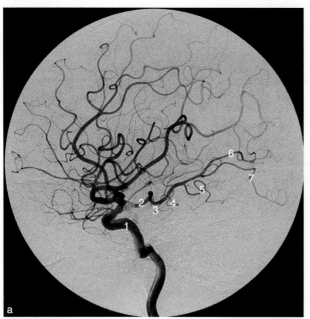

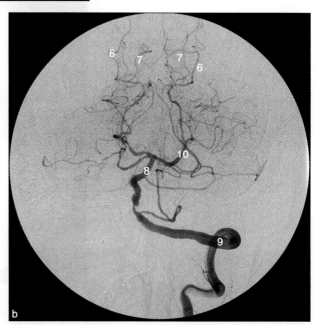

图 1-4-17　大脑后动脉分支颞下、枕颞、顶枕和距状裂动脉(a、b)

DSA 图,颈内动脉造影侧位像(a)和椎动脉造影前后位像(b)显示大脑后动脉分支颞下、枕颞、顶枕和距状裂动脉的解剖位置

1. 颈内动脉(internal carotid artery)
2. 后交通动脉(posterior communicating artery)
3. 颞下前动脉(anterior inferior temporal artery)
4. 颞下中动脉(middle inferior temporal artery)
5. 颞下后动脉(posterior inferior temporal artery)
6. 顶枕动脉(parietooccipital artery)
7. 距状裂动脉(calcarine artery)
8. 基底动脉(basilar artery)
9. 椎动脉(vertebral artery)
10. 大脑后动脉(posterior cerebral artery)

讨论:大脑后动脉 P3 段在四叠体池内走行,自中脑大脑脚向后至距状裂,也称为四叠体池段。P4 段为 P3 段发出距状裂动脉,在前后位上,近端位于顶枕支外侧,远端位于顶枕支内侧。侧位像在顶枕动脉之下,颞下后动脉之上。距状裂动脉进入距状裂供应视皮质、楔叶和舌叶。

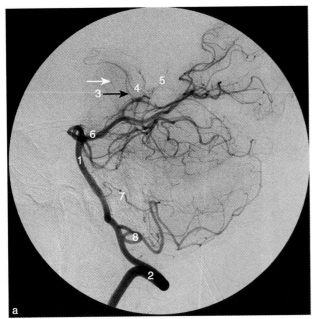

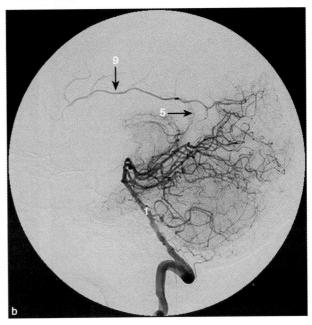

图 1-4-18　大脑后动脉分支后胼周动脉（a、b）

DSA 图,椎动脉造影侧位像(a)显示大脑后动脉分支后胼周动脉的解剖位置以及脉络丛显示正常血管染色(白箭)。(b)显示后胼周动脉与大脑前动脉发出的胼周动脉间的吻合

1. 基底动脉(basilar artery)

2. 椎动脉(vertebral artery)

3. 脉络膜后内侧动脉(medial posterior choroidal artery)

4. 脉络膜后外侧动脉(lateral posterior choroidal artery)

5. 后胼周动脉(posterior pericallosal artery)

6. 大脑后动脉 P2 段(P2 segment of PCA)

7. 小脑前下动脉(anterior inferior cerebellar artery)

8. 小脑后下动脉(posterior inferior cerebellar artery)

9. 胼周动脉(pericallosal artery)

讨论:起自大脑后动脉的后胼周动脉也称胼胝体压部动脉,位于脉络膜后外侧动脉的后方,向前上走行,绕胼胝体压部与大脑前动脉的胼周动脉吻合。在动脉晚期脉络丛可显示正常的血管染色,沿胼胝体背部表面也可见染色。

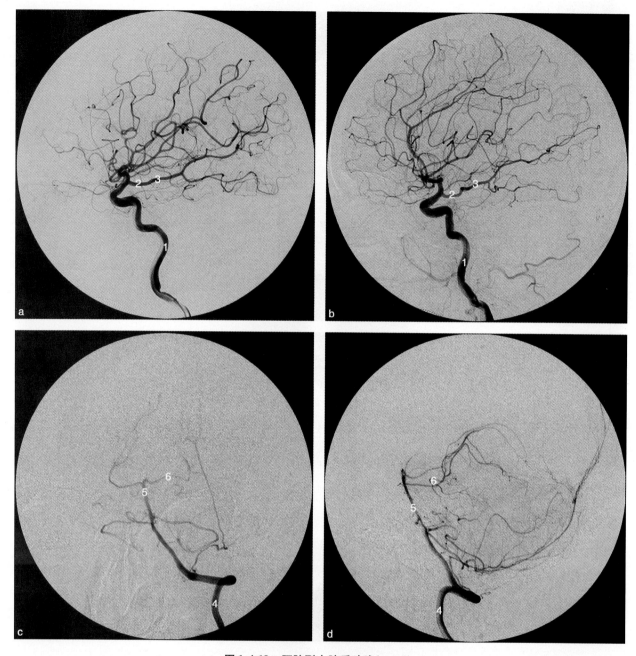

图 1-4-19　胚胎型大脑后动脉（a～d）

DSA 图，双侧颈内动脉造影侧位像（a、b）显示颈内动脉发出的后交通动脉直接延续为同侧大脑后动脉交通后段。左侧椎动脉造影前后位像和侧位像（c、d）显示椎—基底动脉管腔直径明显减小，基底动脉末端仅发出双侧小脑上动脉，而双侧大脑后动脉 P1 段缺如

1. 颈内动脉（internal carotid artery）
2. 后交通动脉（posterior communicating artery）
3. 大脑后动脉（posterior cerebral artery）

4. 椎动脉（vertebral artery）
5. 基底动脉（basilar artery）
6. 小脑上动脉（superior cerebellar artery）

　　讨论：胚胎型大脑后动脉是一种脑底动脉环的先天性变异，是指颈内动脉发出的后交通动脉直接延续为同侧大脑后动脉交通后段，且后交通动脉血管直径大于同侧起源于基底动脉的大脑后动脉 P1 段。可出现在单侧或双侧。当出现于双侧时，常伴有椎—基底动脉发育不良。由于血流动力学的改变，胚胎型大脑后动脉可造成后循环脑缺血、动脉瘤等疾病的发病率升高。

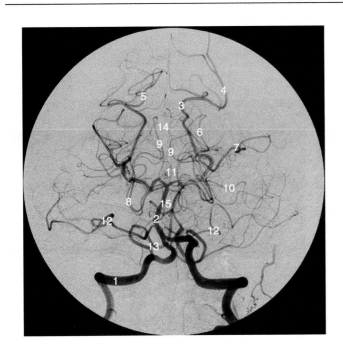

图1-4-20　后循环动脉解剖名称
DSA图,椎动脉造影前后位像显示后循环动脉的解剖位置

1. 椎动脉(vertebral artery)
2. 基底动脉(basilar artery)
3. 大脑后动脉(posterior cerebral artery)
4. 顶枕动脉(parietooccipital artery)
5. 距状裂动脉(calcarine artery)
6. 脉络膜后外侧动脉(lateral posterior choroidal artery)
7. 枕颞动脉(occipitotemporal artery)
8. 小脑上动脉(superior cerebellar artery)
9. 小脑上动脉蚓支(vermian branches of SCA)
10. 小脑上动脉半球支(hemispheric branches of SCA)
11. 丘脑后穿支(thalamoperforating artery)
12. 小脑前下动脉(anterior inferior cerebellar artery)
13. 小脑后下动脉(posterior inferior cerebellar artery)
14. 四叠体池(quadrigeminal cistern)
15. 脑桥穿支动脉(pontine arteries)

第五节　脑底动脉环

连接双侧大脑半球前部循环及椎—基底动脉系统的大吻合环为脑底动脉环,也称为Willis环(Circle of Willis)。脑底动脉环位于鞍上池内,在视束下方,视神经和动眼神经的上方。脑底动脉环实际呈九边形,共10个组成部分,包括:双侧颈内动脉、前交通动脉、双侧大脑前动脉水平段、双侧后交通动脉、双侧大脑后动脉水平段、基底动脉。

双侧颈内动脉2个终末分支大脑前动脉和大脑中动脉,其中2个终末的颈内动脉和大脑前动脉是脑底动脉环的一部分,而大脑中动脉则不是。大脑前动脉是颈内动脉向内侧走行的终末分支,其中水平段也称前交通段,为脑底动脉环的一部分,位于半球间连接两侧大脑前动脉水平段的为前交通动脉,被包括在脑底动脉环内。后交通动脉是前循环与椎—基底动脉系统的主要吻合支。基底动脉向两侧发出大脑后动脉,其近侧段称为交通前段或P1段,它与基底动脉一起封闭了脑底动脉环。

脑底动脉环对脑血流供应的调节和代偿具有重要的作用。脑底动脉环存在一些变异,具有完整Willis环的人数小于20%。在造影中很少能够在一张造影片上见到典型的、发育良好的、完整的Willis环。如常见的后交通动脉发育低下或缺如,大脑前动脉A1段或前交通动脉发育不良或缺如等,但真正的异常却少见。脑底动脉环是动脉瘤好发部位,发育异常的脑底动脉环会增加动脉瘤的发生率。

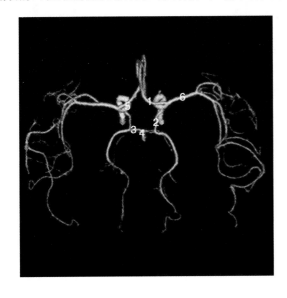

图1-5-1　CTA图,脑底动脉环的组成
CTA图,显示脑底动脉环的解剖位置

1. 大脑前动脉A1段(A1 segment of anterior cerebral artery)
2. 后交通动脉(posterior communicating artery)
3. 大脑后动脉P1段(P1 segment of posterior cerebral artery)
4. 基底动脉(basilar artery)
5. 颈内动脉(internal carotid artery)
6. 大脑中动脉(middle cerebral artery)

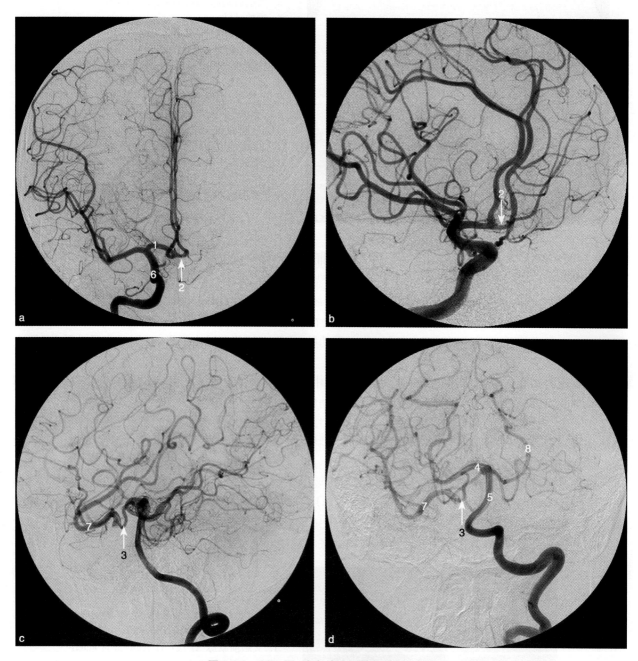

图 1-5-2　DSA 图，脑底动脉环的组成（a ~ d）

DSA 图，颈内动脉造影（a、b）和椎动脉造影（c、d）显示脑底动脉环的解剖位置

1. 大脑前动脉 A1 段（A1 segment of ACA）
2. 前交通动脉（anterior communicating artery）
3. 后交通动脉（posterior communicating artery）
4. 大脑后动脉 P1 段（P1 segment of PCA）

5. 基底动脉（basilar artery）
6. 颈内动脉（internal carotid artery）
7. 大脑中动脉（middle cerebral artery）
8. 大脑后动脉（posterior cerebral artery）

第六节　颈外动脉系统

颈外动脉从颈总动脉发出后分支包括:1. 甲状腺上动脉;2. 舌动脉;3. 面动脉(颌外动脉);4. 咽升动脉;5. 枕动脉;6. 耳后动脉;7. 颞浅动脉;8. 颌内动脉。

1. 甲状腺上动脉是颈外动脉第 1 个向前的分支,发自颈外动脉起始部的前内侧壁,其分成细小分支走向甲状腺顶端,有时可见甲状腺染色。

2. 舌动脉是颈外动脉第 2 个向前的分支,自颈外动脉前壁发出,呈"U"形迂曲分支排列如扇形。主要供应舌和口腔,与面和甲状腺上动脉有吻合。

3. 面动脉是颈外动脉第 3 个向前的分支,在舌动脉上方分出,可与舌动脉共干。腭升动脉是面动脉的第一大分支,起自面动脉起始部的最高点。也可起自颈外动脉,分为前支和后支,前支与颌内动脉的分支腭降动脉吻合。面动脉的终末支为内眦动脉,与眼动脉分支吻合。

4. 咽升动脉位于颈外动脉后面,是最小的分支,但是其发出的分支众多,与其他颈外动脉分支、颈内动脉及椎动脉广泛吻合,构成丰富的侧支循环体系,在颅外血管栓塞介入治疗中存在误栓与其吻合的颅内动脉的潜在危险。

5. 枕动脉是颈外动脉后部最大的分支,向上后行到枕部,枕动脉有明显的肌支和脑膜支。造影可见肌支供血的颈部肌肉的染色,常见肌支与椎动脉吻合。

6. 耳后动脉起自颈外动脉分叉处,小而迂曲,向后上到耳部,造影晚期可见耳廓弧形染色。

7. 颈外动脉终末分支是颞浅动脉和颌内动脉。

颞浅动脉从腮腺内发出,向上走行越过颧弓时常形成一向前的弯曲,其远侧分支分布在头皮,血管造影的侧位像表现为螺旋状上行。面横动脉常发自颞浅动脉的起始部或直接发自颈外动脉主干,在侧位像呈水平走行,与颌内动脉的颊动脉接近直角。颞后深动脉发自颞浅动脉,也可发自颌内动脉,沿颞肌后缘向后上方走行。

8. 颌内动脉是颈外动脉最大的终末分支,在远侧颈外动脉分叉处分出,然后向前到面深部,终止于翼腭窝内。颌内动脉分三段,即下颌段、翼肌段和翼腭段:①下颌段起自腮腺内,是位于下颌骨髁突颈部较短的一段。主要包括脑膜中动脉、脑膜副动脉、下牙槽动脉、耳深动脉和鼓室前动脉。脑膜中动脉是颌内动脉的最大分支,通过棘孔进入颅内,走行在额骨和顶骨的内表面;②翼肌段于颞肌深面走行,再经翼外肌两头之间至翼上颌裂,分支供应咀嚼肌、颊肌、颞下颌关节囊等结构。包括颊动脉、咬肌动脉和颞深动脉;③翼腭段经翼上颌裂进入翼颚窝,在翼腭神经节的外侧分出两个终末支。主要分支有上牙槽后动脉、眶下动脉、腭降动脉、蝶腭动脉、圆孔动脉、翼管动脉和咽动脉。

颌内动脉的分支也可以按动脉走行方向分为:上升动脉、向前动脉、下降动脉、返回和终末动脉。①上升动脉,包括脑膜中动脉、脑膜副动脉、前鼓室动脉和颞前深、颞中深动脉;②返回动脉,包括翼管动脉、咽动脉和圆孔动脉;③下降动脉,包括下牙槽动脉、咬肌动脉和颊动脉;④向前动脉,包括上牙槽后动脉、眶下动脉和腭降动脉;⑤终末动脉为蝶腭动脉。

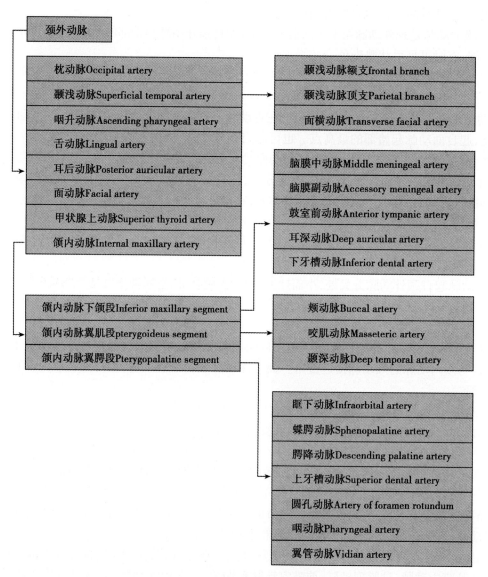

图 1-6-1　颈外动脉血管构成图

注：颌内动脉分三段，即下颌段、翼肌段和翼腭段。①下颌段起自腮腺内前行到颞下窝，分支有：脑膜中动脉、脑膜副动脉、下牙槽动脉、耳深动脉和鼓室前动脉；②翼肌段包括颊动脉、咬肌动脉和颞深动脉；③翼腭段是通过孔和裂命名，主要分支有上牙槽后动脉、眶下动脉、腭降动脉、蝶腭动脉、圆孔动脉、翼管动脉和咽动脉

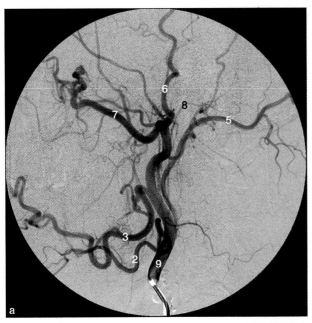

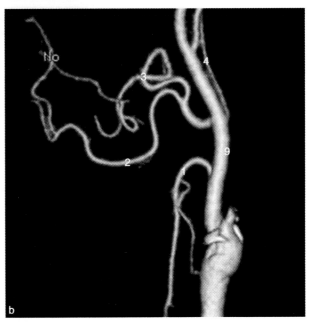

图 1-6-2 颈外动脉主要分支（a、b）

DSA 图，颈外动脉造影侧位像（a）和 CTA 图（b）显示颈外动脉分支的解剖位置

1. 甲状腺上动脉（superior thyroid artery）
2. 舌动脉（lingual artery）
3. 面动脉（facial artery）
4. 咽升动脉（ascending pharyngeal artery）
5. 枕动脉（occipital artery）
6. 颞浅动脉（superficial temporal artery）
7. 颌内动脉（internal maxillary artery）
8. 耳后动脉（posterior auricular artery）
9. 颈外动脉（external carotid artery）

　　讨论：颈外动脉从颈总动脉发出后共分 8 个主支，包括：1. 甲状腺上动脉；2. 舌动脉；3. 面动脉（颌外动脉）；4. 咽升动脉；5. 枕动脉；6. 耳后动脉；7. 颌内动脉；8. 颞浅动脉。颈外动脉主干分出舌、面及颈部动脉后很快变细。在腮腺内侧或腮腺内分为 2 个主要远支，即颞浅和颌内动脉。

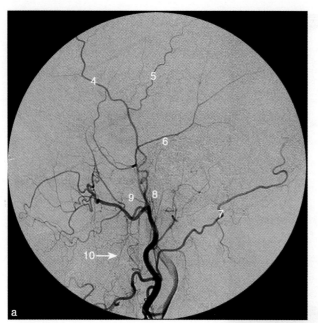

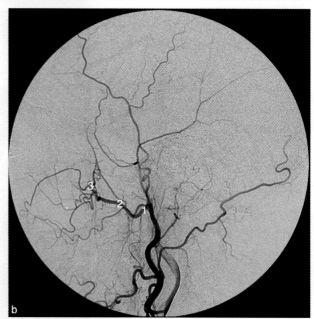

图 1-6-3　颌内动脉下颌段的主要分支（a、b）

DSA 图，颈外动脉造影侧位像（a、b）显示颈外动脉分支颌内动脉下颌段血管分支的解剖位置

1. 颌内动脉下颌段（inferior maxillary segment）
2. 颌内动脉翼肌段（pterygoideus segment）
3. 颌内动脉翼腭段（pterygopalatine segment）
4. 颞浅动脉额支（frontal branch of superfical temporal artery）
5. 颞浅动脉顶支（parietal branch of superfical temporal artery）
6. 脑膜中动脉（middle meningeal artery）
7. 枕动脉（occipital artery）
8. 耳深动脉（deep auricular artery）
9. 脑膜副动脉（accessory meningeal artery）
10. 下牙槽动脉（inferior dental artery）

　　讨论：颌内动脉是颈外动脉末端较大分支，在远侧颈外动脉分叉分出，然后向前到面深部，终止于翼腭窝内。下颌段起自腮腺内前行到颞下窝，分支有：脑膜中动脉、脑膜副动脉、下牙槽动脉、耳深动脉和鼓室前动脉。脑膜中动脉是颌内动脉的最大分支，通过棘孔进入颅内。

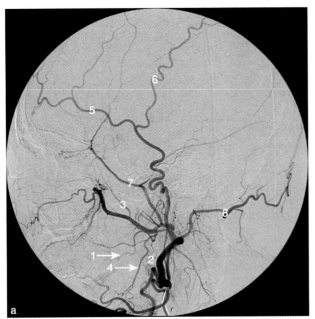

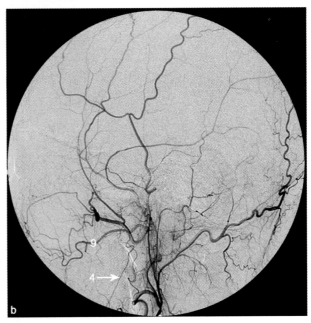

图1-6-4 颌内动脉翼肌段的主要分支(a、b)

DSA图,颈外动脉造影侧位像(a、b)显示颈外动脉分支颌内动脉翼肌段血管分支的解剖位置

1. 颊动脉(buccal artery)
2. 咬肌动脉(masseteric artery)
3. 颞中深动脉(middle deep temporal artery)
4. 下牙槽动脉(inferior dental artery)
5. 颞浅动脉额支(frontal branch of superfical temporal artery)
6. 颞浅动脉顶支(parietal branch of superfical temporal artery)
7. 脑膜中动脉(middle meningeal artery)
8. 枕动脉(occipital artery)
9. 面横动脉(transverse facial artery)

讨论:颌内动脉翼肌段通过颞下窝中段,分支包括颊动脉、咬肌动脉和颞深动脉,颊动脉侧位片向下走行,位于咬肌动脉前方,可与面动脉吻合,供应颊肌。下颌段的下牙槽动脉从颌内动脉下颌段的下方发出,此动脉向前下方走行,脉管平滑。

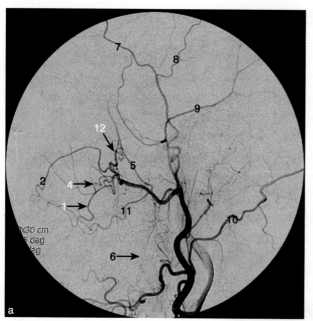

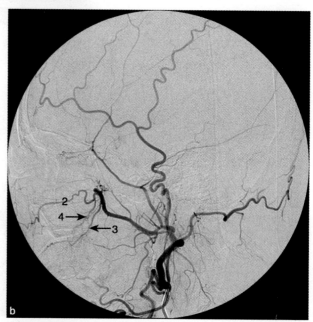

图 1-6-5　颌内动脉翼腭段的主要分支(a、b)

DSA 图,颈外动脉造影侧位像(a、b)显示颈外动脉分支颌内动脉翼腭段血管分支的解剖位置

1. 上牙槽动脉(superior dental artery)
2. 眶下动脉(infraorbital artery)
3. 腭降动脉(descending palatine artery)
4. 蝶腭动脉(sphenopalatine artery)
5. 颞中深动脉(middle deep temporal artery)
6. 下牙槽动脉(inferior dental artery)
7. 颞浅动脉额支(frontal branch of superfical temporal artery)
8. 颞浅动脉顶支(parietal branch of superfical temporal artery)
9. 脑膜中动脉(middle meningeal artery)
10. 枕动脉(occipital artery)
11. 面横动脉(transverse facial artery)
12. 圆孔动脉(artery of foramen rotundum)

讨论:颌内动脉翼腭段向前为上牙槽、眶下、腭降和蝶腭动脉。后三个分支为位于颌内动脉末端的圆孔、翼管和咽动脉。上牙槽动脉从颌内动脉末端翼腭段发出,形成"V"形动脉弓,与眶下、面横和面动脉吻合,蝶腭动脉位于眶下动脉与腭降动脉之间,可与面及腭降动脉吻合,蝶腭动脉可分为鼻外侧支和间隔支。

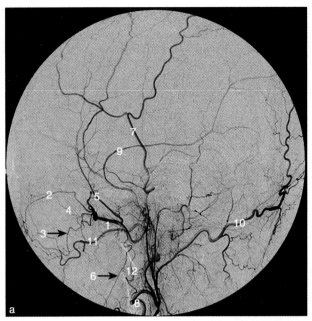

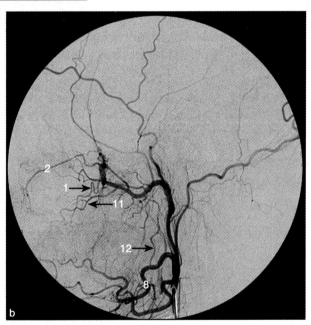

图1-6-6 面横动脉与腭升动脉(a、b)

DSA图,颈外动脉造影侧位像(a、b)显示颈外动脉分支面横动脉和腭降动脉的解剖位置

1. 上牙槽动脉(superior dental artery)
2. 眶下动脉(infraorbital artery)
3. 腭降动脉(descending palatine artery)
4. 蝶腭动脉(sphenopalatine artery)
5. 颞中深动脉(middle deep temporal artery)
6. 下牙槽动脉(inferior dental artery)

7. 颞浅动脉(superficial temporal artery)
8. 面动脉(facial artery)
9. 脑膜中动脉(middle meningeal artery)
10. 枕动脉(occipital artery)
11. 面横动脉(transverse facial artery)
12. 腭升动脉(ascending palatine artery)

　　讨论:面横动脉常发自颞浅动脉的起始部,或直接发自颈外动脉主干。在侧位像呈水平走行,与颌内动脉发出的颊动脉成直角。腭升动脉是面动脉的第一大分支,起自面动脉起始部的最高点。也可起自颈外动脉,分为前支和后支,前支与颌内动脉的分支腭降动脉有吻合。

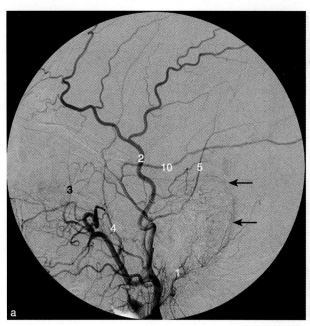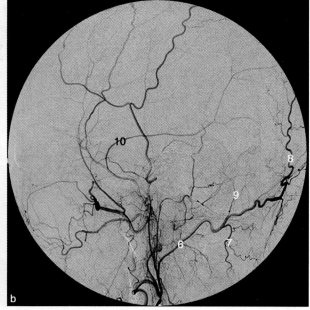

图1-6-7 耳后动脉与枕动脉(a、b)

DSA图,颈外动脉造影侧位像(a、b)显示颈外动脉分支耳后动脉和枕动脉的解剖位置。
耳廓可见明显的血管染色(箭)

1. 耳后动脉(posterior auricular artery)
2. 颞浅动脉(superficial temporal artery)
3. 颞前深动脉(anterior deep temporal artery)
4. 颞中深动脉(middle deep temporal artery)
5. 颞后深动脉(posterior deep temporal artery)
6. 枕动脉(occipital artery)
7. 枕动脉肌支(muscular branch of occipital artery)
8. 枕动脉头皮支(scalp branch of occipital artery)
9. 枕动脉脑膜支(meningeal branch of occipital artery)
10. 脑膜中动脉(middle meningeal artery)

讨论:耳后动脉起自颈外动脉分叉处,小而迂曲,向后上到耳部,造影动脉晚期可见耳廓弧形染色。枕动脉是颈外动脉后部最大的分支,向上后行到枕部,枕动脉有明显的肌支和脑膜支。造影可见肌支供血的颈部肌肉染色,常见肌支与椎动脉吻合。

第七节 静 脉 系 统

大脑的静脉分为深、浅和后颅窝静脉。深静脉组主要收集大脑深部的髓质、基底核、间脑、脑室脉络丛等处的静脉血,汇集成大脑大静脉后入直窦。浅静脉组收集大脑皮层和皮质下的血液入上矢状窦。

大脑深静脉主要包括大脑大静脉(Galen 静脉)、大脑内静脉及其属支。在室间孔后上缘,丘纹静脉、透明隔静脉和脉络膜上静脉汇合形成大脑内静脉。左、右大脑内静脉是大脑深部的主干静脉,沿第三脑室脉络组织并行向后,于丘脑髓纹上内侧,中间两层脉络组织之间,呈凸面向上弧形走行。左、右大脑内静脉在胼胝体压部前下方汇合成大脑大静脉,呈凸面向下弧形走行。大脑内静脉收集半球深部髓质、基底核、内囊、间脑以及脑室脉络丛等处的静脉血。大脑深部的占位性病变,可使大脑内静脉向对侧移位。

横断面,可见两条并行的大脑内静脉,自室间孔,沿第三脑室上方向后行。磁共振成像矢状位 T1WI,于丘脑背侧面,大脑内静脉始自室间孔,向后越过松果体上方,在胼胝体压部下方汇入大脑大静脉。大脑大静脉池围绕大脑大静脉周围。T2WI可清晰显示弓形的大脑内静脉和与之相连的大脑大静脉、直窦的流空信号影。冠状位,于胼胝体下方可见到两侧大脑内静脉的横切面,同时可见侧脑室四边形的形态,其顶壁为胼胝体,尾状核的体部构成侧脑室外侧壁,大脑内静脉周围的间隙为第三脑室脉络丛池。

双侧大脑内静脉于第三脑室顶后行的过程中,大多位于同一水平面内。双侧大脑内静脉相互平行的走行方式并不恒定,故明确大脑内静脉的走行对于手术中保护大脑内静脉及其属支非常重要。

大脑浅静脉主要分为:大脑上静脉,8~12条,收集大脑半球外侧面外侧沟以上和内侧面的静脉血,汇入上矢状窦;大脑下静脉,收集大脑半球外侧沟下部和半球下面区域的静脉血,汇入横窦和乙状窦;大脑中静脉浅组,主要收集大脑半球外侧面外侧沟附近岛盖和部分岛叶的静脉血,沿外侧沟前行注入海绵窦,该静脉与上矢状窦、横窦之间通过上吻合静脉和下吻合静脉连接。大脑中静脉深组收集岛叶的静脉血汇入基底静脉。上吻合静脉引流至上矢状窦,下吻合静脉引流至横窦,最大的上吻合静脉是 Trolard 静脉,最大的下吻合静脉是 Labbe 静脉。

硬脑膜窦是硬脑膜覆盖的管道,位于硬膜的骨膜层和脑膜层之间,无瓣膜,呈小梁样结构,是收集颅内静脉的主要管道,静脉窦包括上矢状窦、下矢状窦、直窦、横窦、乙状窦、蝶顶窦、海绵窦以及岩窦。上矢状窦起自鸡冠的盲孔,主要收集大脑半球内侧和外侧的浅静脉血流。下矢状窦主要收集大脑半球内侧面的血流。直窦起自大脑镰与小脑幕交汇处,引流深静脉系统血液至表浅的硬膜窦内。横窦延续为乙状窦,经窦汇接受上矢状窦、直窦和岩上窦血流。岩上窦从海绵窦后部延伸至乙状窦,收集脑桥、延髓和小脑血流。岩下窦起自海绵窦后部汇入颈静脉球。蝶顶窦引流大脑浅静脉的血流,常与基底静脉相通。海绵窦位于颅底,与眼上、眼下静脉及蝶顶窦相通。

幕下后颅窝静脉分为三组,包括上组(大脑的静脉组)、前组(岩组)和后组(小脑幕组)。上组的引流静脉有小脑前中央静脉、上蚓静脉、中脑外侧静脉、中脑后静脉以及脑桥中脑前静脉。前组包括岩静脉和臂静脉。前者通常汇入岩上窦,后者通常汇入小脑前中央静脉。下蚓静脉和半球下静脉为后组引流静脉,血液直接引流入直窦、窦汇和横窦。

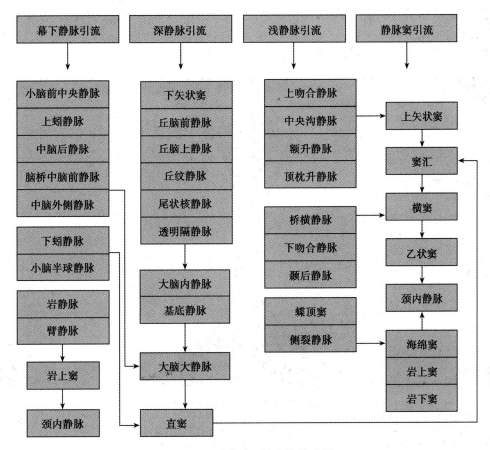

图 1-7-1　脑静脉系统血管构成图

讨论:大脑静脉系统可分为:①浅静脉(皮层静脉)包括上吻合(Trolard)、下吻合(Labbe)静脉以及中浅静脉等;②深静脉(室管膜下静脉)包括大脑内静脉、基底静脉(Rosenthal 静脉)、大脑大静脉(Galen 静脉)、前后透明隔静脉、丘纹静脉和前尾状核静脉等,大脑内静脉与基底静脉在胼胝体压部下方汇合成大脑大静脉,并与下矢状窦合成直窦;③幕下静脉(后颅窝静脉)包括上、下蚓静脉和小脑前中央静脉等。

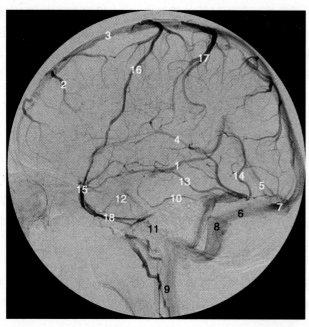

图1-7-2 脑静脉与静脉窦

DSA图，颈内动脉造影静脉期侧位像显示静脉与静脉窦的解剖位置

1. 基底静脉（basal vein of Rosenthal）
2. 大脑浅静脉（superficial cerebral veins）
3. 上矢状窦（superior sagittal sinus）
4. 大脑内静脉（internal cerebral vein）
5. 直窦（straight sinus）
6. 横窦（transverse sinus）
7. 窦汇（confluence sinus）
8. 乙状窦（sigmoid sinus）
9. 颈内静脉（internal jugular vein）
10. 岩上窦（superior petrosal sinus）
11. 岩下窦（inferior petrosal sinus）
12. 海绵窦（cavernous sinus）
13. 下吻合静脉（vein of labbe）
14. 颞后静脉（posterior temporal vein）
15. 侧裂静脉（vein of sylvian fissure）
16. 上吻合静脉（vein of trolard）
17. 中央沟静脉（vein of rolando）
18. 蝶岩静脉（sphenopetrosal vein）

讨论： 上矢状窦起自鸡冠的盲孔，向后行止于窦汇。大脑浅静脉在大脑表面，向上至上矢状窦，向下至外侧裂。直窦起自大脑镰与小脑幕交汇处，止于窦汇。成对的横窦起自窦汇，向外行，在颞骨岩部延续为乙状窦。岩上窦是海绵窦后部延续至乙状窦的管道，在岩骨尖部与乙状窦相通，岩下窦起自海绵窦后部下行入颈静脉球。蝶顶窦沿蝶骨小翼止于海绵窦，常与基底静脉相通。

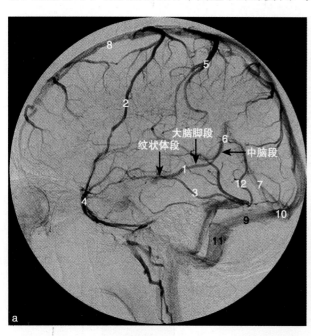

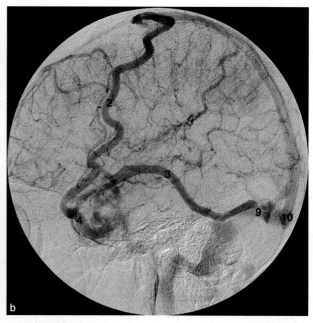

图1-7-3 基底静脉与Labbe静脉（a、b）

DSA图，颈内动脉造影静脉期侧位像（a、b）显示基底静脉（纹状体、大脑脚及中脑段）和下吻合静脉（Labbe静脉）的解剖位置

1. 基底静脉（basal vein of rosenthal）
2. 上吻合静脉（vein of trolard）
3. 下吻合静脉（vein of labbe）
4. 侧裂静脉（vein of sylvian fissure）
5. 中央沟静脉（vein of rolando）
6. 大脑大静脉（great cerebral vein）
7. 直窦（straight sinus）
8. 上矢状窦（superior sagittal sinus）
9. 横窦（transverse sinus）
10. 窦汇（confluence sinus）
11. 乙状窦（sigmoid sinus）
12. 颞后静脉（posterior temporal vein）

讨论： 基底静脉分三段：第一段前段或纹状体段（尾状核、豆状核），第二段中段或大脑脚段，第三段后段或中脑段。基底静脉变异很大，可直接引流入直窦、岩上窦、横窦或蝶顶窦。上吻合静脉引流入上矢状窦，下吻合静脉引流入横窦远侧。

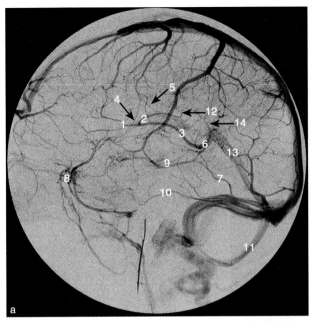

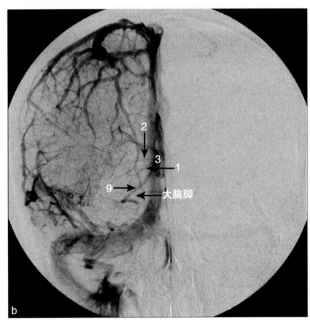

图 1-7-4　深静脉、静脉窦与静脉角（a、b）

DSA 图，颈内动脉造影静脉期侧位像（a）和前后位像（b）显示静脉角的解剖位置

1. 透明隔静脉（septum pellucidum vein）　　8. 侧裂静脉（vein of sylvian fissure）
2. 丘脑纹状体静脉（thalamostriate vein）　　9. 基底静脉（basal vein of rosenthal）
3. 大脑内静脉（internal cerebral vein）　　10. 岩上窦（superior petrosal sinus）
4. 静脉角（venous angle）　　11. 枕窦（occipital sinus）
5. 前尾状核静脉（anterior caudate vein）　　12. 终纹静脉（stria terminalis veins）
6. 大脑大静脉（great cerebral vein）　　13. 直窦（straight sinus）
7. 下吻合静脉（vein of Labbe）　　14. 下矢状窦（inferior sagittal sinus）

　　讨论:大脑内静脉为成对静脉,由丘纹静脉和透明隔静脉汇合而成。静脉角为丘纹静脉与大脑内静脉的夹角,丘纹静脉由前尾状核静脉和终纹静脉汇合而成。静脉角位于室间孔后方,且位置恒定。

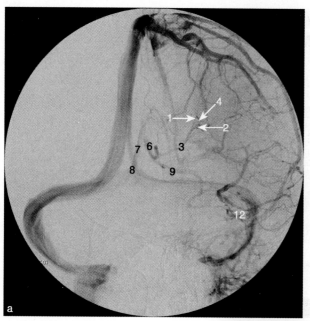

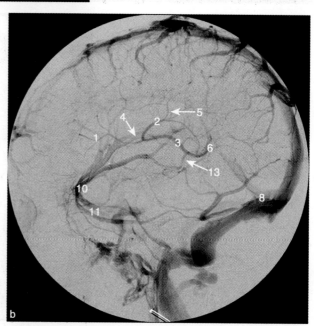

图 1-7-5　室管膜下静脉（a、b）

DSA 图，颈内动脉造影静脉期前后位像（a）和侧位像（b）显示静脉角的解剖位置

1. 透明隔静脉（septum pellucidum vein）
2. 丘脑纹状体静脉（thalamostriate vein）
3. 大脑内静脉（internal cerebral vein）
4. 静脉角（venous angle）
5. 前尾状核静脉（anterior caudate vein）
6. 大脑大静脉（great cerebral vein）
7. 直窦（straight sinus）

8. 窦汇（confluence sinus）
9. 基底静脉（basal vein of rosenthal）
10. 侧裂静脉（vein of sylvian fissure）
11. 蝶岩静脉（sphenopetrosal vein）
12. 岛静脉（insular veins）
13. 脑室下静脉（inferior ventricular vein）

　　讨论：室管膜下静脉内侧组包括前、后透明隔静脉，向后沿透明隔走行，在穹窿下方汇入大脑内静脉。室管膜下静脉外侧组包括丘纹和前尾状核静脉，前尾状核静脉与丘纹静脉汇合，引流入大脑内静脉或脑室下静脉。

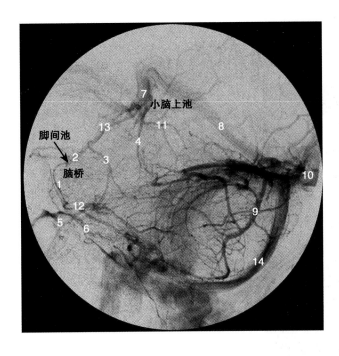

图1-7-6　幕下上组静脉

DSA图,椎动脉造影静脉期侧位像显示幕下静脉血管的解剖位置

1. 脑桥中脑前静脉脑桥段(anterior pontomesencephalic vein,pons segment)
2. 脑桥中脑前静脉中脑段(anterior pontomesencephalic vein,mesencephalon segment)
3. 中脑外侧静脉(lateral mesencephalic vein)
4. 小脑前中央静脉(precentral cerebellar vein)
5. 海绵窦(cavernous sinus)
6. 岩下窦(inferior petrosal sinus)
7. 大脑大静脉(great cerebral vein)
8. 直窦(straight sinus)
9. 下蚓静脉(inferior vermian vein)
10. 窦汇(confluence sinus)
11. 上蚓静脉(superior vermian vein)
12. 桥横静脉(transverse pontine vein)
13. 中脑后静脉(posterior mesencephalic vein)
14. 枕窦(occipital sinus)

　　讨论:上蚓静脉、小脑前中央静脉以及脑桥中脑前静脉是上组(大脑大静脉组)最重要的静脉。上蚓静脉和小脑前中央静脉均进入大脑大静脉而终止。脑桥中脑前静脉紧贴脑桥,弯曲进入脚间窝。后组(小脑幕组)引流静脉中由上蚓静脉、直窦和大脑大静脉组成的三角是小脑上池区域。

图1-7-7　幕下前组静脉

DSA图,椎动脉造影静脉期侧位像显示幕下静脉血管的解剖位置

1. 脑桥中脑前静脉脑桥段(anterior pontomesencephalic vein,pons segment)
2. 脑桥中脑前静脉中脑段(anterior pontomesencephalic vein,mesencephalon segment)
3. 中脑后静脉(posterior mesencephalic vein)
4. 小脑前中央静脉(precentral cerebellar vein)
5. 上蚓静脉(superior vermian vein)
6. 桥横静脉(transverse pontine vein)
7. 下蚓静脉(inferior vermian vein)
8. 海绵窦(cavernous sinus)
9. 直窦(straight sinus)
10. 岩下窦(inferior petrosal sinus)
11. 岩上窦(superior petrosal sinus)
12. 乙状窦(sigmoid sinus)
13. 窦汇(confluence sinus)

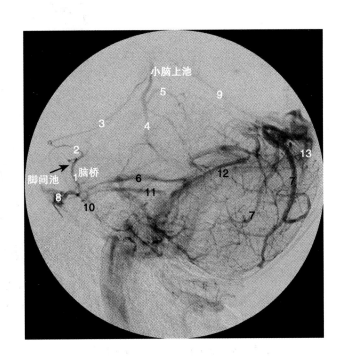

　　讨论:中脑后静脉可单支或多支,起自脚间窝大脑脚静脉,经环池绕过脑干,汇入大脑大静脉或大脑内静脉的后部。脑桥中脑前静脉或静脉丛常弯曲进入脚间窝,勾画出大脑脚的底面,然后流入基底静脉或中脑后静脉。岩静脉起自桥小脑角池,在内耳道上方汇入岩上窦。

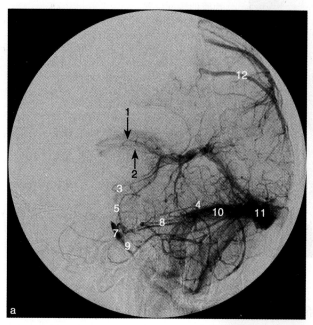

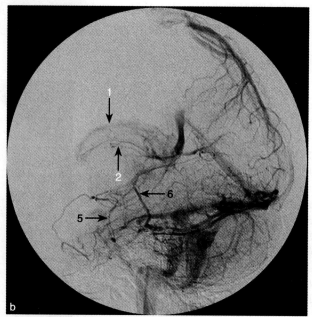

图 1-7-8 丘脑周围引流静脉(a、b)

DSA 图,椎动脉造影静脉期侧位像(a、b)显示幕下静脉血管的解剖位置

1. 脉络膜上静脉(superior choroidal vein)
2. 丘脑上静脉(superior thalamic vein)
3. 中脑后静脉(posterior mesencephalic vein)
4. 小脑前中央静脉(precentral cerebellar vein)
5. 脑桥中脑前静脉(anterior pontomesencephalic vein)
6. 中脑外侧静脉(lateral mesencephalic vein)

7. 海绵窦(cavernous sinus)
8. 岩上窦(superior petrosal sinus)
9. 岩下窦(inferior petrosal sinus)
10. 横窦(transverse sinus)
11. 窦汇(confluence sinus)
12. 顶静脉(parietal veins)

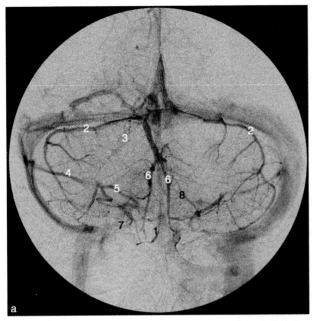

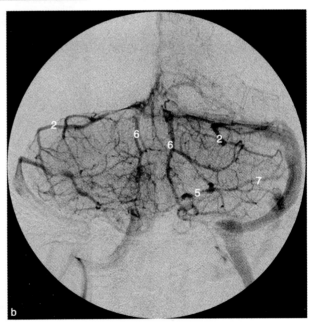

图1-7-9 幕下后组静脉(a、b)

DSA图,椎动脉造影静脉期前后位像(a、b)显示幕下静脉血管的解剖位置

1. 脑桥中脑前静脉(anterior pontomesencephalic vein)
2. 小脑半球静脉(cerebellar hemispheric vein)
3. 中脑后静脉(posterior mesencephalic vein)
4. 岩上窦(superior petrosal sinus)
5. 岩静脉(petrosal vein)
6. 下蚓静脉(inferior vermian vein)
7. 岩下窦(inferior petrosal sinus)
8. 臂静脉(brachial vein)

讨论: 幕下后颅窝静脉系统后组(小脑幕组)引流静脉包括下蚓静脉、小脑半球静脉,由上蚓静脉、直窦和大脑大静脉组成的三角是小脑上池区域。臂静脉为成对静脉,汇入小脑前中央静脉,也可汇入岩静脉。臂静脉在正位上显示为倒置的"V形"。

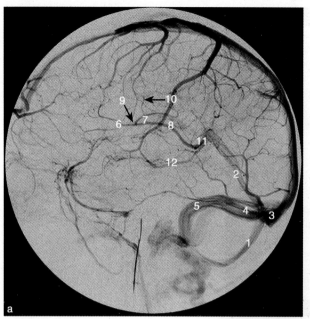

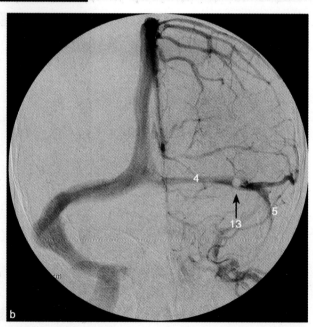

图1-7-10　枕窦与蛛网膜颗粒(a、b)

DSA图,颈内动脉造影静脉期侧位像(a)和前后位像(b)分别显示枕窦和蛛网膜颗粒

1. 枕窦(occipital sinus)
2. 直窦(straight sinus)
3. 窦汇(confluence sinus)
4. 横窦(transverse sinus)
5. 乙状窦(sigmoid sinus)
6. 透明隔静脉(septum pellucidum vein)
7. 丘脑纹状体静脉(thalamostriate vein)
8. 大脑内静脉(internal cerebral vein)
9. 静脉角(venous angle)
10. 前尾状核静脉(anterior caudate vein)
11. 大脑大静脉(great cerebral vein)
12. 基底静脉(basal vein of rosenthal)
13. 蛛网膜颗粒(arachnoid granulations)

　　讨论:枕窦是较小的硬脑膜窦,在颈动脉造影时很少见到。起自枕骨大孔后缘,向上走行至窦汇。可与颈内静脉丛相通。枕窦存在时,可见枕骨大孔周围的边缘静脉丛向上连至窦汇。蛛网膜颗粒为突向颅内静脉窦的正常结构,主要功能为吸收脑脊液进入硬脑膜静脉窦,参与脑脊液循环。在CT或MRI增强扫描静脉期表现为充满对比剂的静脉窦内的充盈缺损,不要误认为是静脉窦血栓形成。

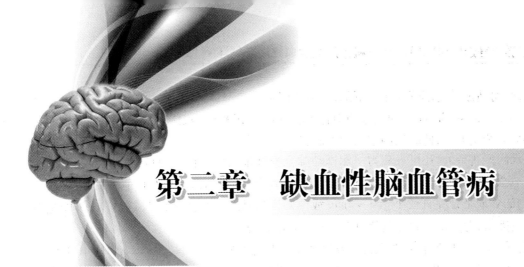

第二章　缺血性脑血管病

第一节　动脉粥样硬化性狭窄和闭塞

　　脑血管病中以缺血性脑血管病最为常见,约占全部脑血管病的80%~85%。各种引起血管、血流动力学及血液成分异常的疾病,均可造成脑部供血障碍,导致脑缺血发生。由动脉粥样硬化(atherosclerotic)引起脑供血动脉狭窄(stenosis)和闭塞(occlusion)是导致缺血性脑卒中的主要原因,约占缺血性脑卒中的40%。几乎所有参与脑供血的大动脉和一部分小动脉均可发生由动脉粥样硬化引起的狭窄或闭塞。

　　粥样硬化斑块(plaque)积聚于动脉内壁可以造成管腔狭窄甚至闭塞。不稳定的斑块脱落易造成远端管腔内血栓栓塞。血管粥样硬化是一个逐渐加重的过程,在此基础上发生急性闭塞,由于侧支循环多建立较好,患者梗死体积相对较小,临床症状相对较轻。如未形成良好的侧支代偿,或多种心源性疾病引起脑供血动脉急性血栓栓塞,侧支循环无法及时形成,则造成极为严重的脑梗死。

　　动脉粥样硬化早期,血管造影主要表现为血管走行迂曲,管壁不光滑。由于血流动力学作用使斑块更易形成于动脉分叉处,硬化斑块进一步发展可逐渐形成不同程度的管腔狭窄和闭塞。

　　动脉狭窄的血管造影主要表现为管腔直径的局限性或阶段性缩小。当管腔直径减小到一定程度时将使狭窄远端血流速度变缓,向脑组织的血供不足,并产生相应的神经功能缺损的症状。随着动脉狭窄的进行性发展或动脉内血栓形成,最终演变为管腔内完全没有血流通过,即动脉闭塞。血管造影表现为原有动脉不显影,闭塞动脉的残端可以形成圆钝的或带尖的对比剂充盈。

　　根据近20年来的大量研究,动脉狭窄程度与脑卒中风险关系密切,通过血管造影检查能够准确鉴别不同程度的狭窄和闭塞,对治疗方法的选择具有重要的意义。

　　狭窄程度的计算方法为:$[(Dn-Ds)/Dn]\times100$。Dn代表正常血管的直径,Ds代表狭窄部位的直径。在几项重要的颈动脉狭窄的多中心研究如北美症状性颈动脉内膜切除术实验(North American Symptomatic Carotid Endarterectomy Trial,NASCET)、欧洲颈动脉外科实验(European Carotid Aurgery Trial,ECST)和无症状颈动脉粥样硬化研究(Asymptomatic Carotid Atherosclerosis Study,ACAS),对于Dn的选取标准不同。NASCET提出的颈动脉狭窄测量方法,由于更为符合颈动脉分叉部的血流动力学特征,因此应用最为广泛。其提出Dn应选取颈内动脉分叉后生理膨大的远端管腔直径,如果颈内动脉分叉后全程狭窄,则取对侧颈内动脉相应部位的管腔直径。这一选取方法也适用于颅外其他脑供血动脉狭窄的测量。

　　在颈部动脉狭窄中颈动脉分叉部和颈内动脉起始部的狭窄最常见。一般认为动脉狭窄到原来管腔横截面积的80%以上足以使原有血流明显减少,在DSA影像上颅外段颈动脉管腔内径缩小超过原内径的70%,即认为足以影响脑组织的血供。对于颅外段颈动脉狭窄NASCET提出的分级标准为:Ⅰ.正常0%~9%;Ⅱ.轻度狭窄10%~29%;Ⅲ.中度狭窄30%~69%;Ⅳ.重度狭窄70%~99%;Ⅴ.闭塞100%。

　　颈部的后循环动脉狭窄主要累及双侧锁骨下动脉于椎动脉开口的近端及椎动脉起始部。一侧锁骨下动脉的重度狭窄或闭塞,可造成其远端管腔血压下降,当血压降低至全身血压的10%时,可发生锁骨下动脉盗血综合征(subclavian steal syndrome),即由健侧锁骨下动脉及椎动脉经过双侧椎动脉远端的吻合向患侧锁骨下动脉远端供血的侧支循环,此时患侧椎动脉内血流方向逆转。

椎动脉除表现为局限性狭窄外,还可表现为一侧椎动脉全程纤细,管腔直径明显小于对侧,在血管造影的发生率约为2%~6%,称为椎动脉发育不良(Vertebral Artery Hypoplasia,VAH)。目前VAH尚无统一诊断标准,临床较常用的标准是管腔直径小于2~3mm或两侧椎动脉直径之比≥1:1.7。VAH可能是后循环缺血性卒中的促发因素,尤其是在并存其他血管危险因素的情况下。

颅内动脉粥样硬化性狭窄及闭塞在东亚人群中发病率高于其他种族,研究表明东亚人群中有33%~50%的缺血性卒中与颅脑动脉狭窄及闭塞有关。颅内主要大动脉均可累及。颅内颈内动脉狭窄多位于海绵窦段和脑段,大脑中动脉最常发生于M1段和M2段。对于大脑前动脉狭窄应注意一侧A1段狭窄、缺如或发育不全时,如能通过对侧A1段经前交通动脉向双侧大脑前动脉供血,则不会引起缺血性卒中的发生,因此大脑前动脉狭窄常发生于A2、A3段。颅内后循环动脉狭窄主要累及双侧椎动脉V4段、基底动脉及大脑后动脉。

颅内动脉走行迂曲,而且根据各个明显的血管转折,每支动脉被分为若干个动脉段,远端管腔自然变细。目前颅内动脉狭窄常采用华法林—阿司匹林治疗有症状颅内疾病试验(The Warfarin-Aspirin Symptomatic Intracranial Disease study,WASID)提出的方法,D_n 首选狭窄所在动脉段内狭窄近端正常动脉的最宽处;如狭窄位于动脉段近端,则选取该动脉段内狭窄远端正常动脉的最宽处,如狭窄累及整个动脉段,则选取狭窄动脉段的上级动脉最远端处。WASID对颅内动脉狭窄的分级标准为:Ⅰ.正常0~29%;Ⅱ.轻度30%~49%;Ⅲ.中度50%~79%;Ⅳ.重度80%~99%;Ⅴ.闭塞100%。颅内动脉的狭窄程度超过50%时将会引起脑组织的供血不足。

除了准确评估管腔的狭窄程度之外,对附着于动脉管壁的粥样硬化斑块形态、成分和稳定性的评估也非常重要。动脉粥样硬化斑块由致密的结缔组织纤维帽和覆盖于其下的脂质核心及坏死组织碎片组成。炎性细胞对斑块纤维帽的浸润使纤维帽变薄,造成斑块稳定性降低。这样在血管壁承受剪切或机械压力时,易诱发不稳定性斑块破裂、脱落。不稳定斑块脱落可造成斑块溃疡和斑块内出血,脱落的斑块可造成动脉远端的栓塞。动脉粥样硬化斑块的裂隙或破裂可并发血小板黏附及血栓形成。而这种危险因素可能在动脉狭窄仅处于中度或轻度时发生。DSA根据斑块表面的充盈缺损评价斑块的形态和稳定性,不稳定斑块受血流冲击部分脱落,形成溃疡斑块(ulceration),血管造影中表现为斑块缺损处被对比剂充盈而形成的龛影(niche)。

但是,DSA评价斑块成分的能力有限。严重钙化的斑块在造影时产生硬化性伪影,在DSA影像中表现为管腔周围形态不规则、密度不均匀的透亮影。以纤维性及脂质成分为主的斑块DSA则无法显示。利用超声、CT、MRI、CTA、MRA等非侵袭性方法能够检测出斑块的形态、体积、成分、血管壁的改变及管腔内血栓形成等重要信息。

动脉粥样硬化还可表现为动脉延长、扩张,如椎—基底动脉扩张延长(Vertebrobasilar Dolichoectasia,VBD),以至形成梭形及蛇形动脉瘤。

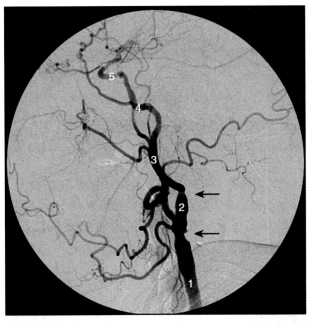

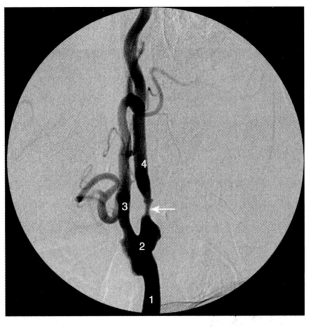

图 2-1-1　颈内动脉粥样硬化

DSA 图,颈总动脉造影侧位像,显示颈总动脉分叉部及颈内动脉近端多发附壁斑块(箭)造成管壁不光滑,管腔形态不规则,病变血管迂曲、扩张、延长

1. 颈总动脉(common carotid artery)
2. 颈动脉窦(carotid sinus)
3. 颈段(cervical segment)
4. 岩骨段(petrous segment)
5. 海绵窦段(cavernous segment)

图 2-1-2　颈内动脉粥样硬化狭窄

DSA 图,颈总动脉造影侧位像,显示颈内动脉起始部近端多发附壁斑块(箭),造成管壁不光滑,管腔狭窄

1. 颈总动脉(common carotid artery)
2. 颈动脉窦(carotid sinus)
3. 颈外动脉(external carotid artery)
4. 颈段(cervical segment)

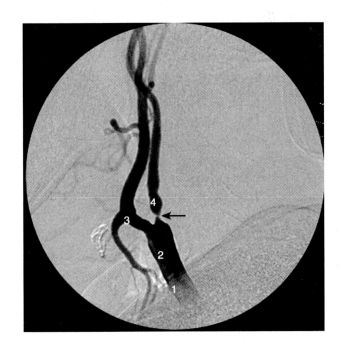

图 2-1-3　颈内动脉起始部粥样硬化狭窄

DSA 图,颈总动脉造影侧位像,显示颈内动脉起始部近端多发附壁斑块造成管壁不光滑,管腔粗细不均,管腔重度狭窄(箭),狭窄远端造影剂充盈不良

1. 颈总动脉(common carotid artery)
2. 颈动脉窦(carotid sinus)
3. 颈外动脉(external carotid artery)
4. 颈段(cervical segment)

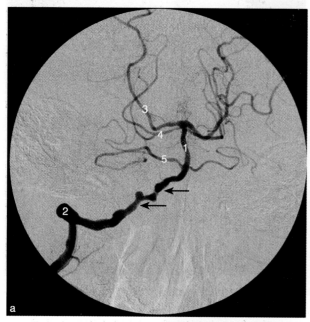

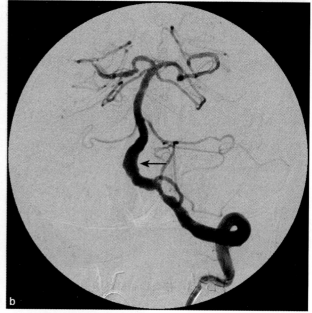

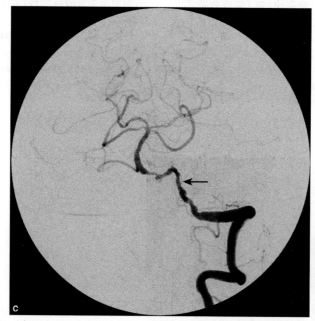

图 2-1-4　椎—基底动脉粥样硬化，"腊肠"样改变（a～c）

DSA 图，右侧椎动脉造影前后位像（a）显示椎—基底动脉硬化，呈"腊肠"样改变（箭）。左侧椎动脉造影前后位像（b、c）显示椎动脉颅内段管腔狭窄，椎动脉及基底动脉多发附壁斑块，造成管壁不光滑、僵硬，管腔形态不规则，显示迂曲、扩张、延长（箭）

1. 基底动脉（basilar artery）　　　　4. 小脑上动脉（superior cerebellar artery）

2. 椎动脉（vertebral artery）　　　　5. 小脑前下动脉（anterior inferior cerebellar artery）

3. 大脑后动脉（posterior cerebral artery）

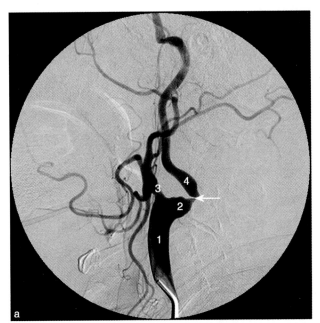

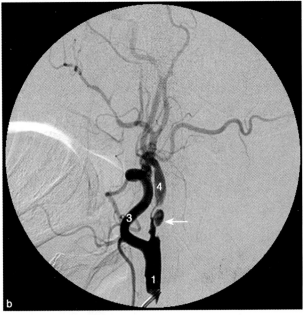

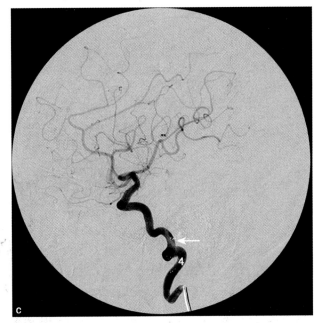

图 2-1-5　颈内动脉起始部粥样硬化表现(a～c)

DSA 图,颈动脉造影侧位像(a～c)分别显示局部管腔重度狭窄(箭),局部形成对比剂充盈的动脉夹层(箭),颈内动脉起始部近端附壁粥样斑块(箭)造成管壁不光滑,走行迂曲(箭)

1. 颈总动脉(common carotid artery)　　3. 颈外动脉(external carotid artery)

2. 颈动脉窦(carotid sinus)　　　　　　　4. 颈段(cervical segment)

注:脑动脉粥样硬化是动脉硬化的一种表现形式,与脂肪代谢紊乱、神经血管功能失调相关,同时高血压时血流冲击血管内膜,导致管壁增厚、管腔变形。管壁内膜受损后易发生胆固醇、脂质沉积,加重了动脉粥样斑块的形成,动脉内膜血栓形成,造成血管管腔狭窄,脑组织供血障碍等

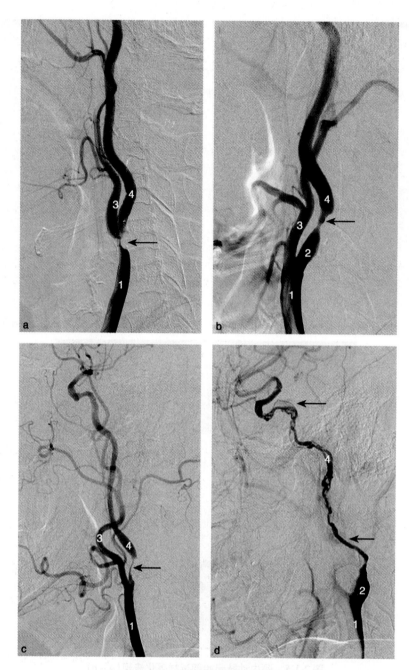

图2-1-6　颈动脉狭窄（a～d）

DSA图，颈总动脉造影侧位像（a～d）分别显示颈总动脉远端及颈内动脉不同程度的狭窄。a为颈总动脉远端的重度狭窄（箭）；b为颈内动脉起始部中度狭窄（箭）；c为颈内动脉起始部重度狭窄（箭），狭窄远侧管腔内对比剂充盈程度降低；d显示颈内动脉自颈动脉窦远端至海绵窦段重度狭窄，管腔内广泛的血栓形成造成多发不规则的充盈缺损（箭）

1. 颈总动脉（common carotid artery）
2. 颈动脉窦（internal carotid sinus）
3. 颈外动脉（external carotid artery）
4. 颈段（cervical segment）

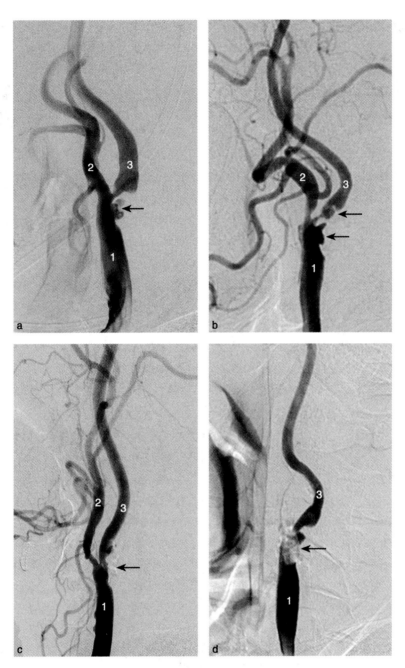

图 2-1-7 颈总动脉分叉部溃疡和钙化斑块(a~d)

DSA 图,颈总动脉造影侧位像(a~d)分别显示不同形态的斑块。a 为颈总动脉分叉部可见最狭窄处近端的宽颈溃疡斑块(箭);b 为狭窄近端及远端均发生溃疡的复杂斑块(箭);c 为由钙化斑块形成的伪影(箭);d 为更严重的钙化斑块,影响了对管腔形态的观察,并可见斑块完全阻塞颈外动脉(箭)

1. 颈总动脉(common carotid artery) 3. 颈内动脉(internal carotid artery)
2. 颈外动脉(external carotid artery)

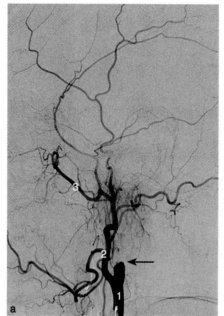 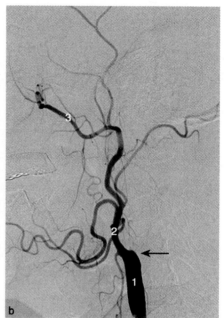

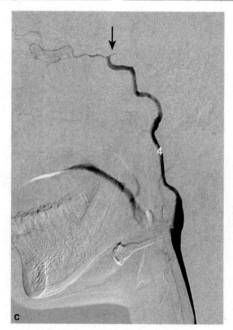

图 2-1-8　颈内动脉闭塞(a~c)

DSA 图,颈总动脉造影侧位像(a、b)显示颈内动脉自起始部完全闭塞(箭),颈内动脉起始部可形成钝圆形的对比剂充盈盲端(a)或没有明显的盲端(b)。颈总动脉造影侧位像(c)显示颈动脉窦远侧颈内动脉管腔充盈程度下降,血流缓慢,于眼段远端管腔闭塞(箭)

1. 颈总动脉(common carotid artery)　　3. 颌内动脉(internal maxillary artery)
2. 颈外动脉(external carotid artery)　　4. 颈内动脉(internal carotid artery)

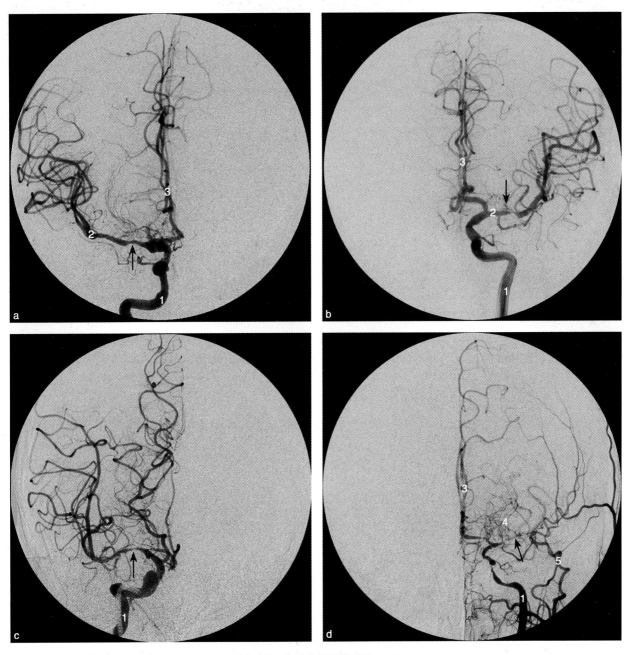

图 2-1-9 大脑中动脉狭窄(a~d)

DSA 图,右侧颈内动脉造影前后位像(a)显示右侧大脑中动脉 M1 段近端中度狭窄(箭)。左侧颈内动脉造影前后位像(b)显示左侧大脑中动脉 M1 段远端中度狭窄(箭)。右侧颈内动脉造影前后位像(c)显示右侧大脑中动脉 M1 段重度狭窄,远端大脑中动脉管腔充盈程度下降。左侧颈总动脉造影前后位像(d)显示颈内动脉岩骨段、海绵窦段狭窄,大脑中动脉重度狭窄(箭),颅底可见侧支血管形成

1. 颈内动脉(internal carotid artery)　　4. 侧支血管(collateral vessels)
2. 大脑中动脉(middle cerebral artery)　　5. 颈外动脉(external carotid artery)
3. 大脑前动脉(anterior cerebral artery)

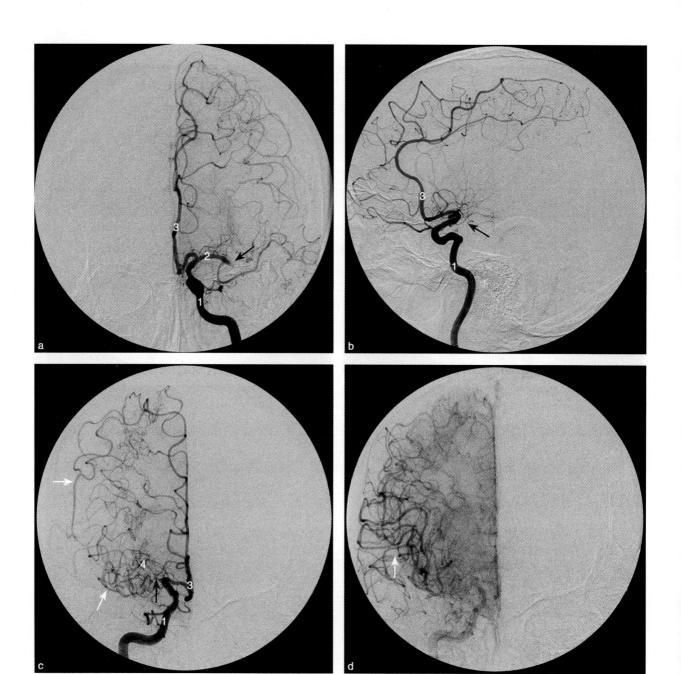

图 2-1-10　大脑中动脉闭塞(a~d)

DSA 图,同一患者左侧颈内动脉造影前后位像和侧位像(a、b)显示左侧大脑中动脉 M1 段于颞前动脉开口远端管腔闭塞(箭)。右侧颈内动脉造影前后位像动脉期及毛细血管期(c、d)显示右侧大脑中动脉起始部闭塞(黑箭),闭塞管腔周围毛细血管增生及大脑前动脉远端经软脑膜动脉形成向大脑中动脉远端的侧支循环(白箭),毛细血管期可见右侧大脑中动脉闭塞远侧分支缓慢充盈(白箭)

1. 颈内动脉(internal carotid artery)　　3. 大脑前动脉(anterior cerebral artery)

2. 大脑中动脉(middle cerebral artery)　　4. 侧支血管(collateral vessels)

注: 大脑中动脉狭窄和闭塞在颅内动脉狭窄中发病率最高,其次是椎动脉 V4 段和基底动脉,动脉狭窄可造成脑组织的低灌注,血栓形成导致大血管或穿支动脉的闭塞,这些都是造成脑卒中的危险因素。逐渐形成的动脉狭窄和闭塞,可同时形成侧支血管,向缺血的脑组织供血,但是,侧支循环的形成仍不能改变相应区域脑组织的低灌注状态,仍会发生脑梗死。同时,由于侧支血管结构不健全,破裂出血的风险也相应增加

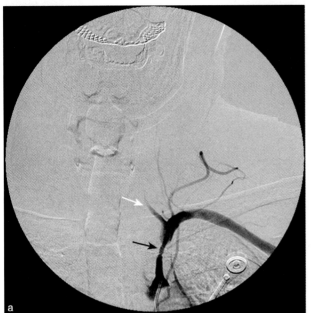

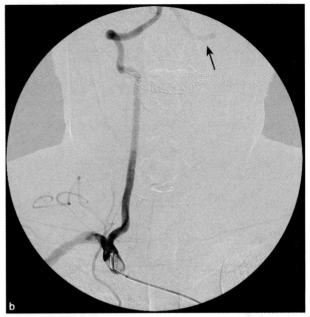

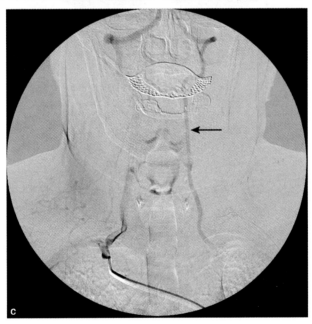

图 2-1-11　锁骨下动脉盗血综合征(a~c)

DSA 图,同一患者双侧锁骨下动脉造影,左侧锁骨下动脉造影(a)可见左侧锁骨下动脉近端狭窄(黑箭),由于狭窄远侧血压降低仅能使椎动脉起始部充盈(白箭)。右侧锁骨下动脉造影动脉早期和晚期(b、c)显示右侧锁骨下动脉经双侧椎动脉末端的吻合,使左侧椎动脉内血液逆流,向左侧锁骨下动脉狭窄远侧供血(黑箭)

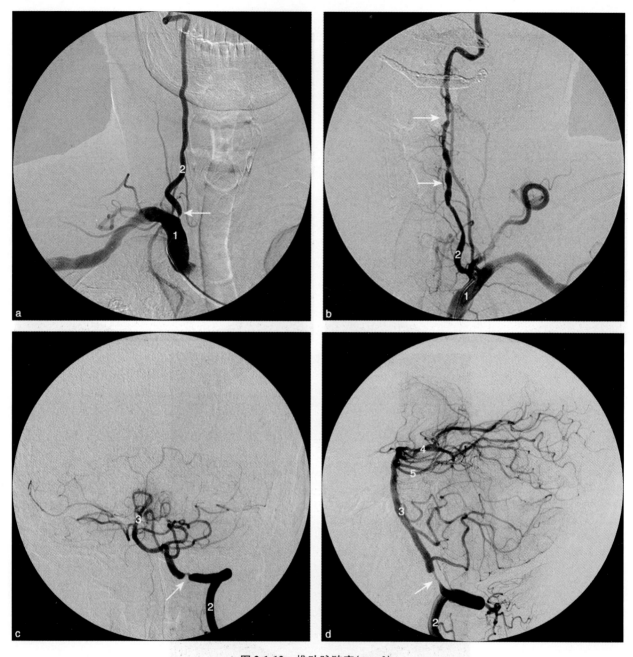

图 2-1-12　椎动脉狭窄（a~d）

DSA 图,右侧锁骨下动脉造影(a)显示右侧椎动脉 V1 段起始部重度狭窄(箭)。左侧锁骨下动脉造影(b)显示左侧椎动脉 V2 段多发中度、重度狭窄(箭)。左椎动脉造影前后位像(c)显示左侧椎动脉 V3 段近端重度狭窄(箭)。椎动脉造影侧位像(d)显示椎动脉 V4 段近端重度狭窄(箭)

1. 右锁骨下动脉（right subclavian artery）　　4. 大脑后动脉（posterior cerebral artery）

2. 椎动脉（vertebral artery）　　　　　　　　5. 小脑上动脉（superior cerebellar artery）

3. 基底动脉（basilar artery）

注:椎动脉狭窄可在颅外或颅内任何部位发生,特别是椎动脉起始部狭窄性病变在临床并不少见,为第二个常见的颈部动脉狭窄部位,仅次于颈内动脉位于颈动脉分叉处的狭窄。在血流动力学方面,颈动脉脑循环与椎—基底动脉脑循环不同,在血管造影中,椎—基底动脉的粥样硬化或血栓形成中很少见到溃疡发生

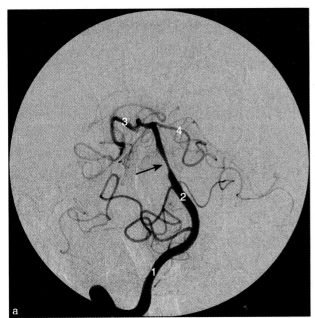

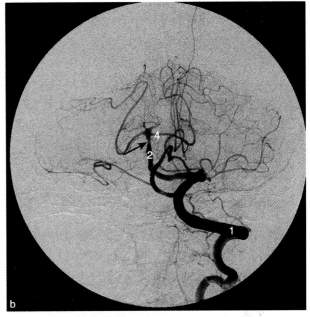

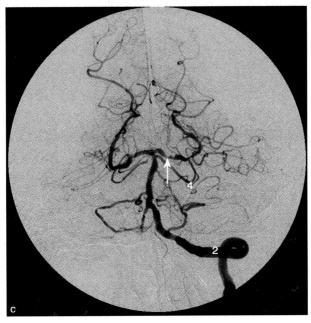

图 2-1-13 基底动脉及大脑后动脉狭窄（a ~ c）

右侧椎动脉造影前后位像（a）显示基底动脉中部的重度狭窄（箭）。左侧椎动脉造影前后位像（b）基底动脉远端中度狭窄（箭）。左侧椎动脉造影前后位像（c）显示左侧大脑后动脉 P1 段重度狭窄（箭）。DSA 左侧椎动脉造影正位像，显示左侧大脑后动脉 P1 段重度狭窄（大箭），狭窄远侧大脑后动脉充盈程度降低，远端分支减少

1. 椎动脉（vertebral artery）　　3. 大脑后动脉（posterior cerebral artery）

2. 基底动脉（basilar artery）　　4. 小脑上动脉（superior cerebellar artery）

第二节 脑动脉狭窄及闭塞后侧支循环的形成

脑侧支循环(Collateral Circulation)是指当脑供血动脉功能异常造成脑组织低灌注时,血流通过其他血管(侧支或新形成的血管吻合)到达缺血区,从而使缺血组织得到不同程度的灌注代偿。它是决定急性缺血性卒中后最终梗死体积和缺血半暗带的主要因素。这种潜在的代偿机制在各种缺血状态下经常可以看到。当动脉狭窄或闭塞时引起的血流动力学改变将促使侧支循环的建立。

脑侧支循环代偿的路径一般通过三级侧支循环途径来建立。一级侧支循环指通过脑底动脉环即Willis环的血流代偿,它作为最重要的代偿途径,通过前、后交通动脉可迅速使左、右大脑半球及前、后循环的血流相互沟通。二级侧支代偿是非常多样化的,主要包括颈外动脉分支与颈内动脉及椎动脉的吻合;颈外动脉远端分支经骨穿支与硬脑膜动脉吻合,并进一步与软脑膜动脉及脑动脉远端吻合;通过软脑膜动脉在脑表面构成的大脑前、中、后动脉间的吻合,以及小脑上动脉与小脑前下、后下动脉间的吻合等。同时在椎动脉狭窄或闭塞时,还可通过甲状颈干及肋颈干的分支形成锁骨下动脉与椎动脉狭窄或闭塞远侧的吻合;通过脊髓前动脉形成狭窄或闭塞近侧的椎动脉与远侧的椎动脉或基底动脉间的吻合。三级侧支循环是在狭窄或闭塞的近端和远端之间及脑缺血或梗死区周围形成的新生血管。

侧支循环代偿的建立或开放在不同个体、不同状况下差异较大。一般情况下,一级侧支循环代偿起主要作用,如果一级侧支循环未能及时建立或不能满足脑血流灌注需求,二级侧支循环随即开放。而三级侧支循环代偿因为需要血管新生,所以在缺血数天后才能完全建立。

目前 DSA 仍然是评估各级侧支循环途径的金标准。而且 DSA 检查还可以评估侧支循环代偿效果,最为常用的是 ASITN/SIR 血流分级系统,具体为:0 级:没有侧支血流到缺血区域;1 级:缓慢的侧支血流到缺血周边区域,伴持续的灌注不足;2 级:快速的侧支血流到达缺血周边区域,伴持续的灌注缺陷,仅有部分到缺血区域;3 级:静脉晚期可见缓慢但是完全的血流到缺血区域;4 级:通过逆行灌注血流快速而完全地灌注到整个缺血区域。

另外,对于经软脑膜动脉的侧支循环的评价,还有基于 CTA 的软脑膜侧支评分(Pial Collateral Score)。软脑膜侧支评分根据在延迟血管造影图像上闭塞动脉支配区内血管的逆行对比剂充盈程度对侧支循环进行分级,标准为:1 分:闭塞血管的远端部分有侧支循环重建(例如:若大脑中动脉 M1 段闭塞,则 M1 闭塞远端的部分被重建);2 分:侧支重建血管出现在与闭塞血管相邻的近端部分(例如:若大脑中动脉 M1 段闭塞,血流重建出现在 M2 近端);3 分:侧支重建血管出现在与闭塞血管相邻的远端部分(例如:如果大脑中动脉 M1 段闭塞,重建血管与 M2 段远端相连);4 分:侧支重建血管出现在闭塞血管两段远端(例如:如果大脑中动脉 M1 段闭塞,侧支重建血管与 M3 段的分支相连);5 分:闭塞血管支配区无或仅有较少的侧支血管重建。

侧支循环的代偿能力随着年龄的增长而减弱。长期高血压可导致侧支循环建立不良。相对于动脉突然闭塞的患者,慢性渐进性动脉狭窄或闭塞,例如进展性粥样硬化或烟雾综合征患者的侧支血管形成明显增多,动脉重度狭窄患者的软脑膜侧支血流要多于轻到中度狭窄患者。

患者的临床症状和预后、治疗方案的制定及评估疗效、评估出血性转化的风险,均与脑供血动脉狭窄或闭塞后侧支循环建立情况密切相关。多种侧支循环方式共同发挥作用可以达到较好的代偿效果。良好的侧支循环能够使患者接受动脉内治疗的时间窗适当延长,降低溶栓治疗后出血性转化的风险,并获得更好的神经功能转归。因此,在缺血性脑血管病的脑血管造影评价中,了解侧支循环情况与脑供血动脉情况是同等重要的,二者缺一不可。

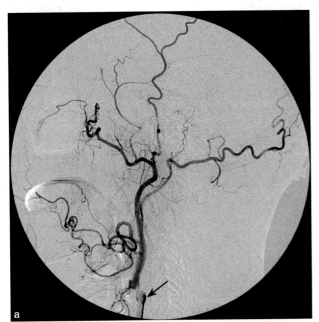

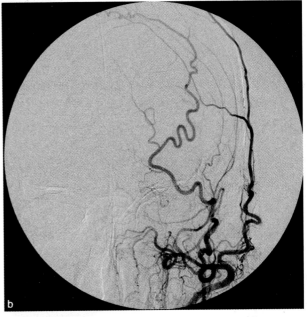

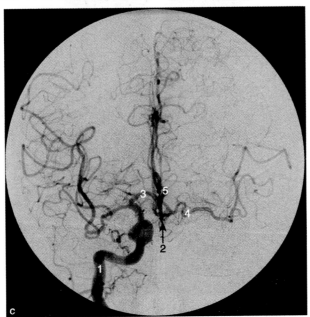

图 2-2-1　颈内动脉闭塞后对侧颈内动脉通过前交通动脉形成侧支循环（a～c）

DSA 图,左侧颈总动脉造影侧位和前后位像（a、b）显示左侧颈内动脉自起始部闭塞（箭）。右侧颈内动脉造影前后位像（c）显示右侧颈内动脉通过右侧大脑前动脉、前交通动脉形成向左侧大脑前动脉及大脑中动脉的侧支血流。此种侧支循环是较为常见的前循环双侧颈内动脉间的一级侧支循环

1. 右侧颈内动脉（right internal carotid artery）
2. 前交通动脉（anterior communicating artery）
3. 大脑前动脉 A_1 段（A_1 segment of ACA）
4. 左侧大脑中动脉（left middle cerebral artery）
5. 左侧大脑前动脉（left anterior cerebral artery）

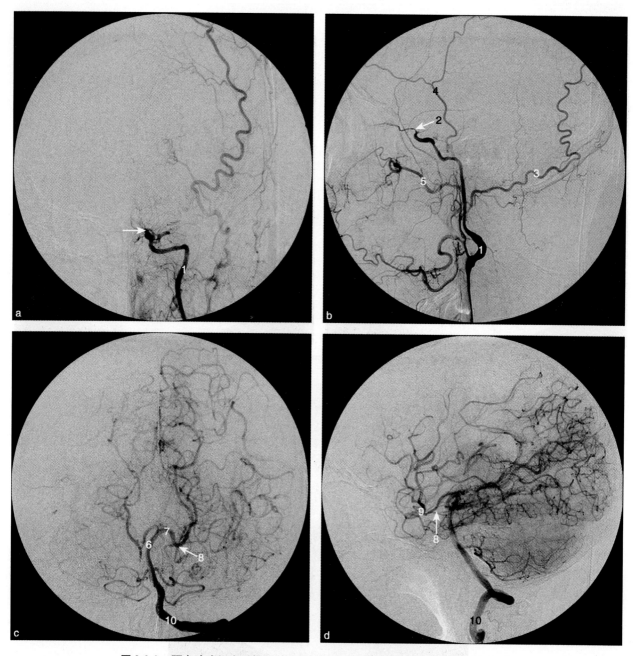

图 2-2-2 颈内动脉闭塞后椎—基底动脉通过后交通动脉形成侧支循环（a～d）

DSA 图，左侧颈总动脉造影前后位及侧位像（a、b）显示左侧颈内动脉脑段于眼动脉开口远端闭塞（箭）。左侧椎动脉造影前后侧位和侧位像（c、d）显示左侧大脑后动脉经左侧后交通动脉形成向大脑中动脉的侧支血流（箭）。此种侧支循环是常见的前后循环之间的一级侧支循环

1. 颈内动脉（internal carotid artery）
2. 眼动脉（ophthalmic artery）
3. 枕动脉（occipital artery）
4. 颞浅动脉（superficial temporal artery）
5. 颌内动脉（internal maxillary artery）
6. 基底动脉（basilar artery）
7. 大脑后动脉（posterior cerebral artery）
8. 后交通动脉（posterior communicating artery）
9. 大脑中动脉（middle cerebral artery）
10. 椎动脉（vertebral artery）

注：缺血性脑血管病是源于局部脑组织血流低于某阈值所致，局部脑组织的血流是由供血动脉的病变程度和侧支循环状况共同决定的，两者是影响血流动力学状况的关键因素。丰富的侧支循环对脑供血起到重要代偿作用，可增加脑血流量，保护缺血的脑组织，但侧支血管结构不完整，血脑屏障形成不完整，如果异常扩张的侧支血管破裂，可引起脑出血

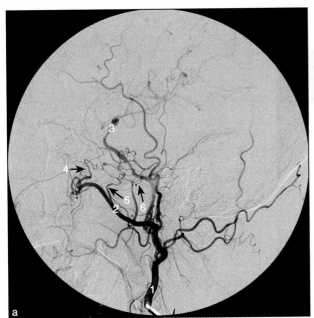

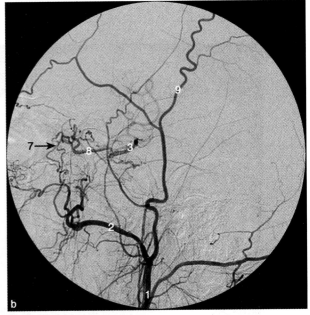

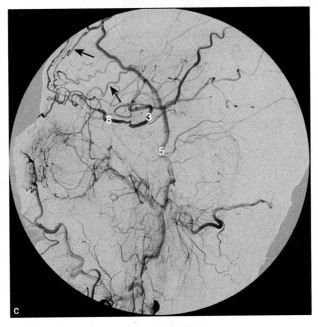

图 2-2-3 颈内动脉闭塞后同侧颈外动脉分支与颈内动脉间的侧支循环(a～c)

DSA 图,颈外动脉造影侧位像(a)显示颈内动脉闭塞后同侧颌内动脉发出的脑膜中动脉、颞中深动脉及圆孔动脉与颈内动脉颈段远端、岩骨段及海绵窦段形成广泛的侧支血流(箭)。颈外动脉造影侧位像(b)显示颌内动脉发出脑膜泪腺支与眼动脉吻合逆流供应颈内动脉。向颈内动脉脑段的侧支血流(箭)。左侧颈总动脉造影侧位像动脉晚期(c)颞浅动脉的额支发出多个分支与眼动脉的眶外分支镰前动脉吻合逆流供应颈内动脉(箭)

1. 颈外动脉(external carotid artery)
2. 颌内动脉(internal maxillary artery)
3. 颈内动脉(internal carotid artery)
4. 圆孔动脉(artery of foramen rotundum)
5. 颞中深动脉(middle deep temporal artery)
6. 脑膜中动脉(middle meningeal artery)
7. 脑膜泪腺支(meningo-lacrimal branch)
8. 眼动脉(ophthalmic artery)
9. 颞浅动脉(superficial temporal artery)

讨论:颈内动脉闭塞后,面动脉、颌内动脉、颞浅动脉等颈外动脉的主要分支可通过其发出的次级分支直接或经眼动脉的眶外分支与颈内动脉吻合,在眼动脉内血流方向改变。是一种重要的二级侧支循环方式。

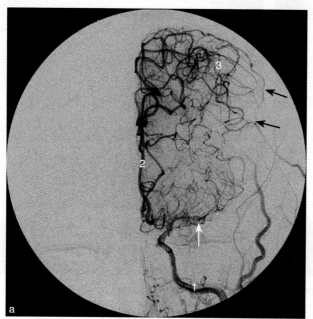

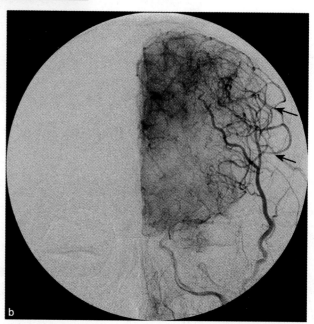

图2-2-4 大脑中动脉闭塞后同侧大脑前动脉远端通过软脑膜动脉吻合形成侧支循环(a~b)

DSA图,左侧颈总动脉造影前后位像动脉期(a)显示左侧大脑中动脉M1段重度狭窄(白箭),左侧大脑前动脉远端分支通过软脑膜动脉吻合,形成向左侧大脑中动脉远端分支的侧支血流(黑箭)。毛细血管期(b)显示左侧大脑中动脉远端分支血流逆行延迟充盈(黑箭)

1. 颈内动脉(internal carotid artery)　　　3. 侧支血管(collateral vessels)
2. 大脑前动脉(anterior cerebral artery)

注:软脑膜血管来自大脑前、中、后动脉分支到达皮质表面所形成的软脑膜动脉网,这种软脑膜细小、成网、紊乱,仅血管造影可直观地准确显示。软脑膜吻合还可表现为:脑膜中动脉与大脑前动脉、大脑中动脉的皮质终末支的吻合;大脑镰前动脉与大脑前动脉的吻合以及脑膜后动脉与小脑上动脉、小脑后下动脉间的吻合等

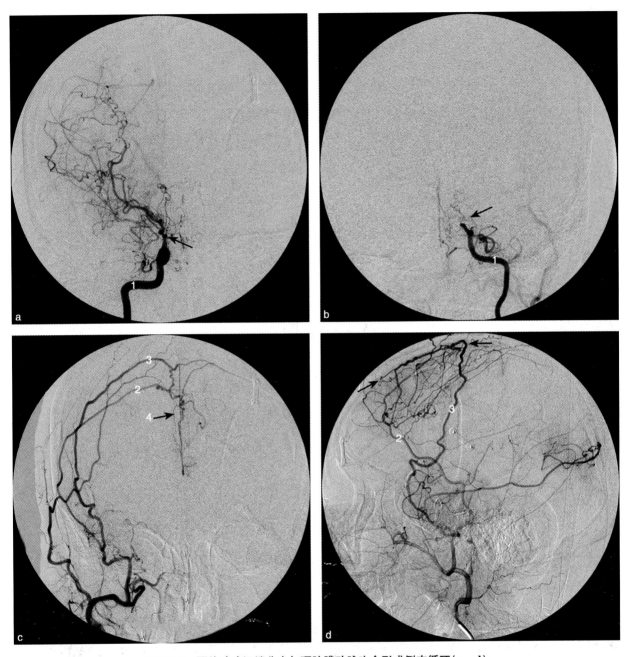

图 2-2-5　颈外动脉远端分支与硬脑膜动脉吻合形成侧支循环（a～d）

DSA 图，双侧颈内动脉造影前后位像（a、b）显示右侧颈内动脉末端重度狭窄，左侧颈内动脉闭塞（箭），双侧大脑前动脉均未显影，右侧大脑中动脉充盈不良。右侧颈外动脉造影前后位像及侧位像（c、d）显示右侧颞浅动脉和脑膜中动脉远端经骨穿支与硬脑膜动脉吻合（箭），形成向大脑前动脉远端的侧支血流

1. 颈内动脉（internal carotid artery）　　　3. 脑膜中动脉（middle meningeal artery）
2. 颞浅动脉（superficial temporal artery）　　4. 侧支血管（collateral vessels）

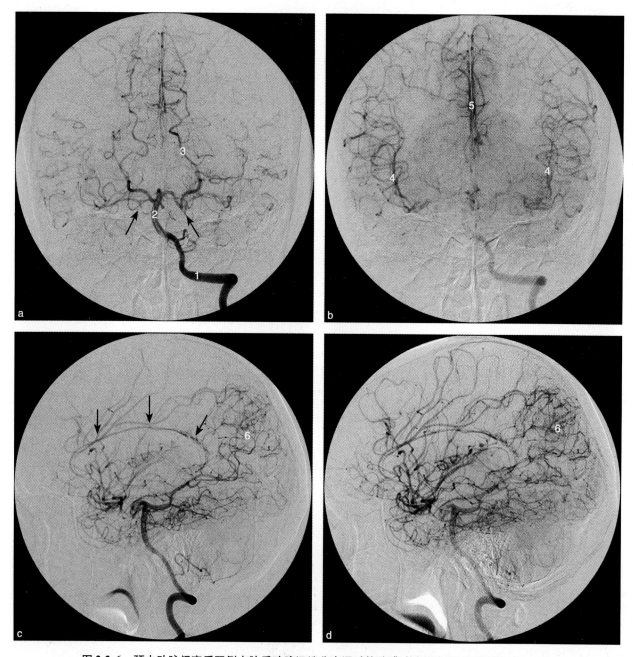

图 2-2-6　颈内动脉闭塞后双侧大脑后动脉远端分支通过软脑膜动脉吻合形成侧支循环(a~d)

DSA 图,左侧椎动脉造影前后位像动脉早期及晚期(a、b)显示双侧大脑后动脉经后交通动脉向双侧大脑中动脉形成的侧支血流(箭),同时双侧大脑后动脉远端管腔扩张,通过软脑膜动脉吻合形成向双侧大脑前动脉远端分支的侧支血流;左侧椎动脉造影侧位像动脉早期及晚期(c、d)更为清晰地显示大脑后动脉与大脑前动脉通过软脑膜动脉吻合形成的侧支循环,并可见大脑后动脉的胼胝体压部支与大脑前动脉的胼胝体压部动脉的吻合(箭)

1. 椎动脉(vertebral artery)　　　　4. 大脑中动脉(middle cerebral artery)

2. 基底动脉(basilar artery)　　　　5. 大脑前动脉(anterior cerebral artery)

3. 大脑后动脉(posterior cerebral artery)　　6. 侧支血管(collateral vessels)

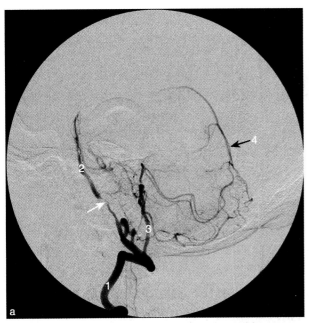

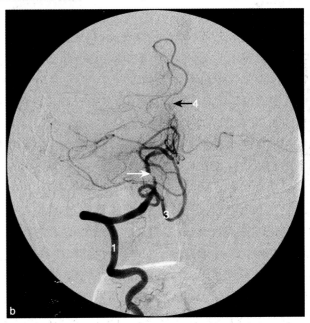

图 2-2-7 椎动脉闭塞后小脑后下动脉与小脑上动脉通过软脑膜动脉吻合形成侧支循环(a、b)

DSA 图,右侧椎动脉造影侧位像(a)及前后位像(b)显示右侧椎动脉 V4 段远端重度狭窄(白箭),基底动脉充盈不良,双侧小脑上动脉未显影。右侧小脑后下动脉经软脑膜动脉吻合形成向右侧小脑上动脉远端的侧支血流(黑箭)

1. 椎动脉(vertebral artery)
2. 基底动脉(basilar artery)
3. 小脑后下动脉(posterior inferior cerebellar artery)
4. 侧支血管(collateral vessels)

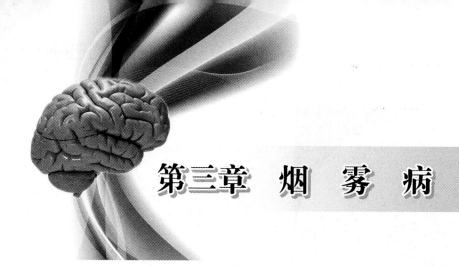

第三章 烟 雾 病

　　烟雾病(Moyamoya Disease)又名脑底动脉环闭塞症,是以双侧颈内动脉末端及大脑前、中动脉起始段慢性进行性狭窄或闭塞,并伴有特征性的颅底异常血管网形成的脑血管疾病。在脑血管造影中,这种颅底异常血管网呈现为杂乱无章、密集成堆的小血管影,如同吸烟时吐出的"烟雾",故名烟雾病。这些烟雾状血管是扩张的穿支动脉,起到侧支循环的代偿作用,该病最初见于日本,1957年由清水和竹内首先报道了烟雾病的血管造影表现,1969年由铃木和高久正式命名。以后在中国和其他国家均有发现。据文献报道,以中国和日本人居多。

　　烟雾病的病因至今尚不完全清楚,归纳起来将其分为原发性和继发性两类,前者有明显遗传倾向,后者与颈内动脉发育不良、脑外伤和病毒感染以及非特异性动脉炎有关。

　　烟雾病好发于儿童和青少年,亦可见于成人,以10岁以下和30~40岁为两个高发年龄组,由于本病少年与成人患者的临床表现有明显差异,有学者将其分为少年组与成年组,其中少年组发病约占50%,成人组发病约占20%,男女发病比例无明显差异。

　　烟雾病的发病本质是以双侧颈内动脉末端为中心的进行性狭窄和闭塞,脑底或其他部位异常血管网和侧支通路形成。烟雾病是典型的脑侧支通路形成和开放的病变,其侧支通路包括:①脑底动脉环,是烟雾病最主要的侧支通路。一侧颈内动脉狭窄和闭塞后,前和后交通动脉是主要侧支通路,而双侧颈内动脉狭窄和闭塞后,后交通动脉是主要侧支通路;②眼动脉,对于慢性进行性颈内动脉狭窄、闭塞,眼动脉可以代偿性扩张,构成颈内动脉和颈外动脉之间最常见的侧支通路,以维持和改善大脑血液循环;③软脑膜吻合支,是颅内主干动脉即大脑前、中和后动脉皮质支的交通;④脑底烟雾血管,是由异常扩张的穿支动脉构成的侧支循环,包括脉络膜前、后动脉和丘脑穿支动脉,当颈内动脉或后循环血管严重闭塞时才出现;⑤其他颅外侧支循环通路,脑膜中动脉等颈外动脉分支通过硬膜与脑表面的血管分支吻合。血管中层平滑肌细胞反复进行的破坏与增生,粟粒样动脉瘤的形成和破裂,可能是烟雾病发生出血的形态学基础。

　　烟雾病临床表现大致可分为缺血性和出血性两组表现。

　　(1)缺血性表现:常发生在少年组,15岁以下者约95%以缺血性脑卒中为首发症状。隐蔽发展的颅底动脉狭窄或闭塞,造成供血区脑缺血改变,早期表现为反复发作的短暂性脑缺血发作(Transient ischemic attack,TIA)。随着动脉狭窄的进一步发展,出现脑梗死,这种脑梗死多为多发性。临床特点是反复发生的一过性偏瘫或肌力减弱,亦可为左右交替性偏瘫或双偏瘫,发作后运动功能大部分可恢复,部分患者急性脑缺血发作可导致永久型瘫痪。也可出现不同程度的癫痫发作、智能减退、吞咽困难、呛咳等。

　　(2)出血性表现:多发生在成人组,颅内出血表现为蛛网膜下腔出血、脑室出血、脑实质内出血,约60%为蛛网膜下腔出血,其临床表现与一般脑出血类似,即突发不同程度的头痛、头晕、意识障碍、偏瘫、失语等。形成颅内出血的原因是颅底侧支循环形成后,脑缺血状况得到改善,但由于侧支血管结构不健全,血管壁变薄、扩张,并可伴粟粒样动脉瘤,易发生破裂出血。

　　CT:烟雾病可单独或合并以下几种表现:①多发性脑梗死,这是由于不同部位的血管反复闭塞所致,多见于额叶、顶叶、基底核区,多发脑梗死可以是新鲜的,亦可为陈旧性,并有病灶形成脑软化灶;②脑室扩张和继发性脑萎缩,约半数以上的病人出现脑室扩张,脑室扩张常与脑萎缩并存,脑萎缩多为局限性的,以额叶底部和颞叶较为明显;③颅内出血,以蛛网膜下腔出血最多见,脑室出血亦常见,多为原发性脑室出血,颅内血肿额叶多见。CT 增强检查,可见颅底动脉环附近的血管变细,显影不良或不显影,颅底及基底核区可见点状或弧线状强化的异常血管影,分布不规则。

MRI:在常规 MR 上颅底部异常血管网因流空效应而呈蜂窝状或网状低信号血管影像。同时在显示脑梗死的新旧程度,敏感发现颅内出血灶上优于 CT。15% ~44% 的成人烟雾病患者头颅 MRI 的 T2 加权成像上可发现脑内微出血灶,对继发脑萎缩和脑室扩张的显示亦有优势。

CTA 和 MRA:可清晰显示血管闭塞的部位、程度,异常血管网的大小、数目、供应范围,部分并发动脉瘤的亦可诊断。目前,CTA 和 MRA 的诊断准确率基本上能和 DSA 保持一致。

DSA:脑血管造影是烟雾病诊断的金标准,仍然是确诊的主要手段,目前国际上普遍采用日本烟雾病研究会 1997 年制定的烟雾病诊断标准:在脑血管造影中,从双侧颈内动脉终端至大脑前、中动脉分叉部原因不明的狭窄或闭塞,其附近脑底形成异常血管网,也有的包括大脑后动脉在内的全脑主干动脉不显影。明确由其他原因引起的狭窄和闭塞,或病变仅限于单侧的均需排除在外。

血管造影可见异常血管网的特殊变化是由于脑底动脉闭塞后形成的侧支循环代偿供血的结果,临床表现脑缺血者,其侧支循环建立不完全;临床表现出血者,广泛侧支循环建立,但颅底异常血管网粗细不均、走行杂乱,类似于血管畸形。

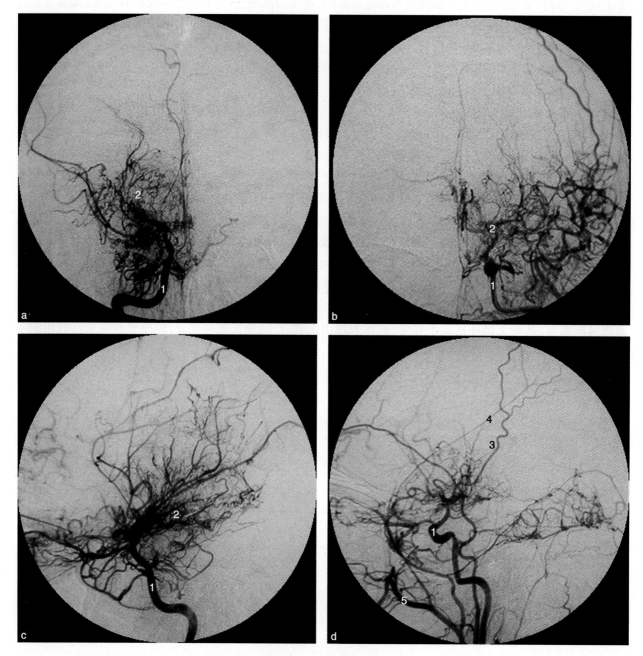

图 3-1 烟雾病(a～d)

DSA 图,双侧颈内动脉造影前后位像(a、b)和侧位像(c、d)显示颈内动脉末端、大脑前、中动脉近端闭塞,颅内主干动脉显影不清,颅底可见密集的异常血管网,眼动脉侧支循环形成

1. 颈内动脉(internal carotid artery)
2. 异常血管网(abnormal vascular network)
3. 颞浅动脉(superficial temporal artery)
4. 脑膜中动脉(middle meningeal artery)
5. 颌内动脉(internal maxillary artery)

讨论:烟雾病是一种少见的脑血管疾病,影像特征是双侧颈内动脉末端进行性狭窄或闭塞并继发颅底异常血管网,这种颅底异常血管网形似"烟雾",故称之为"烟雾状血管"。烟雾状血管是扩张的穿支动脉,起着侧支循环的代偿作用,病变可累及大脑前、中动脉的近端,可合并动脉瘤和血管畸形。

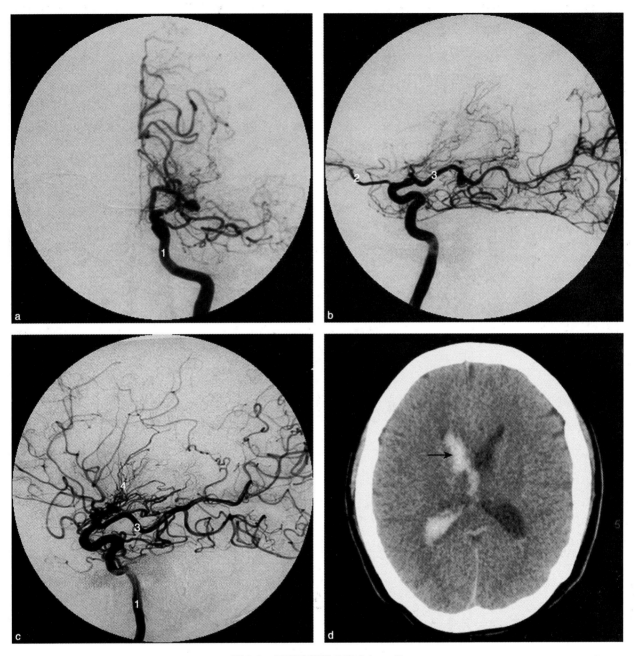

图 3-2 烟雾病伴脑室出血（a～d）

DSA 及 CT 图，双侧颈内动脉造影前后位像（a）和侧位像（b、c）显示颈内动脉末端闭塞，大脑前、中动脉未显影，颅底可见异常血管网，眼动脉及大脑后动脉增粗，分别与大脑前、中动脉存在皮层侧支吻合；CT 平扫（d）显示侧脑室积血（箭）

1. 颈内动脉（internal carotid artery）　　3. 大脑后动脉（posterior cerebral artery）
2. 眼动脉（ophthalmic artery）　　　　　4. 异常血管网（abnormal vascular network）

讨论：烟雾病患者发生颅内出血常是由于持续的血流动力学压力使脆弱的烟雾状血管或微动脉瘤破裂所致，通常出血发生于基底核区且常合并脑室内出血，也是蛛网膜下腔出血的一个重要原因，另外一种导致烟雾病患者发生颅内出血的原因是脑表面扩张的动脉侧支破裂。脑血管造影可发现位于侧支或烟雾状血管的动脉瘤。

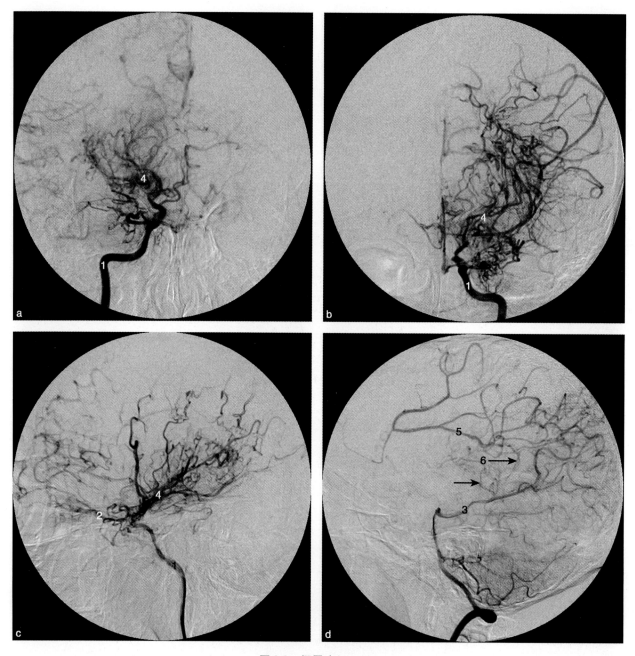

图3-3 烟雾病(a~d)

DSA图,双侧颈内动脉造影前后位像(a、b)和左侧颈内动脉造影侧位像(c)显示颈内动脉末端闭塞,大脑前、中动脉近端未显影,颅底可见异常血管网;椎动脉造影(d)显示位于脉络膜后外侧动脉(箭)后方的后胼周动脉与大脑前动脉的胼周动脉吻合。

1. 颈内动脉(internal carotid artery)   4. 异常血管网(abnormal vascular network)
2. 眼动脉(ophthalmic artery)   5. 胼周动脉(pericallosal artery)
3. 大脑后动脉(posterior cerebral artery)   6. 后胼周动脉(posterior pericallosal artery)

讨论: 烟雾病脑血管造影典型的表现为双侧颈内动脉末端狭窄或闭塞,颅底部烟雾状的异常血管网,丰富的侧支血管,也可见大脑后动脉与胼周动脉吻合,这些结构不健全的侧支血管为缓解脑缺血起到一定的作用。对于儿童患者,直接血管重建手术能明显改善患儿脑缺血状态,在缺血区能建立良好的侧支循环,还可使颅底烟雾状血管减少或消失。

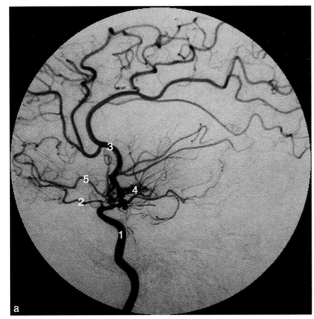
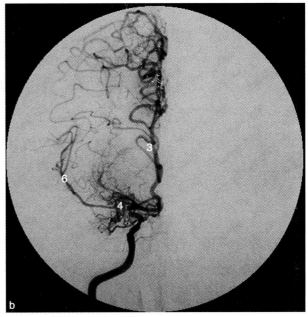

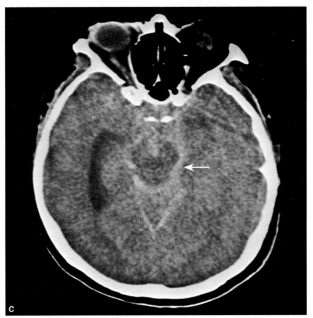

图 3-4 类烟雾病伴蛛网膜下腔出血(a～c)

DSA 及 CT 图,右侧颈内动脉造影侧位像(a)和前后位像(b)显示右侧颈内动脉末端狭窄,大脑中动脉近端闭塞,远端分支显影差,颅底可见异常血管网;CT 平扫(c)显示蛛网膜下腔出血

1. 颈内动脉(internal carotid artery)　　4. 异常血管网(abnormal vascular network)
2. 眼动脉(ophthalmic artery)　　　　　5. 眶额动脉(orbitofrontal artery)
3. 大脑前动脉(anterior cerebral artery)　6. 大脑中动脉(middle cerebral artery)

讨论: 颈内动脉末端狭窄或闭塞临床并不少见,最常见的病因是高血压、动脉粥样硬化,而对于大脑前、中动脉分叉部原因不明的狭窄或闭塞,其附近脑底形成异常血管网,或病变仅限于单侧的应称之为类烟雾病。

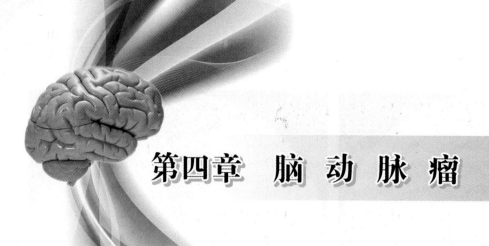

第四章 脑动脉瘤

颅内动脉瘤(intracranial aneurysm)是指脑动脉内腔的局限性异常扩大造成动脉壁的一种瘤状突起,动脉瘤破裂而导致蛛网膜下腔出血是临床上最常见的原因。不同国家颅内动脉瘤的发生率有一定差异,在一般人群中颅内动脉瘤的发生率为0.5%~1%,因动脉瘤破裂引起蛛网膜下腔出血的每年每10万人口中有6~35例。可发生于任何年龄,但20岁以下和70岁以上少见,主要见于40~60岁,约1/3在20~40岁之间发病,女性略多于男性,男、女发病比例约为2:3。

颅内动脉瘤形成的病因归纳起来有先天性、动脉硬化性、感染性、创伤性4大主要因素。

1. 先天性因素,是目前较公认的一种主要因素,一般认为脑动脉血管壁中层发育不良,缺少弹力纤维和平滑肌。其次,在胚胎时期脑血管形成过程中,一些未能完全闭合而留下的血管残端,由于血流动力学的影响,尤其在动脉分叉部血流湍急,受血流压力的冲击而形成动脉瘤。

2. 动脉硬化因素,由于动脉壁发生粥样硬化至血管壁变性,使内弹力层纤维断裂,消弱了动脉壁对血流冲击的承受力而形成动脉瘤。

3. 感染性因素,由于血管内源性、外源性或隐匿性的感染,细菌微粒或炎性赘生物脱落,滞留在脑动脉引起局部炎症,破坏血管壁,从而形成动脉瘤,但因感染因素形成颅底动脉瘤较少见。

4. 创伤性因素,颅脑闭合性、穿通性外伤或医源性损伤时,因异物、骨折碎片、人为牵拉等,造成脑动脉血管壁部分或全层损伤,从而形成真性动脉瘤或假性动脉瘤。

影像学根据动脉瘤的大小可将其分为:小动脉瘤(直径小于1.0cm);大动脉瘤(直径在1.0~2.5cm);巨大动脉瘤(直径大于2.5cm);根据动脉瘤的形态分为:囊状动脉瘤、粟粒状动脉瘤、假性动脉瘤、梭形动脉瘤、壁间动脉瘤(即夹层动脉瘤)。最为常见的是囊状动脉瘤,一般形态呈浆果状、葫芦状、腊肠状或分叶状,动脉瘤与载瘤动脉相连处较狭窄,称为瘤颈(蒂),瘤颈宽的较瘤颈窄的动脉瘤治疗起来相对困难,动脉瘤囊状膨大部分为瘤体,与瘤颈相对的远侧最突出的部分为顶部,瘤顶部小的隆起称之为小阜,常为动脉瘤发生破裂之处。显微镜下所见动脉中层在动脉瘤颈处突然终止或逐渐消失,弹力层中纤维大多数断裂,瘤壁主要由不同厚度的胶原纤维将内膜与外膜相连,在较大的动脉瘤壁内可见较厚的玻璃样变并常合并钙化斑和形成附壁血栓。

颅内动脉瘤好发于脑底Willis环及主要动脉分叉部,约90%起自前循环的颈内动脉系统,即颅内颈内动脉、大脑前动脉、前交通动脉、大脑中动脉、后交通动脉。动脉瘤最常发生的部位依次为前交通动脉、后交通动脉和大脑中动脉。起自前交通动脉者约占28%~30%,起自颈内动脉后交通动脉开口处者约占20%~25%,起自大脑中动脉主干及分叉部者约20%。约10%起自椎—基底动脉系统,基底动脉动脉瘤约占5%,好发于基底动脉分叉部,椎动脉动脉瘤约占3%,好发于椎动脉小脑后下动脉开口处。约1/5的病例为多发动脉瘤,其中74%的病例动脉瘤为2个,常呈对称性,且多见于女性。

未破裂的动脉瘤临床上常无症状,部分发生在颅底的大或巨大动脉瘤,压迫相邻神经结构出现相应的体征,约80%~90%的动脉瘤患者是因为动脉瘤破裂引起蛛网膜下腔出血才被发现,出血症状的轻重与动脉瘤的部位、出血量的多少、出血的急缓有关。多数患者表现为突发头痛和意识障碍,出血量较少时,出现头痛、颈部僵硬、眩晕等症状,出血量多时,出现嗜睡、频繁呕吐、抽搐、昏迷等。

蛛网膜下腔出血伴局部血肿有可能为邻近动脉瘤破裂,对提示动脉瘤的部位有指导意义,如大脑前纵裂区、额叶底部、视交叉池积血,提示大脑前动脉或前交通动脉瘤,大脑外侧裂积血,提示大脑中动脉分叉部动脉瘤,脚间池、环池积血,提示为后交通动脉瘤或基底动脉分叉部动脉瘤。蛛网膜下腔出血引起脑血管痉挛的发生率约40%~70%,一般出血后4~14天的血管痉挛最严重,可导致血管相应供血区脑水肿、梗死。蛛网膜下腔出血会影响正常脑脊液循环,阻塞脑脊液通路,蛛网膜粘连引起蛛网膜对脑脊液的吸收障碍,造成脑积水,发生率为10%~25%,常出现在出血后3~4周。

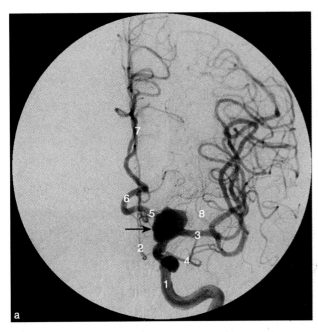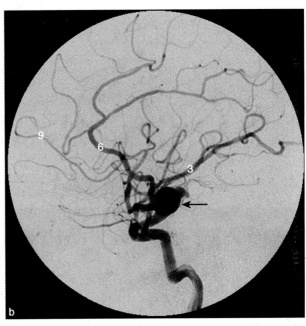

图 4-1　左侧颈内动脉分叉部动脉瘤(a、b)

DSA 图,左侧颈内动脉造影前后位像和侧位像(a、b)显示颈内动脉末端分叉部大动脉瘤,形态呈浅分叶状,瘤壁欠光滑,瘤顶端可见小阜,瘤腔内对比剂充盈均匀,瘤颈显示欠清(箭)

1. 颈内动脉(internal carotid artery)
2. 眶额动脉(orbitofrontal artery)
3. 大脑中动脉(middle cerebral artery)
4. 眼动脉(ophthalmic artery)
5. 大脑前动脉 A1 段(A1 segment of ACA)
6. 大脑前动脉 A2 段(A2 segment of ACA)
7. 大脑前动脉 A3 段(A3 segment of ACA)
8. 豆纹动脉(lenticulostriate arteries)
9. 额极动脉(frontopolar artery)

讨论:脑动脉与其他部位的动脉相比,无外弹力层,并且在血管分叉处缺乏中膜,称为"Forbus 中膜缺陷"。在血流和血压长期作用下,使内膜通过中膜上的缺陷向外突出,疝出的弹力层伴有弹力纤维断裂,使中膜的缺口扩大,疝出程度逐渐发展,形成了囊状动脉瘤。

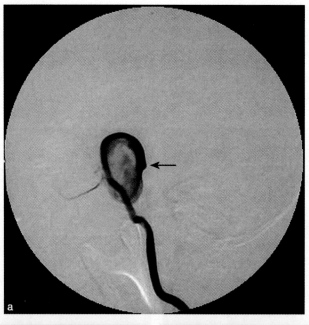

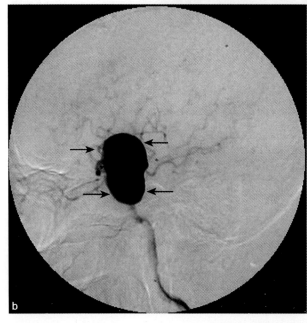 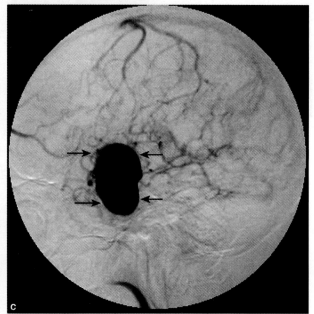

图 4-2 左侧颈内动脉末端动脉瘤(a~c)

DSA 图,左侧颈内动脉造影侧位像(a~c)显示颈内动脉末端巨大囊状动脉瘤。动态观察,动脉早期(a)对比剂自入口进入,先向下,然后向瘤体顶部绕行后流出瘤体,瘤体中心可见湍流的漩涡(箭)。动脉晚期(b)瘤体形态规则,瘤壁光滑,瘤腔内对比剂充盈均匀(箭),颅内主干动脉充盈不佳。静脉期(c)显示动脉瘤内对比剂滞留(箭)

讨论:对于巨大动脉瘤,瘤内的血流模式是复杂的,在血管造影中动态观察动脉瘤内血流模式非常重要,血流模式可影响到动脉瘤的生长、破裂以及栓塞治疗,其观察内容可包括自动脉瘤口的流入区、流出区以及瘤体中心湍流的漩涡。

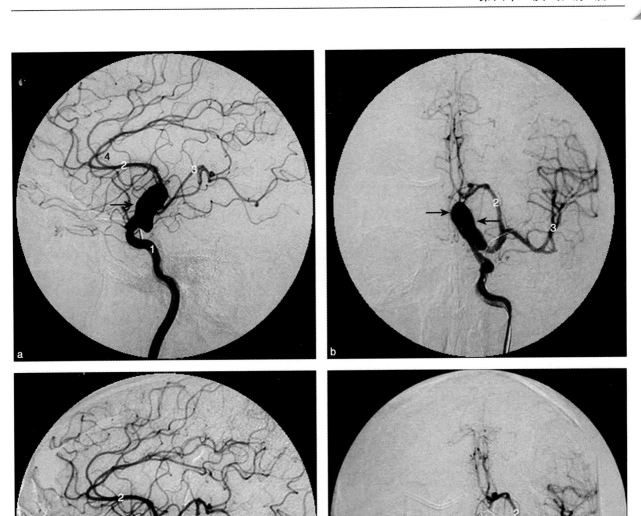

图 4-3 左侧颈内动脉眼动脉段动脉瘤(a~d)

DSA 图,左侧颈内动脉造影侧位像和前后位像(a、b)显示颈内动脉眼动脉开口处巨大动脉瘤,瘤腔形态不规则伴血栓形成,朝向内上方生长(箭),大脑前动脉 A1 段受压向上移位。弹簧圈栓塞术后,左侧颈内动脉造影侧位像和前后位像(c、d)显示动脉瘤腔致密栓塞(箭)

1. 颈内动脉(internal carotid artery)
2. 大脑前动脉(anterior cerebral artery)
3. 大脑中动脉(middle cerebral artery)
4. 胼胝体膝部(genu of corpus callosum)

讨论: 颅内动脉瘤好发于脑底动脉环的分叉处及其主要分支,动脉瘤形态可呈囊状、浆果状、分叶状、葫芦状等,其中瘤颈为动脉瘤与载瘤动脉相连处,瘤顶为与瘤颈相对远侧最突出部分,瘤体是介于瘤颈与瘤顶之间的部分,小阜为瘤体上小的突起,多为破裂之处。

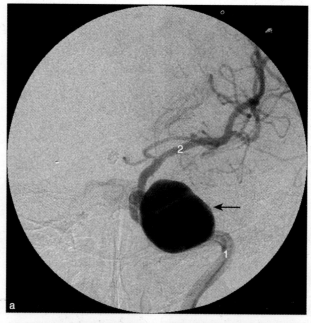

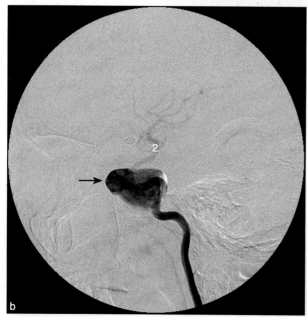
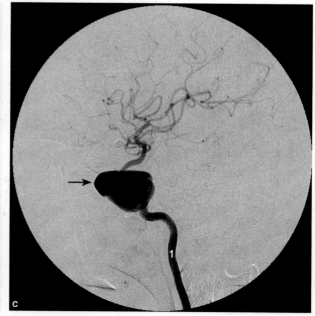

图4-4　左侧颈内动脉眼动脉段动脉瘤(a～c)

DSA 图,左侧颈内动脉造影前后位像(a)和侧位像(b、c)显示颈内动脉眼动脉开口处巨大囊性动脉瘤(箭),形态不规则,瘤壁较光滑,瘤体对比剂充盈均匀,左侧大脑前动脉未显影

1. 颈内动脉(internal carotid artery)
2. 大脑中动脉(middle cerebral artery)

　讨论: 瘤体直径大于25mm 为巨大动脉瘤,多分叶状,瘤腔内含多层的机化血栓,要决定它们的准确来源和确定有无颈部很困难。对于颅内动脉瘤成人与儿童各有不同的表现,成人常见,且女性多见,位于脑底动脉环和大脑中动脉,多发者常见,巨大者少见。儿童动脉瘤少见,以男性居多,多位于后循环,多发少见,而巨大者多见,多为先天、外伤、感染等因素造成。

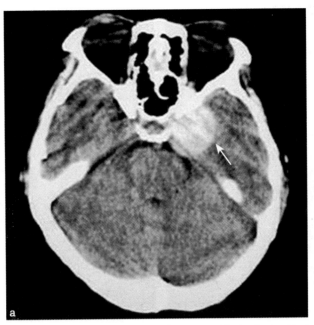

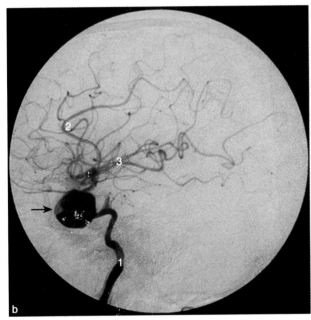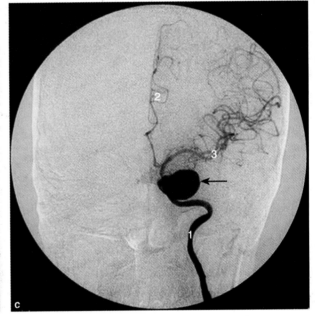

图 4-5　左侧颈内动脉海绵窦段动脉瘤(a～c)

CT 及 DSA 图,CT 平扫(a)可见左侧鞍旁圆形高密度影,边缘光滑(箭)。左侧颈内动脉造影侧位像和前后位像(b、c)显示左侧颈内动脉海绵窦段巨大囊状动脉瘤,形态呈类圆形,瘤壁光滑,瘤体内部分血栓形成(箭)。颅内主干动脉显示清晰,左侧大脑中动脉 M1 段受压抬高

1. 颈内动脉(internal carotid artery)　　　3. 大脑中动脉(middle cerebral artery)

2. 大脑前动脉(anterior cerebral artery)

　　讨论:海绵窦内有颈内动脉穿行,在颈内动脉外下方有外展神经通过;在窦外侧壁内,由上而下排列有动眼神经、滑车神经、三叉神经的第一和第二支(眼和上颌支)。海绵窦段动脉瘤 CT 平扫表现为鞍旁圆形等密度或高密度影,边缘光滑,增强后明显均匀或不均匀强化。

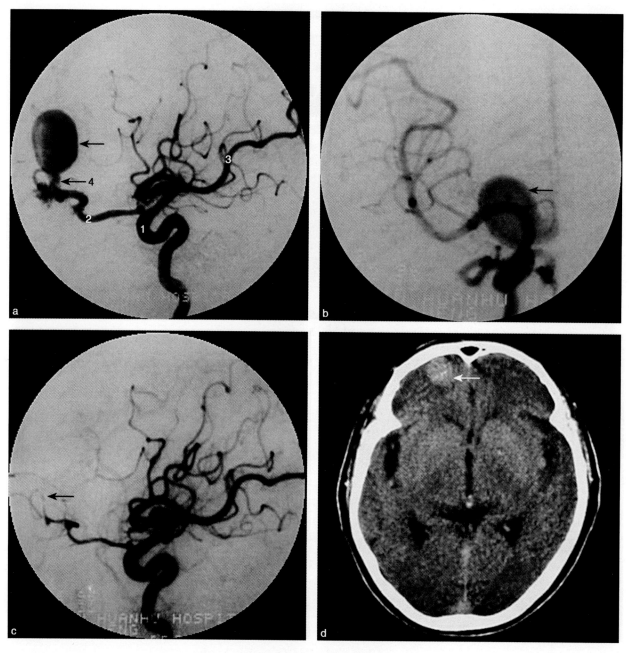

图 4-6　右侧眼动脉镰前动脉动脉瘤(a～d)

DSA 及 CT 图。右侧颈内动脉造影侧位像和前后位像(a、b)显示眼动脉分支镰前动脉巨大囊状动脉瘤,形如"灯笼",瘤壁光滑,瘤腔内部有血栓,瘤颈呈蒂状(箭)。载瘤的眼动脉增粗,大脑前动脉显影浅淡。动脉瘤夹闭术后右侧颈内动脉造影侧位像(c)显示动脉瘤消失(箭)。CT 平扫(d)可见右额颅骨下圆形略高密度影,边缘光滑,其内密度不均(箭)

1. 颈内动脉(internal carotid artery)
3. 大脑中动脉(middle cerebral artery)

2. 眼动脉(ophthalmic artery)
4. 动脉瘤瘤颈(neck of aneurysm)

　讨论:发生在眼动脉分支镰前动脉的巨大动脉瘤罕见,由于血流动力学的因素导致眼动脉增粗,动脉瘤体巨大,瘤腔有血栓形成,CT 表现为右额颅骨下圆形略高密度影。由于动脉瘤是未破裂的 0 级动脉瘤,临床症状为慢性头痛,需要与颅内肿瘤相鉴别,特别是脑膜瘤。

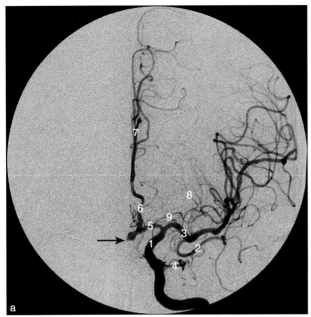

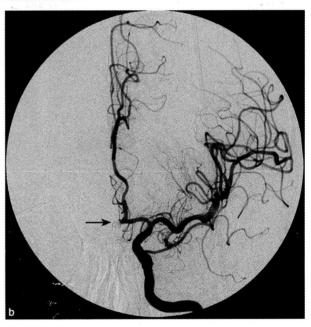

图 4-7 前交通动脉瘤（a、b）

DSA图，左侧颈内动脉造影前后位像（a）显示前交通动脉瘤，形态呈囊状，瘤壁光滑，瘤颈显示清晰（箭），颅内主干动脉显影正常。弹簧圈栓塞术后造影（b）显示动脉瘤致密栓塞，载瘤动脉通畅（箭）

1. 颈内动脉（internal carotid artery）
2. 眶额动脉（orbitofrontal artery）
3. 大脑中动脉（middle cerebral artery）
4. 眼动脉（ophthalmic artery）
5. 大脑前动脉 A1 段（A1 segment of ACA）
6. 大脑前动脉 A2 段（A2 segment of ACA）
7. 大脑前动脉 A3 段（A3 segment of ACA）
8. 豆纹动脉（lenticulostriate arteries）
9. 脉络膜前动脉（anterior choroidal artery）

讨论：常规血管造影应全面评价颅内循环，多体位观察每个要检查的血管，了解动脉瘤颈部和顶部的任何穿支动脉，在动脉瘤的治疗中应尽量避免对其的损伤。若前交通动脉充盈欠佳，可做一侧颈内动脉短时间压迫以观察前交通动脉的充盈和开放情况。

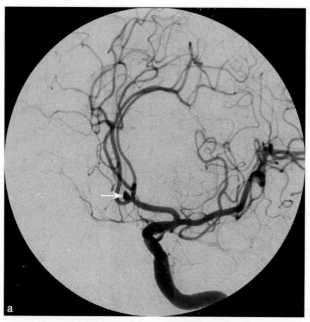

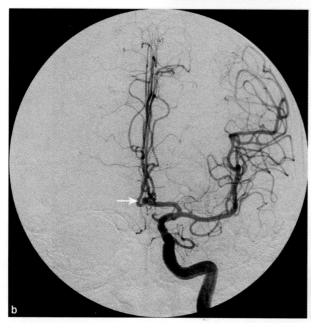
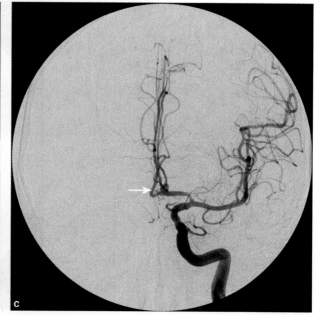

图 4-8　前交通动脉瘤(a~c)

DSA 图,左侧颈内动脉造影左前斜位像和前后位像(a、b)显示前交通动脉瘤,呈囊状,瘤顶壁欠光滑,朝向上方生长(箭),双侧大脑前动脉均由左侧颈内动脉供应。弹簧圈栓塞术后,左侧颈内动脉造影前后位像(c)显示动脉瘤致密栓塞(箭)

讨论:前交通动脉位于视交叉的上方、胼胝体嘴下方以及终板旁回的前方。前交通动脉瘤约占28%~30%,前交通动脉管腔直径通常在1cm内,血流动力学作用使动脉瘤极易破裂出血。

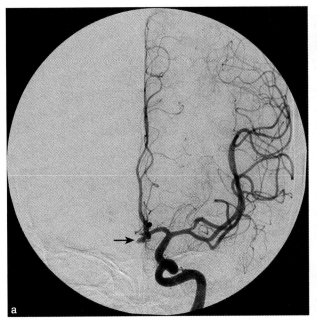
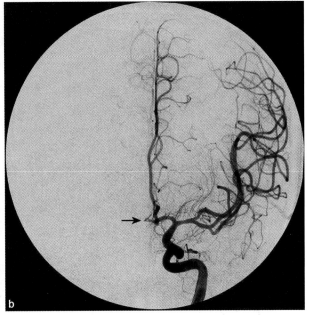

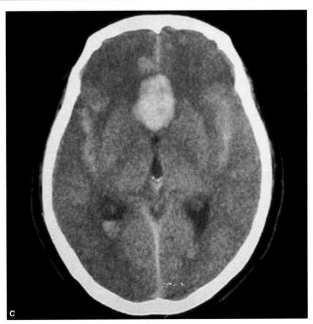

图 4-9　前交通动脉瘤破裂出血(a～c)

DSA 及 CT 图,左侧颈内动脉造影前后位像(a)显示前交通动脉瘤,朝向内侧生长,瘤颈显示清晰(箭),颅内主干动脉显影正常。弹簧圈栓塞术后,左侧颈内动脉造影前后位像(b)显示动脉瘤消失(箭)。CT 平扫(c)显示前纵裂血肿伴蛛网膜下腔出血,双侧脑室枕角少量积血

讨论:前交通动脉瘤破裂造成的蛛网膜下腔出血,形成血肿积聚在前纵裂和胼胝体膝部,可以经额叶基底部内侧穿破脑组织进入脑室,也可以经透明隔和终板旁回进入侧脑室、第三脑室和其他脑室。文献报道,前交通动脉瘤瘤体朝向上方生长时,破裂的几率增高。

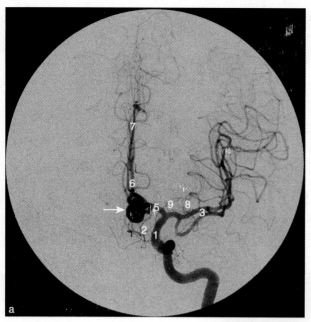

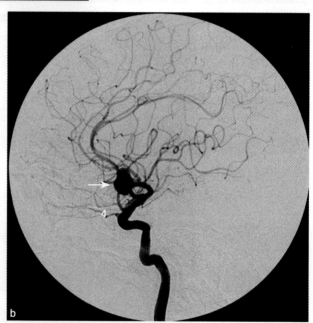

图4-10 前交通大动脉瘤(a、b)

DSA图,左侧颈内动脉造影前后位像和侧位像(a、b)显示前交通大动脉瘤,瘤颈显示不清,瘤腔对比剂充盈均匀(箭),大脑前和大脑中动脉显示正常形态和走行

1. 颈内动脉(internal carotid artery)
2. 眶额动脉(orbitofrontal artery)
3. 大脑中动脉(middle cerebral artery)
4. 眼动脉(ophthalmic artery)
5. 大脑前动脉A1段(A1 segment of ACA)
6. 大脑前动脉A2段(A2 segment of ACA)
7. 大脑前动脉A3段(A3 segment of ACA)
8. 豆纹动脉(lenticulostriate arteries)
9. 脉络膜前动脉(anterior choroidal artery)

讨论:由于动脉血管分叉处承受很大的血流动力学压力,这些部位的血管易造成内膜的损伤,可能在此薄弱部位形成动脉瘤。动脉瘤也随时间而生长,体积小的动脉瘤会逐渐长大,动脉瘤破裂出血的机会随之增大,直径在5~10mm的动脉瘤发生出血的可能性最大,而巨大动脉瘤由于瘤腔内血栓形成,瘤壁增厚,出血倾向反而下降。

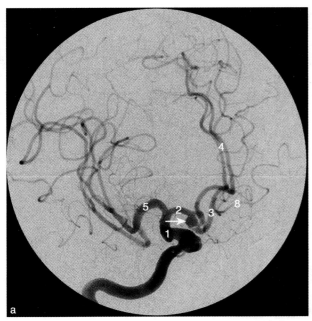

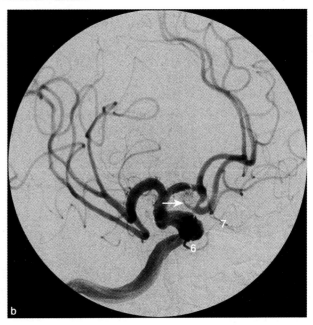

图 4-11　右侧大脑前动脉 A1 段末端动脉瘤（a、b）

DSA 图,右侧颈内动脉造影右前斜位像(a)显示大脑前动脉 A1 段末端动脉瘤,呈囊状,瘤壁光滑,瘤颈显示清晰(箭),双侧大脑前动脉均由右侧颈内动脉供应,弹簧圈栓塞术后造影(b)显示动脉瘤消失(箭)

1. 颈内动脉（internal carotid artery）　　　　5. 大脑中动脉（middle cerebral artery）

2. 大脑前动脉 A1 段（A1 segment of ACA）　　6. 眼动脉（ophthalmic artery）

3. 大脑前动脉 A2 段（A2 segment of ACA）　　7. 眶额动脉（orbitofrontal artery）

4. 大脑前动脉 A3 段（A3 segment of ACA）　　8. 额极动脉（frontopolar artery）

　　讨论:双侧大脑前动脉由单侧颈内动脉供应时,称为前部三分叉变异。此时,供血一侧的大脑前动脉 A1 段优势血流与该段和前交通动脉瘤的发生有密切关系,血流动力学因素对于动脉瘤起源、发生乃至破裂都起着重要作用。另外,大脑前动脉 A1 段有重要穿支动脉,回返动脉紧贴 A1 段,手术或介入治疗应加以小心。

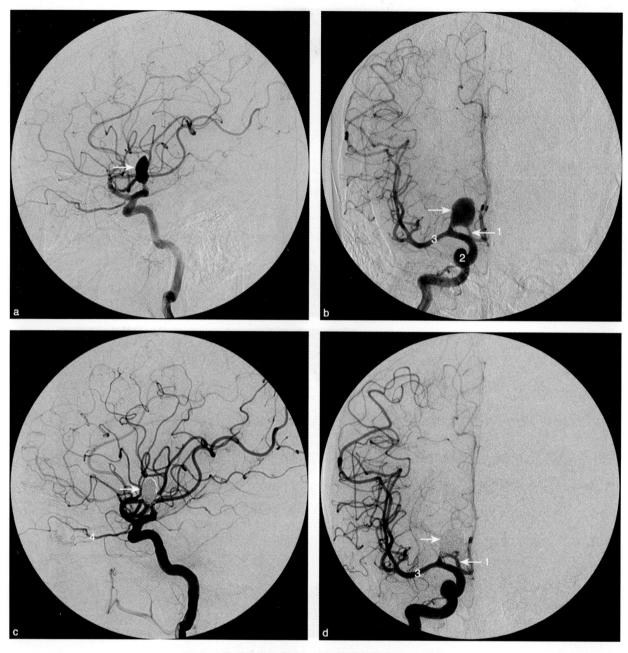

图4-12 右侧大脑前动脉A1段起始部动脉瘤（a~d）

DSA图，右侧颈内动脉造影前后位像和侧位像（a、b）显示大脑前动脉A1段起始部动脉瘤，呈囊状，瘤壁光滑，瘤腔对比剂均匀，瘤颈呈蒂状（箭），大脑前和大脑中动脉显示正常形态和走行。弹簧圈栓塞术后，右侧颈内动脉造影侧位像和前后位像（c、d）显示动脉瘤消失，载瘤动脉通畅（箭）

1. 大脑前动脉A1段（A1 segment of ACA）　　3. 大脑中动脉（middle cerebral artery）

2. 颈内动脉（internal carotid artery）　　4. 眼动脉（ophthalmic artery）

　　讨论：有几种因素影响动脉瘤破裂的危险性，其中动脉瘤的大小是最重要的可决定未来动脉瘤破裂的变数，动脉瘤穿破的几率与动脉瘤体积大小成正比，尽管破裂危险与大小相关，但不存在"安全"的临界值。

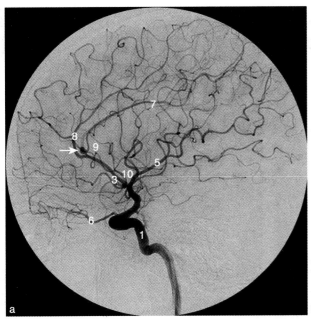

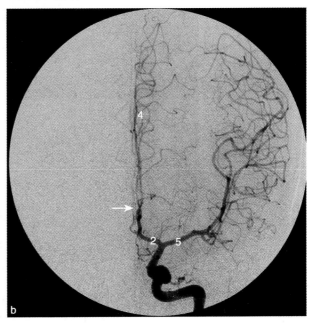

图 4-13 左侧大脑前动脉胼缘、胼周动脉分叉处动脉瘤(a、b)

DSA 图,左侧颈内动脉造影侧位像和前后位像(a、b)显示大脑前动脉胼缘、胼周动脉分叉处囊状动脉瘤,边缘光滑,瘤颈显示清晰,朝向前上方生长(箭)

1. 颈内动脉(Internal carotid artery)
2. 大脑前动脉 A1 段(A1 segment of ACA)
3. 大脑前动脉 A2 段(A2 segment of ACA)
4. 大脑前动脉 A3 段(A3 segment of ACA)
5. 大脑中动脉(middle cerebral artery)
6. 眼动脉(ophthalmic artery)
7. 胼周动脉(pericallosal artery)
8. 胼缘动脉(callosomarginal artery)
9. 胼胝体膝(genu of corpus callosum)
10. 终板旁回(paraterminal gyrus)

讨论:血管外源性感染部位决定动脉瘤的部位,如海绵窦区静脉炎可引发海绵窦内颈内动脉动脉瘤;脑膜炎可引起大脑前动脉分支的动脉瘤,大脑前动脉胼缘、胼周自发性动脉瘤病因多为动脉硬化或细菌感染,外伤性假性动脉瘤多见于颈内动脉,胼缘、胼周动脉极少见。

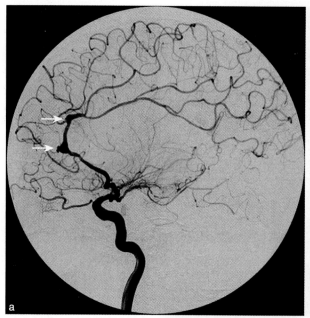

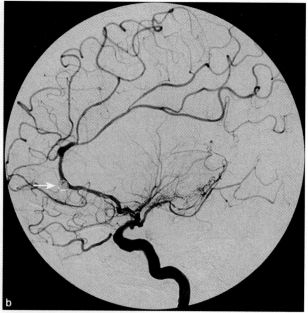

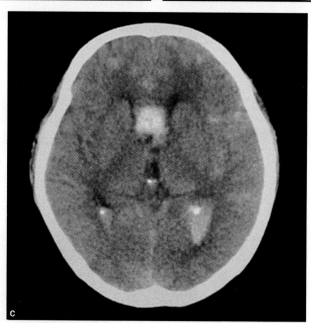

图 4-14　左侧大脑前动脉 A2、A3 段多发动脉瘤伴脑室出血(a～c)

DSA 图,左侧颈内动脉造影侧位像(a)显示大脑前动脉 A2、A3 段多发动脉瘤,形态不规则,顶端可见小阜,瘤颈相对较宽(箭),大脑前动脉充盈良好,大脑中动脉未见显影。弹簧圈栓塞导致出血的责任动脉瘤,术后左侧颈内动脉造影侧位像(b)显示动脉瘤消失,载瘤动脉通畅(箭)。远端未处理的动脉瘤选择定期随诊复查。CT 平扫(c)显示胼胝体膝部血肿,双侧脑室枕角积血,外侧裂、脑沟可见蛛网膜下腔出血

　　讨论:脑动脉瘤是动脉内腔局限性扩大造成动脉壁的一种瘤状突出,动脉瘤壁缺乏正常层次结构以及血流动力学改变可造成管壁退变,异常的肌层应力在动脉分叉部最明显。动脉瘤的发病机制尚未明了,但遗传因素越来越受到重视。

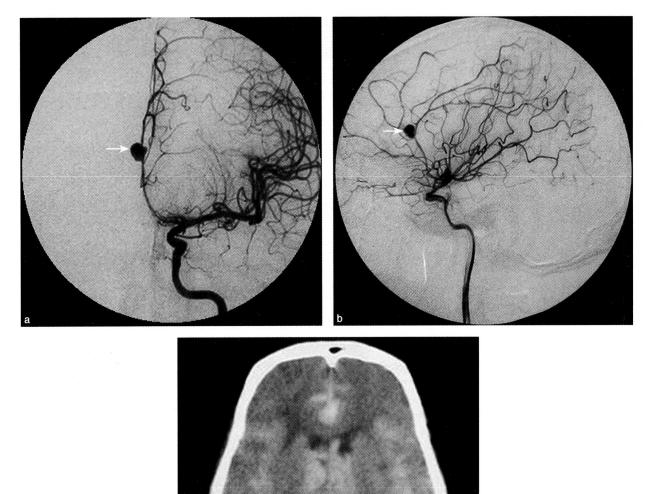

图 4-15 左侧大脑前动脉胼周动脉动脉瘤伴脑室出血(a~c)

DSA 图,左侧颈内动脉造影侧位像和前后位像(a、b)显示大脑前动脉胼周动脉动脉瘤,形态为囊状,侧方可见小阜,瘤腔内对比剂充盈均匀(箭),大脑前动脉由于血肿压迫移位。CT 平扫(c)显示胼胝体体部血肿,双侧侧脑室积血伴脑室扩张,外侧裂、脑沟可见蛛网膜下腔出血

讨论:在 CT 上蛛网膜下腔出血及实质内血肿积聚的部位,有助于判断动脉瘤的起源,前交通动脉动脉瘤破裂血肿位于前纵裂或额叶,大脑前动脉远端动脉瘤破裂血肿位于胼胝体膝部或体部,大脑中动脉动脉瘤破裂出血位于外侧裂,可并发同侧硬膜下血肿,后交通动脉动脉瘤破裂出血位于鞍上池和脚间池,但当蛛网膜下腔出血量较多或持续时间长时,可均匀满布蛛网膜下腔,确定出血部位较困难。

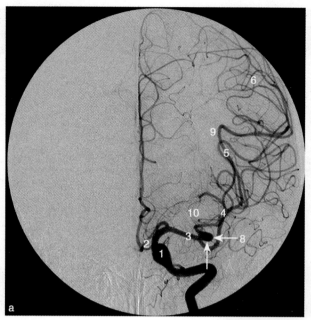

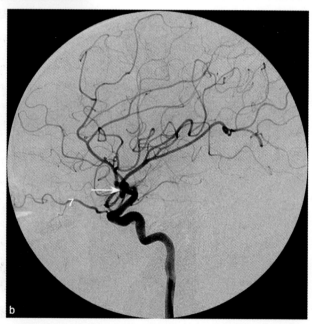

图 4-16 左侧大脑中动脉分叉处动脉瘤(a、b)

DSA 图,左侧颈内动脉造影前后位像和侧位像(a、b)显示大脑中动脉分叉处囊状动脉瘤,瘤颈显示清晰,朝向外侧生长(箭),大脑中动脉走行正常

1. 颈内动脉(internal carotid artery)
2. 大脑前动脉 A1 段(A1 segment of ACA)
3. 大脑中动脉 M1 段(M1 segment of MCA)
4. 大脑中动脉 M2 段(M2 segment of MCA)
5. 大脑中动脉 M3 段(M3 segment of MCA)
6. 大脑中动脉 M4 段(M4 segment of MCA)
7. 眼动脉(ophthalmic artery)
8. 动脉瘤瘤顶(dome of aneurysm)
9. 侧裂点(sylvian point)
10. 豆纹动脉(lenticulostriate arteries)

讨论:大脑中动脉分叉部动脉瘤在造影中有其特殊的影像学特点,动脉瘤瘤顶的方向可向外上指向外侧裂,向后在分叉的主干之间,向下指向岛叶。由于大脑中动脉 M₁ 段与 M₂ 段的走行方向形成近直角的转折,常导致动脉瘤的瘤颈较宽。了解这些特点对选择恰当的治疗方法有指导意义。

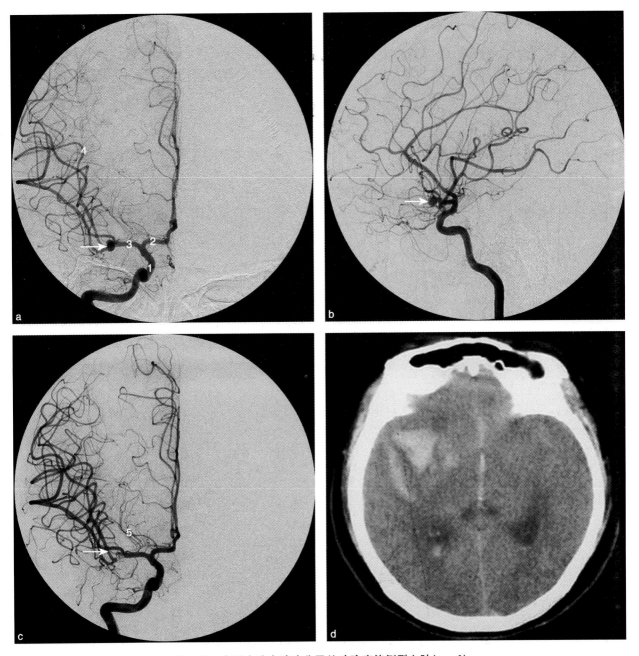

图 4-17 右侧大脑中动脉分叉处动脉瘤伴侧裂血肿(a~d)

DSA 图,右侧颈内动脉造影前后位像和侧位像(a、b)显示大脑中动脉分叉处囊状动脉瘤,朝向外侧生长,瘤颈相对较宽(箭),大脑前和大脑中动脉显示正常形态和走行。弹簧圈栓塞动脉瘤术后,右侧颈内动脉造影前后位像(c)显示动脉瘤消失(箭)。CT 平扫(d)显示右侧外侧裂区血肿,右侧脑室枕角少量积血,纵裂及脑沟内可见蛛网膜下腔出血

1. 颈内动脉(internal carotid artery)
2. 大脑前动脉 A1 段(A1 segment of ACA)
3. 大脑中动脉 M1 段(M1 segment of MCA)
4. 侧裂点(sylvian point)
5. 豆纹动脉(lenticulostriate arteries)

讨论:大脑中动脉分叉处是大脑中动脉承受血流动力和压力最大的部位,分叉顶点的血管结构易受血流冲击造成损伤,继而形成动脉瘤。大部分动脉瘤位于侧裂内,位置表浅,动脉瘤破裂后出血量大,出血铸型在外侧裂内,可形成侧裂血肿。

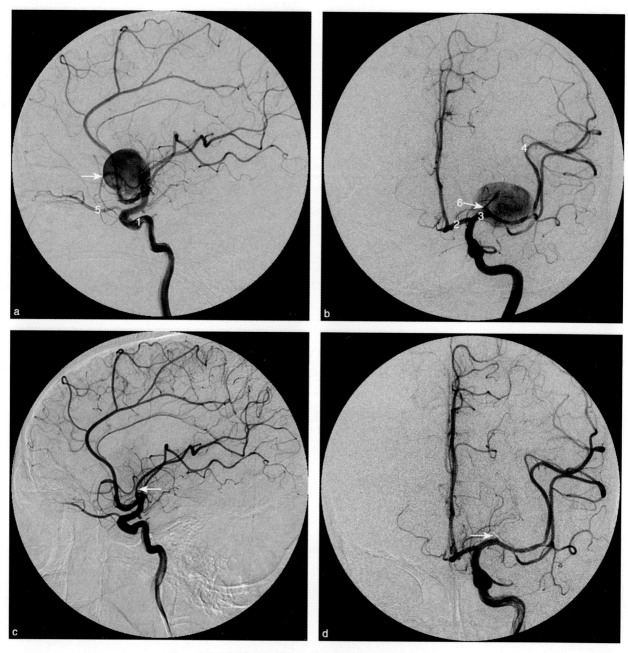

图 4-18　左侧大脑中动脉 M1 段近端巨大动脉瘤（a～d）

DSA 图，左侧颈内动脉造影侧位像和前后位像（a、b）显示大脑中动脉 M1 段近端囊性动脉瘤，瘤体边缘光滑，瘤腔内对比剂充盈均匀，瘤颈较长如蒂（箭），大脑前和大脑中动脉显示正常形态和走行。弹簧圈栓塞动脉瘤术后，左侧颈内动脉造影侧位像和前后位像（c、d）显示动脉瘤消失，载瘤动脉通畅（箭）

1. 颈内动脉（internal carotid artery）
2. 大脑前动脉 A1 段（A1 segment of ACA）
3. 载瘤动脉（parent artery）
4. 侧裂点（sylvian point）
5. 眼动脉（ophthalmic artery）
6. 动脉瘤瘤颈（neck of aneurysm）

　　讨论：动脉瘤瘤颈的宽窄、瘤颈与瘤体的比例是决定动脉瘤是否适合栓塞治疗的重要条件。巨大动脉瘤常为宽颈，甚至无明显瘤颈，以往只能在有充分侧支循环代偿的情况下，进行载瘤动脉闭塞，但目前有支架辅助和球囊瘤颈塑形等技术辅助栓塞宽颈动脉瘤。此病例动脉瘤瘤颈细长，应用弹簧圈栓塞瘤颈，从而阻断血流，达到栓塞动脉瘤的目的。

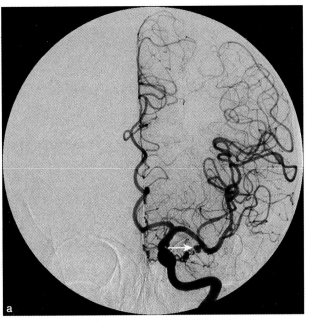

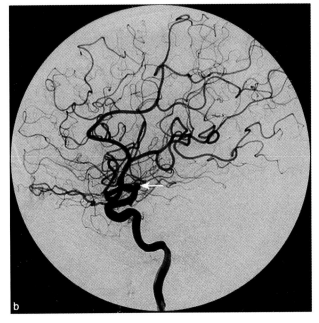
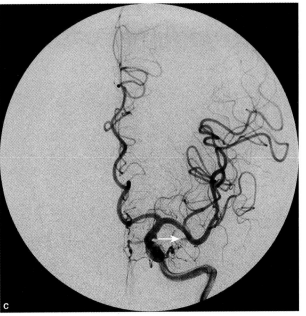

图 4-19 左侧大脑中动脉分叉处动脉瘤(a~c)

DSA 图,左侧颈内动脉造影前后位像和侧位像(a、b)显示大脑中动脉分叉处囊状动脉瘤,朝向内下方生长,瘤颈显示清晰(箭),大脑前和大脑中动脉显示正常形态和走行。弹簧圈栓塞术后,左侧颈内动脉造影前后位像(c)显示动脉瘤消失(箭)

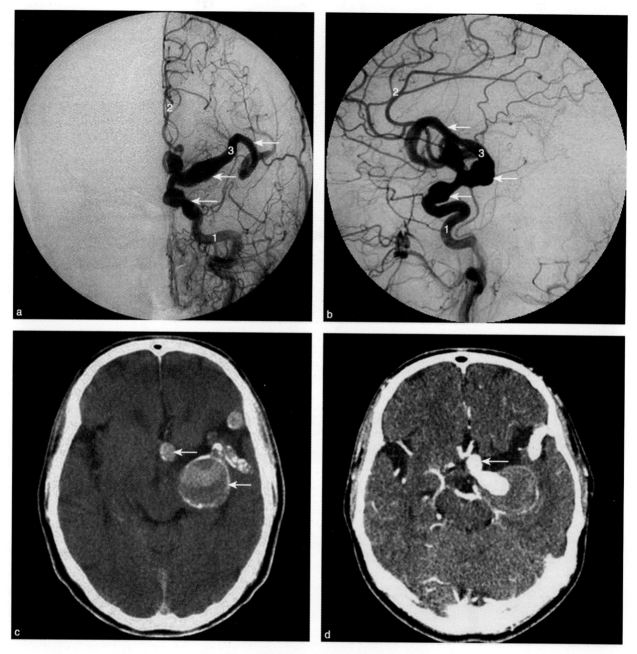

图 4-20　左侧大脑中动脉蛇形动脉瘤（a~d）

DSA 及 CT 图，左侧颈总动脉造影前后位像和侧位像（a、b）显示大脑中动脉水平段和侧裂段管腔粗细不均伴不规则扩张，走行迂曲，宛如蛇形（箭）。CT 平扫（c）显示左侧外侧裂区大小不一圆形、条形高密度影，密度不均，边缘弧形钙化（箭）；CT 增强扫描（d）病变呈条状明显强化，与动脉血管强化程度一致，周围强化不明显的部分为瘤腔内血栓形成，边缘可见瘤壁增厚及硬化（箭）

1. 颈内动脉（internal carotid artery）　　　3. 大脑中动脉（middle cerebral artery）

2. 大脑前动脉（anterior cerebral artery）

　　讨论：蛇形动脉瘤以动脉管腔广泛而不规则的迂曲扩张而命名，因较巨大，常有占位效应，可发生周围组织水肿。与梭形动脉瘤相似，蛇形动脉瘤缺少明确的瘤颈，但蛇形动脉瘤具有独特的解剖学和病理学特征。蛇形动脉瘤体积大，管腔内不完全的血栓形成，而残余管腔与其远端正常血管一起向周围组织供血，残余管腔无内皮细胞和弹力膜。

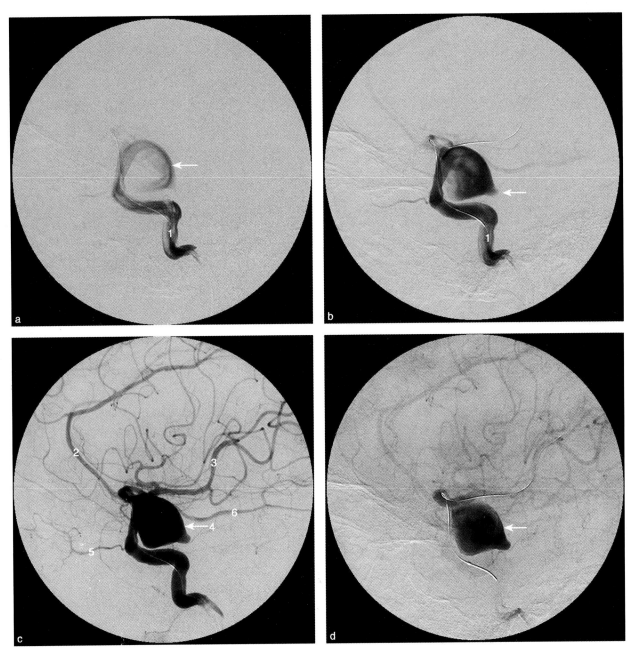

图 4-21 左侧后交通动脉巨大动脉瘤(a~d)

DSA 图,左侧颈内动脉造影侧位像动态观察,动脉早期(a、b)显示对比剂从动脉瘤开口进入,先向下,然后向瘤体顶部绕行后流出,瘤体中心可见湍流的漩涡(箭 a),动脉瘤顶可见小阜(箭 b);动脉期(c)显示后交通动脉巨大囊状动脉瘤,瘤壁光滑,瘤颈显示不清(箭),大脑前和大脑中动脉显示正常形态和走行;动脉晚期(d)可见对比剂滞留(箭)

1. 颈内动脉(internal carotid artery)
2. 大脑前动脉(anterior cerebral artery)
3. 大脑中动脉(middle cerebral artery)
4. 动脉瘤瘤顶(dome of aneurysm)
5. 眼动脉(ophthalmic artery)
6. 大脑后动脉(posterior cerebral artery)

讨论:此病例后交通巨大动脉瘤的血流动力学动态观察,显示对比剂从动脉瘤开口进入,沿动脉瘤内壁由上至下,通过顶部流出瘤体,可见到中心湍流的漩涡,其中在动脉瘤顶部见一小阜,在动脉瘤晚期可见对比剂滞留,说明尽管血流对小阜冲击力不是很大,但其瘤壁已经较薄弱,极易破裂出血。

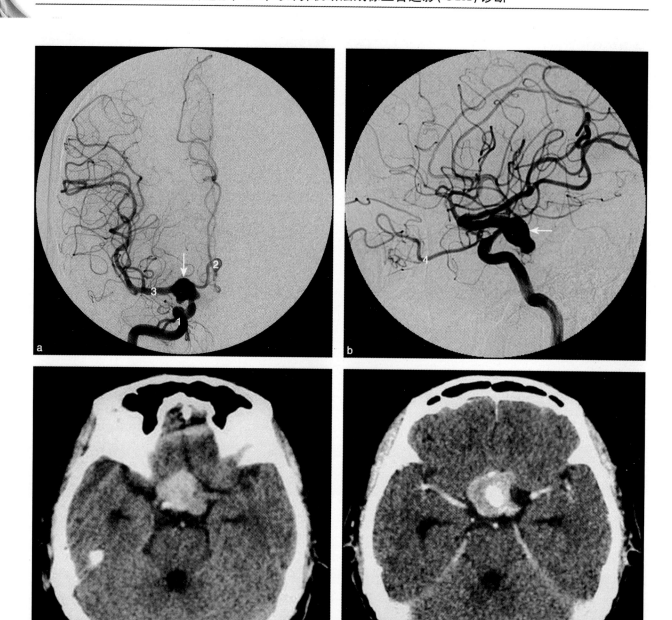

图 4-22　右侧后交通巨大动脉瘤(a~d)

DSA 及 CT 图,右侧颈内动脉造影前后位像和侧位像(a、b)显示右侧后交通动脉开口处分叶状动脉瘤,瘤壁欠光滑,瘤颈显示清晰,朝向内上方生长,顶端可见小阜(箭),大脑前和大脑中动脉显示正常形态和走行。CT 平扫(c)显示鞍上池不规则高密度影,密度不均;CT 增强扫描(d)显示动脉瘤不均匀强化,动脉瘤壁较厚,瘤内有分层血栓形成

1. 颈内动脉(internal carotid artery)　　3. 大脑中动脉(middle cerebral artery)
2. 大脑前动脉(anterior cerebral artery)　4. 眼动脉(ophthalmic artery)

　　讨论:此病例为后交通巨大分叶状动脉瘤,动脉瘤内血栓形成,动脉瘤体积巨大,有占位效应,压迫视交叉,由于未破裂的动脉瘤死亡率较低,对偶然发现的动脉瘤患者应做预防性治疗,对排除致死因素是有益的。

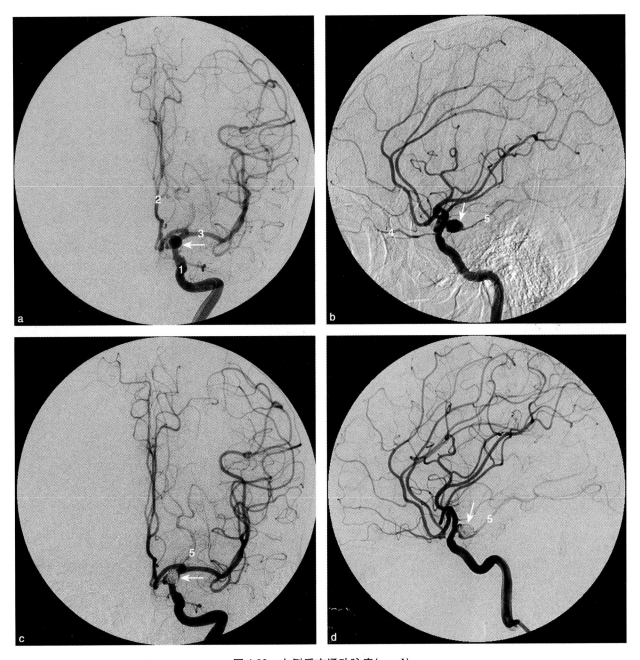

图 4-23　左侧后交通动脉瘤（a～d）

DSA 图,左侧颈内动脉造影前后位像和侧位像(a、b)显示后交通动脉囊状动脉瘤,瘤颈显示清晰,朝向后方生长,与载瘤动脉平行(箭),大脑前和大脑中动脉显示正常形态和走行。弹簧圈栓塞动脉瘤术后造影前后位像和侧位像(c、d)显示动脉瘤消失,后交通动脉显示良好(箭)

1. 颈内动脉(internal carotid artery)
2. 大脑前动脉(anterior cerebral artery)
3. 大脑中动脉(middle cerebral artery)
4. 眼动脉(ophthalmic artery)
5. 大脑后动脉(posterior cerebral artery)

注:后交通动脉"漏斗样扩张"与真性动脉瘤的鉴别,前者是边缘光滑的血管扩张,造影表现为动脉开口圆锥状对比剂充盈,形似"漏斗",直径小于 3mm。偶尔可见后交通动脉从顶端发出,如果后交通动脉从扩张部偏心性外凸,不论大小应怀疑动脉瘤,最常见的部位是后交通动脉在颈内动脉的开口处

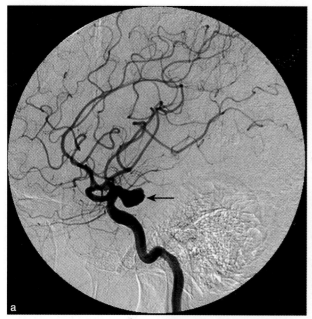
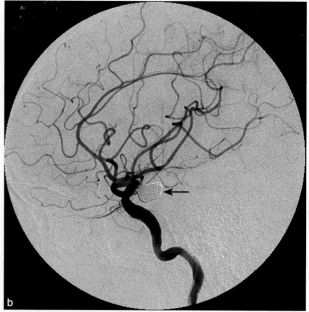
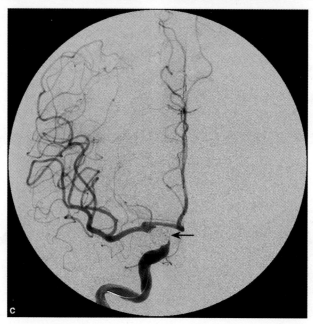

图4-24　右侧后交通巨大动脉瘤(a~c)

DSA 图,右侧颈内动脉造影侧位像(a)显示后交通动脉巨大囊状动脉瘤,形态规则,瘤壁欠光滑,瘤颈为窄颈,朝向后方生长(箭)。弹簧圈致密栓塞术后,右侧颈内动脉造影侧位像和前后位像(b、c)显示动脉瘤消失,患侧后交通动脉未显影(箭)

讨论:后交通动脉瘤约占颅内动脉瘤的25%,完全位于后交通动脉者很少见,仅占4.4%。一般多位于颈内动脉后交通动脉开口处,左右分布无差别,女性显著多于男性,并且还有对称性发生的倾向。小的后交通动脉瘤易破裂出血,较大的后交通动脉瘤常引起动眼神经麻痹,是后交通动脉瘤最有价值的定位症状。

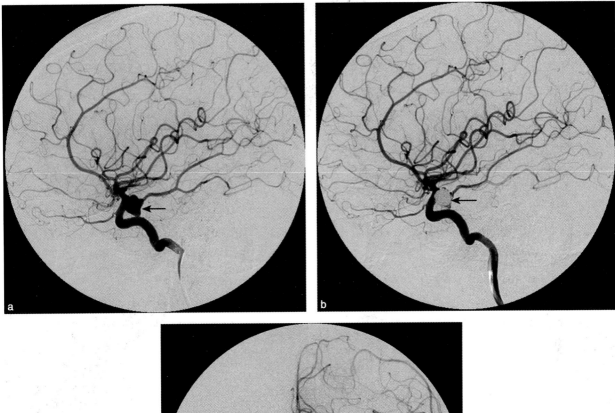

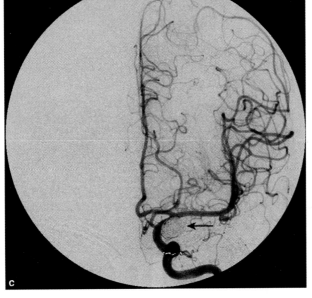

图 4-25　左侧后交通动脉瘤(a~c)

DSA 图,左侧颈内动脉造影侧位像(a)显示后交通动脉瘤,形态呈分叶状,瘤颈显示欠清(箭)。伴行的后交通动脉粗大,为优势血流,因此在治疗时,保留载瘤动脉至关重要。弹簧圈栓塞动脉瘤术后,左侧颈内动脉造影侧位像和前后位像(b、c)显示动脉瘤消失,后交通动脉通畅(箭)

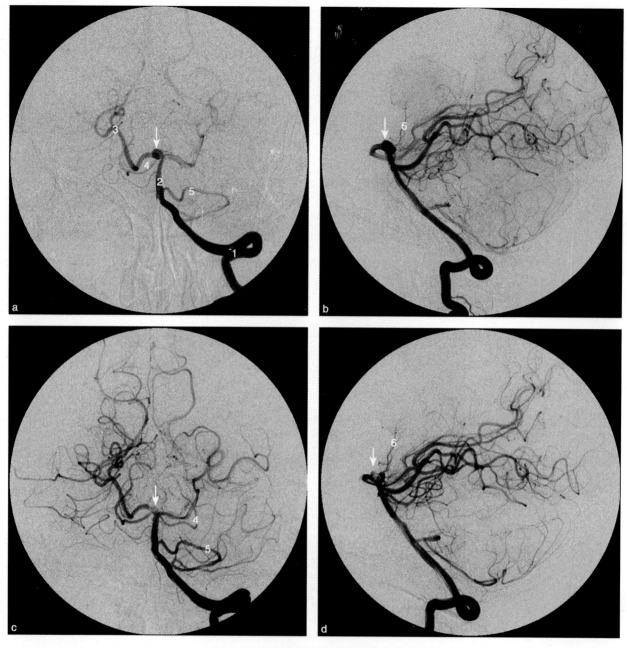

图 4-26 基底动脉分叉处动脉瘤（a～d）

DSA 图，左侧椎动脉造影前后位像和侧位像（a、b）显示基底动脉分叉处囊状动脉瘤，形态规则，瘤颈显示欠清（箭），大脑后和小脑上动脉显示正常形态和走行。弹簧圈栓塞动脉瘤术后，左侧椎动脉造影前后位像和侧位像（c、d）显示动脉瘤消失（箭）

1. 椎动脉（vertebral artery）
2. 基底动脉（basilar artery）
3. 大脑后动脉（posterior cerebral artery）
4. 小脑上动脉（superior cerebellar artery）
5. 小脑前下动脉（anterior inferior cerebellar artery）
6. 丘脑后穿支（posterior thalamoperforating artery）

　　讨论：基底动脉分叉处动脉瘤约占颅内动脉瘤的 2%，明显的家族倾向性在形成基底动脉尖动脉瘤因素方面越来越受到重视。文献报道基底动脉末端直径及与双侧大脑后动脉 P_1 段所形成的夹角，与基底动脉尖动脉瘤的形成密切相关，动脉直径变小和血管间夹角变大会使血流速度加快，对血管壁的冲击力也增大，发生动脉瘤的几率增加。

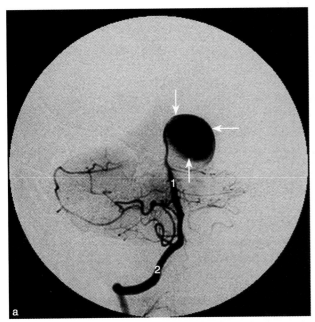

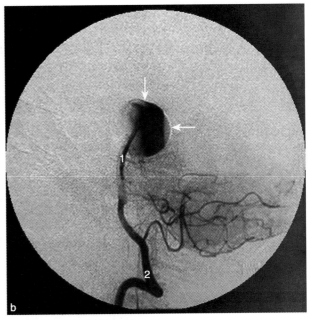

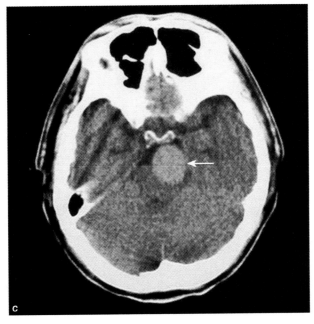

图 4-27　基底动脉分叉处巨大动脉瘤（a～c）

DSA 及 CT 图,右侧椎动脉造影前后位像和侧位像(a、b)显示基底动脉尖巨大囊状动脉瘤,瘤壁光滑,瘤内对比剂充盈不均匀(箭),基底动脉管腔粗细不均。CT 平扫(c)显示桥前池椭圆形高密度影,左侧大脑脚受压(箭)

1. 基底动脉(basilar artery)
2. 椎动脉(vertebral artery)

　　讨论:基底动脉尖动脉瘤 70% 朝向上方生长,当动脉瘤体积巨大时,瘤腔内血栓形成,很少破裂出血,多呈占位性表现,压迫四脑室、中脑导水管而出现幕上脑积水,压迫双侧大脑脚,出现下肢无力或瘫痪。

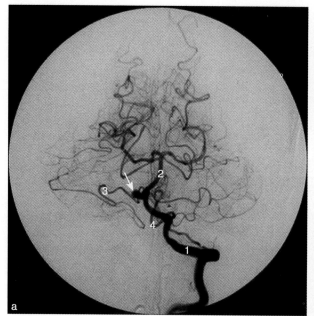

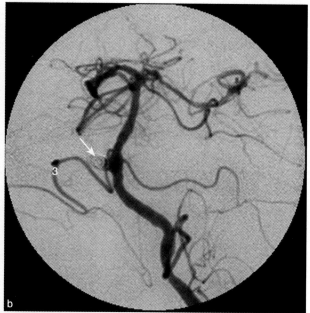

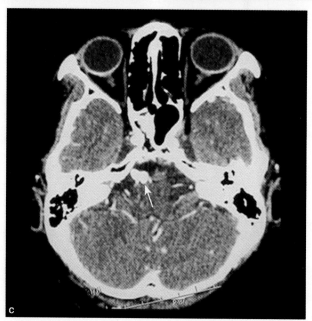

图 4-28　右侧小脑前下动脉动脉瘤（a～c）

DSA 及 CT 图，左侧椎动脉造影前后位像（a）显示右侧小脑前下动脉起始处囊状动脉瘤，形态规则，边缘欠光滑，瘤颈显示清晰，朝向外侧生长（箭），基底动脉和大脑后动脉走行正常。弹簧圈栓塞动脉瘤术后造影（b）显示动脉瘤消失（箭）。CT 增强扫描（c）显示右侧桥小脑池分叶状高密度影，基底动脉和动脉瘤清晰显示（箭）

1. 椎动脉（vertebral artery）　　　3. 小脑前下动脉（anterior inferior cerebellar artery）
2. 基底动脉（basilar artery）　　　4. 小脑后下动脉（posterior inferior cerebellar artery）

　　讨论：小脑前下动脉从基底动脉中下段发出，分支有迷路、回返、穿通和弓状下动脉。小脑前下动脉袢与内耳门关系密切，多在面听神经之间穿过，主要供应脑桥、小脑中脚及小脑前下部。小脑前下动脉动脉瘤非常罕见，发病率不足 1%，临床可有面肌痉挛。

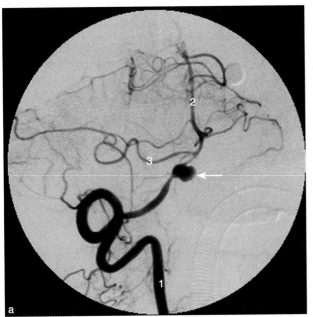

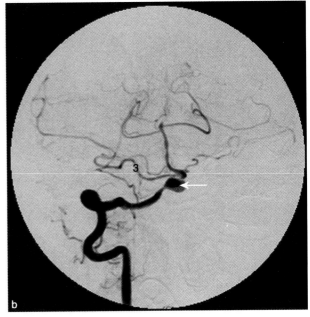

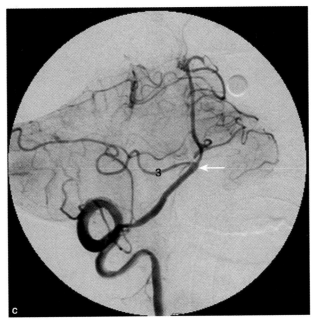

图 4-29　右椎动脉颅内段动脉瘤（a~c）

DSA 图,右侧椎动脉造影右前斜位像和前后位像(a、b)显示右侧椎动脉颅内段囊状动脉瘤,朝向内侧生长,瘤颈显示清晰(箭),基底动脉和大脑后动脉走行正常;采用覆膜支架封闭动脉瘤瘤颈,术后造影(c)显示动脉瘤消失(箭)

1. 椎动脉(vertebral artery)　　3. 小脑前下动脉(anterior inferior cerebellar artery)
2. 基底动脉(basilar artery)

　　讨论:椎动脉动脉瘤主要发生在颅内段,占动脉瘤的3%~5%,以椎动脉汇入基底动脉或小脑后下动脉开口处常见,临床有头晕、耳鸣、共济失调等症状,破裂出血可形成四脑室积血。

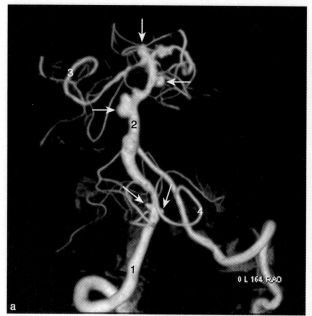

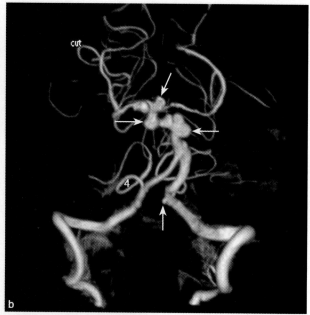

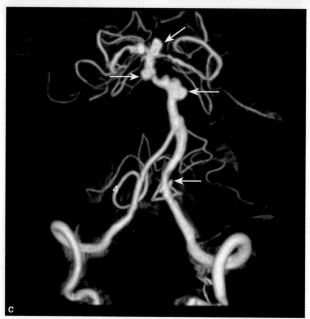

图 4-30　椎—基底动脉多发动脉瘤(a～c)

三维 DSA 图,椎—基底动脉 VR 重建(a～c)显示左侧椎动脉及基底动脉多发动脉瘤,呈囊状、分叶状,分布在基底动脉尖、基底动脉干、小脑上动脉、小脑前下动脉及小脑后下动脉开口处,椎—基底动脉血管壁不光滑(箭)

1. 椎动脉(vertebral artery)　　　3. 大脑后动脉(posterior cerebral artery)

2. 基底动脉(basilar artery)　　　4. 小脑后下动脉(posterior inferior cerebellar artery)

讨论: 多发动脉瘤临床不少见,约占颅内动脉瘤4.2%～31%,平均20%左右,而发生在同一条动脉上的多发动脉瘤仅占全部动脉瘤的2.8%,文献报道,女性明显较多,男女比例1:5,发病高峰在40～60岁,纤维肌发育不良(Fibromuscular Dysplasia FMD)和多囊肾合并多发动脉瘤的几率高。

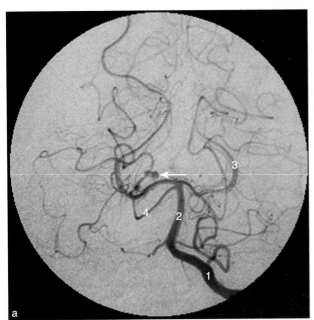

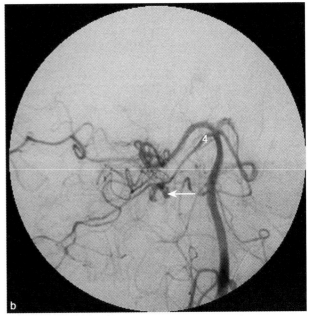

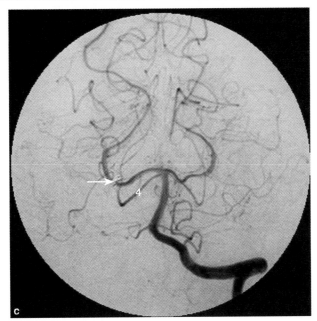

图4-31　右侧小脑上动脉远端动脉瘤(a～c)

DSA图,左侧椎动脉造影前后位像和右前斜位像(a、b)显示右侧小脑上动脉远端动脉瘤,形态呈葫芦状,瘤颈显示清晰,朝向内侧生长(箭),基底动脉、大脑后动脉以及小脑上动脉走行正常。弹簧圈栓塞动脉瘤术后,左侧椎动脉造影前后位像(c)显示动脉瘤消失(箭)

1. 椎动脉(vertebral artery)　　　3. 大脑后动脉(posterior cerebral artery)
2. 基底动脉(basilar artery)　　　4. 小脑上动脉(superior cerebellar artery)

　　讨论:小脑上动脉在小脑幕下方,滑车神经上方,在影像学上小脑上动脉是确定滑车神经的标志,主要供应本侧小脑半球上面、中脑和脑桥的背外侧面。小脑上动脉动脉瘤较小,位置隐蔽。

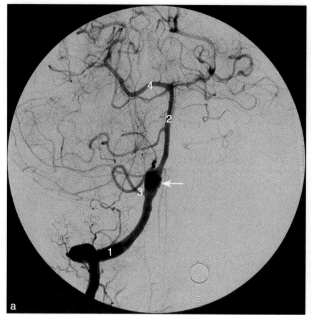
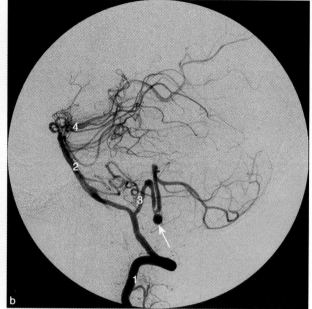

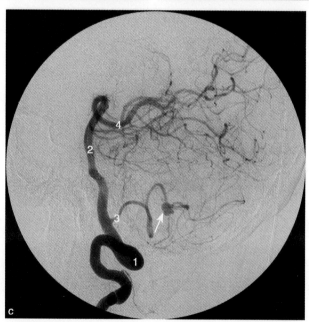

图 4-32 小脑后下动脉动脉瘤（a～c）

DSA 图，左侧椎动脉造影前后位像（a）显示右侧小脑后下动脉起始部动脉瘤，呈明显宽颈，形态不规则。椎动脉造影侧位像（b）显示小脑后下动脉远端窄颈的类圆形动脉瘤（箭）。椎动脉造影侧位像（c）显示动脉瘤形态呈分叶状，瘤颈相对较宽（箭）

1. 椎动脉（vertebral artery）　　3. 小脑后下动脉（posterior inferior cerebellar artery）
2. 基底动脉（basilar artery）　　4. 大脑后动脉（posterior cerebral artery）

　　讨论：小脑后下动脉是椎动脉颅内段最大也是最后的分支，在橄榄体附近发出，与后组颅神经和脑干关系紧密。小脑后下动脉动脉瘤可位于动脉开口处，也可位于动脉远端，临床较少见，易漏诊，因此血管造影检查应包括全部四血管造影（双侧颈内动脉和双侧椎动脉）。

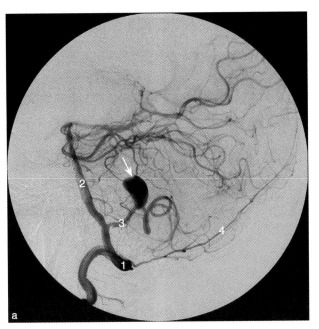

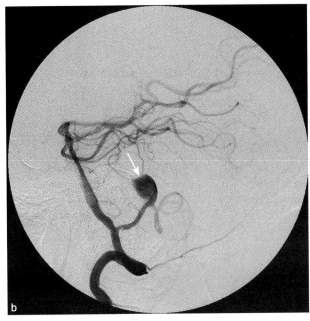 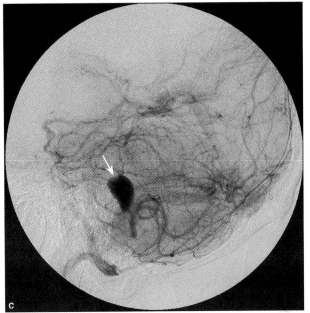

图 4-33 左侧小脑后下动脉远端大动脉瘤(a~c)

DSA 图,左侧椎动脉造影侧位像动态观察,动脉期(a)显示左侧小脑后下动脉远端囊状动脉瘤,形态规则,瘤颈显示清晰(箭);动脉晚期及静脉期(b、c)可见动脉瘤腔内对比剂滞留(箭)

1. 椎动脉(vertebral artery)　　3. 小脑后下动脉(posterior inferior cerebellar artery)

2. 基底动脉(basilar artery)　　4. 脑膜后动脉(posterior mengingeal artery)

　　讨论:椎动脉入颅后发出延髓外侧、脊髓前和小脑后下动脉,其中小脑后下动脉位于枕骨大孔之上10mm,在基底动脉汇合点近侧。小脑后下动脉远端动脉瘤,由于位置较深,血管管腔细,且迂曲走行,栓塞治疗极易造成载瘤动脉栓塞。

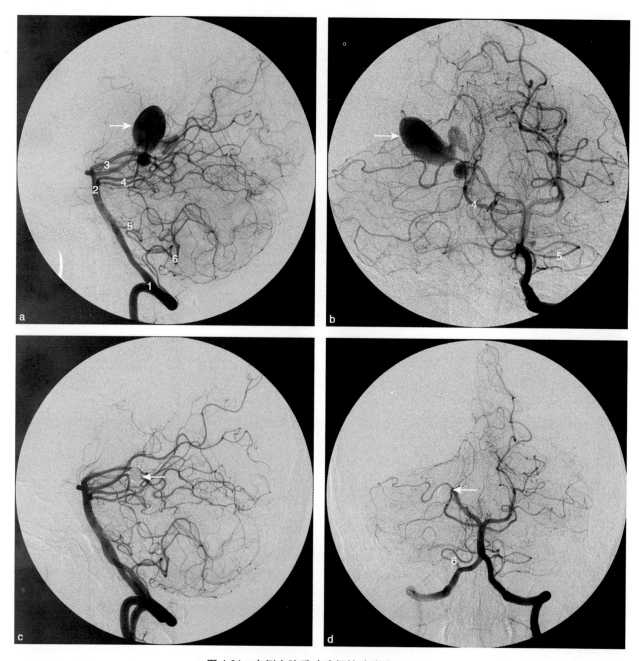

图 4-34　右侧大脑后动脉假性动脉瘤（a～d）

DSA 图，左侧椎动脉造影侧位像和前后位像（a、b）显示右侧大脑后动脉 P2 段巨大动脉瘤，形态呈葫芦状，瘤壁较光滑，朝向外上方生长，可见动脉瘤瘤蒂（箭），大脑后和小脑上动脉显示正常形态和走行。弹簧圈栓塞动脉瘤术后，左侧椎动脉造影侧位像和前后位像（c、d）显示动脉瘤消失（箭）

1. 椎动脉（vertebral artery）
2. 基底动脉（basilar artery）
3. 大脑后动脉（posterior cerebral artery）
4. 小脑上动脉（superior cerebellar artery）
5. 小脑前下动脉（anterior inferior cerebellar artery）
6. 小脑后下动脉（posterior inferior cerebellar artery）

讨论：大脑后动脉动脉瘤较少见，常累及大脑后动脉 P2 段，约 80% 长成巨大动脉瘤，具有发病年轻化和动脉瘤巨大化的倾向，由于大脑后动脉邻近脑干和脑神经以及穿支动脉，手术治疗很困难，目前，介入治疗是一种安全有效的治疗手段。

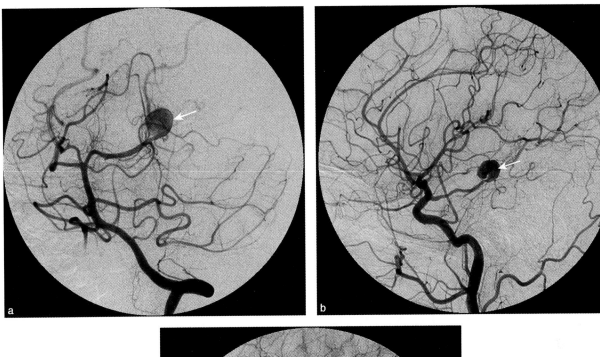

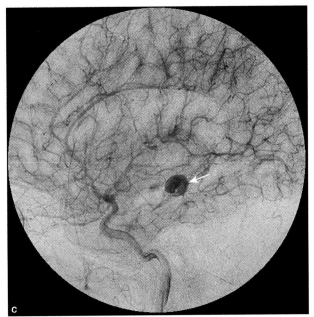

图4-35 左侧大脑后动脉假性动脉瘤(a~c)

DSA图,左侧椎动脉造影左前斜位像(a)和颈总动脉造影侧位像动脉期(b)显示大脑后动脉 P2 段囊状对比剂充盈影,边缘欠光滑,腔内密度不均,未见明显涡流(箭);左侧颈总动脉造影侧位像动脉晚期(c)可见对比剂腔内滞留(箭)

讨论:由于外伤或其他损伤造成动脉管壁被撕裂或穿破后形成搏动性血肿,被血管内皮细胞延伸形成内膜,血肿周围进一步形成纤维包裹,成为与动脉腔相通的搏动性肿块。但这种动脉瘤不具有真性动脉瘤完整的血管壁结构,而且也不是真正意义上与载瘤动脉相连,故称为假性动脉瘤。DSA 表现动脉壁不规则,没有瘤颈,对比剂延迟充盈和排空。

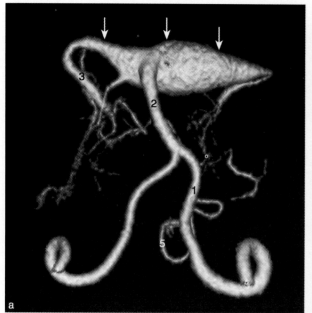

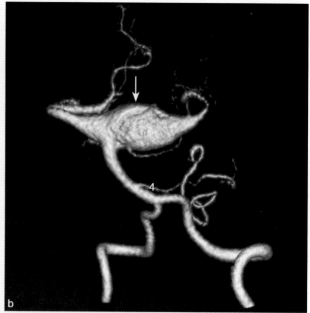

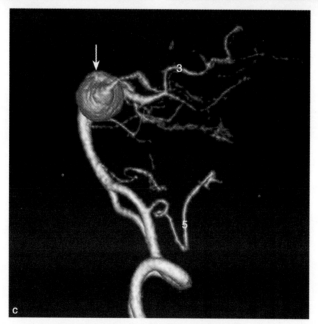

图 4-36 双侧大脑后动脉梭形动脉瘤(a~c)

CTA 图,椎—基底动脉 VR 重建图像显示两侧大脑后动脉 P1 段局部血管壁全层向外扩张,形成梭形动脉瘤,累及基底动脉分叉(箭),大脑后动脉远端血管略显增粗,两侧椎动脉显示正常形态和走行。

1. 椎动脉(vertebral artery)

2. 基底动脉(basilar artery)

3. 大脑后动脉(posterior cerebral artery)

4. 小脑前下动脉(anterior inferior cerebellar artery)

5. 小脑后下动脉(posterior inferior cerebellar artery)

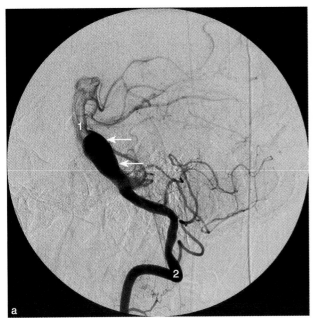

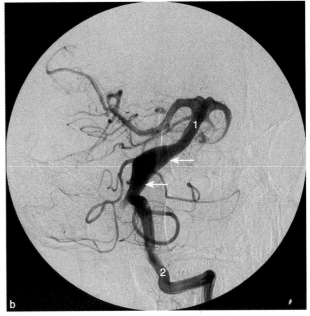

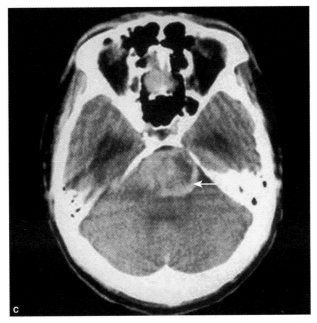

图 4-37 基底动脉梭形动脉瘤(a~c)

DSA 及 CT 图,左侧椎动脉造影侧位像和右前斜位像(a、b)显示基底动脉近端梭形动脉瘤,基底动脉血管壁不光滑,近端梭形膨大扩张(箭)。CT 平扫(c)显示桥前池椭圆形高密度影,密度不均(箭),脑桥、第四脑室受压,双侧侧脑室颞角扩张

1. 基底动脉(basilar artery)
2. 椎动脉(vertebral artery)

讨论:基底动脉梭形动脉瘤亦称动脉粥样硬化性动脉瘤,动脉壁损害使动脉过度扭曲、伸长和扩张,累及相当长一段动脉,在此病变的基础上,可伴发多处梭形扩张、甚至囊状扩大。梭形动脉瘤多见于老年人,椎—基底动脉是常见部位。血管造影显示为扩张、伸长、迂曲的较长动脉段。

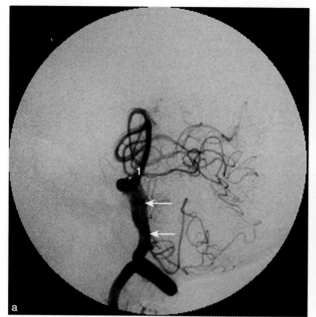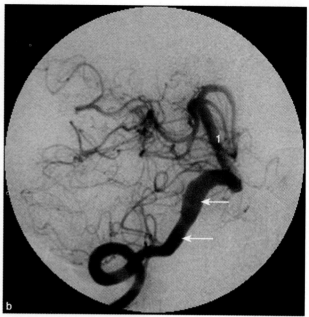

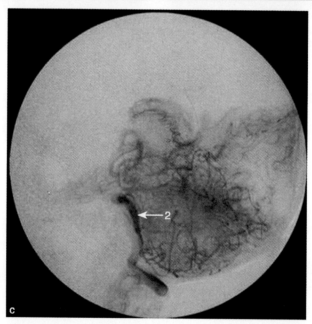

图4-38　椎—基底动脉动脉夹层(a～c)

DSA图,右侧椎动脉造影侧位像和右前斜位像动脉期(a、b)显示椎—基底动脉梭形扩张,边缘尚光滑,扩张的动脉内对比剂充盈密度不均匀,椎—基底动脉管壁不光滑(箭)。椎动脉造影侧位像静脉期(c)仍可见椎—基底动脉阶段性对比剂滞留(箭)

1. 基底动脉(basilar artery)

2. 动脉夹层(artery dissection)

讨论:动脉壁的损伤可造成动脉夹层,血液通过动脉壁裂隙聚集于壁内形成夹层动脉。颅内动脉夹层是指脑血管壁的病理性夹层累及动脉的内膜、形成内膜下血肿并扩张到内膜和中膜之间。夹层动脉瘤是指病理性夹层发生在中膜层内或中膜和外膜之间的剥离,动脉壁膨出,发生动脉瘤样扩张,故有别于囊性动脉瘤。动脉夹层的病理过程系由各种原因造成的动脉壁内膜破裂,血液通过内膜的破口进入动脉壁中层而形成血肿导致血管壁分层。

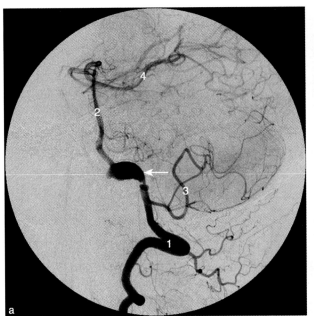

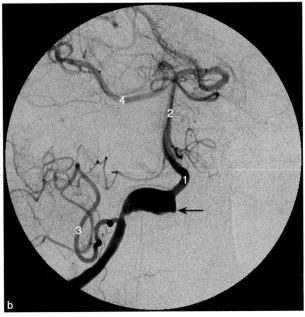

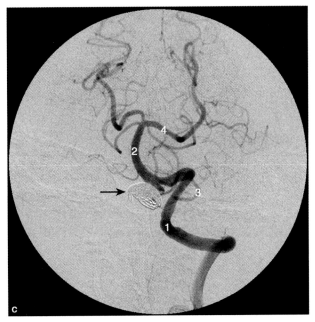

图 4-39　右侧椎动脉颅内段夹层动脉瘤（a～c）

DSA 图,右侧椎动脉造影侧位像和右前斜位像(a,b)显示右侧椎动脉颅内段夹层动脉瘤,形态不规则,边缘欠光滑(箭)。弹簧圈闭塞右侧椎动脉颅内段末端,选择保留近端右侧小脑后下动脉,术后左侧椎动脉造影前后位像(c)显示左侧椎动脉、基底动脉、双侧小脑上动脉及大脑后动脉充盈良好(箭)

1. 椎动脉(vertebral artery)　　3. 小脑后下动脉(posterior inferior cerebellar artery)

2. 基底动脉(basilar artery)　　4. 大脑后动脉(posterior cerebral artery)

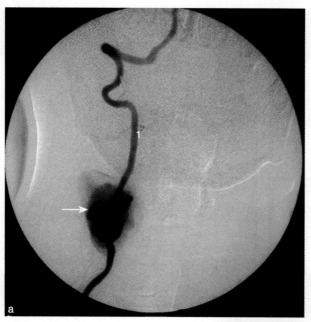

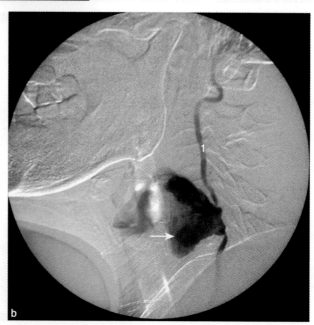

图 4-40　右侧椎动脉颈段外伤性动脉瘤破裂出血(a、b)

DSA图,患者头部外伤后右侧椎动脉造影前后位像和侧位像(a、b)显示右侧椎动脉颈段不规则对比剂充盈影,形态不规则,边缘毛糙,充盈密度不均,造影中可见对比剂外溢(箭)

1. 椎动脉(vertebral artery)

讨论:外伤性动脉瘤发生率较低,临床少见,血管造影是诊断和定位的最佳手段,造影中对比剂外溢是诊断动脉瘤破裂的可靠证据,治疗方法包括手术结扎和介入栓塞。椎动脉外伤后可在短时间内形成假性动脉瘤,极易破裂造成大出血,危及生命,早诊断早治疗至关重要。

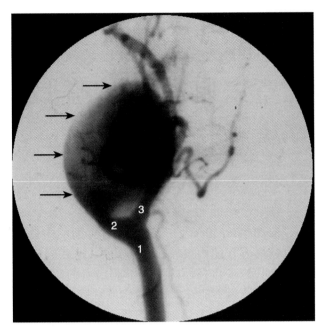

图 4-41 右侧颈动脉体瘤

DSA 图,右侧颈内动脉造影侧位像显示颈动脉分叉部椭圆形巨大
肿瘤染色,其内富含滋养血管,强化迅速而显著(箭),形态规则,
边缘光滑,颈内动脉管腔受压,远端充盈欠佳

1. 颈总动脉(common carotid artery)
2. 颈动脉窦(carotid artery sinus)
3. 颈外动脉(external carotid artery)

　　讨论:颈动脉体瘤(又名血管球瘤、化学感受器瘤或副神经节瘤)由 Albrecht 于 1743 年首先提出,为起源于颈动脉体化学感受器的副神经节瘤,组织学与颈静脉球瘤、嗜铬细胞瘤等非常类似。该病临床罕见,肿瘤的主体多位于颈动脉分叉内,倾向于围绕颈总动脉和颈内动脉生长。血管造影为该病诊断的金标准,可以显示肿瘤的滋养动脉;了解肿瘤同血管壁的关系。对于较大的颈动脉体瘤,可先行栓塞滋养动脉,使其体积缩小后再手术;还可以了解和评价患者脑血管侧支循环状况。

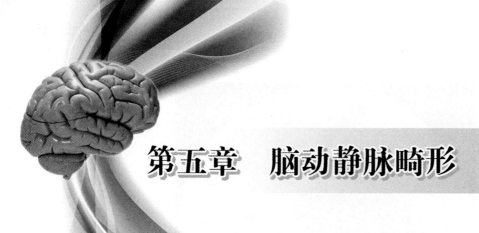

第五章　脑动静脉畸形

　　脑动静脉畸形(Arterio-Venous Malformations,AVM)是最常见的颅内血管畸形,它由供血动脉、引流静脉及畸形血管团三部分组成,畸形血管团内没有正常脑组织,这些异常血管为胚胎期原始毛细血管和前毛细血管残留形成异常血管团,约占自发性蛛网膜下腔出血的20%～30%。有些动静脉畸形,由于血栓形成或出血破坏,常规脑血管造影不能发现,称为隐匿性脑血管畸形。近年来,随着影像设备飞速发展,如通过MRI的磁敏感加权成像以及DSA血管内超选择造影等诊断技术,越来越多的隐匿性脑血管畸形被发现。

　　AVM血流动力学的改变是由于动静脉之间没有毛细血管,血液经动脉直接进入静脉,缺乏血管阻力,局部血流量增加,血液循环速度加快,出现"盗血"现象,周围脑组织供血减少,患者出现脑缺血症状。由于动脉内压力减低致使其代偿性扩张,以弥补远端脑供血不足,造成动脉的自动调节功能丧失。静脉内血流加快,压力升高,血管壁增厚,形成静脉的动脉化。随着动静脉的扩张,盗血量的日益增加使病变逐渐增大,血流不断冲击静脉的薄弱处,造成破裂出血。

　　AVM可发生于任何年龄,高发年龄为20～30岁,平均年龄25岁,约60%～72%在40岁前起病,男性略多于女性,男女比例为1.1～1.2:1。

　　AVM绝大多数(98%)为单发,多发者可见于Rendau-Osier-Weber综合征和Wyburn-Mason综合征。可发生于颅内任何部位,约85%发生于幕上,常见于大脑中动脉供应区的顶叶、颞叶外侧面,其次为大脑前动脉供应区的额叶、顶叶内侧面及胼胝体,亦可发生于基底核、丘脑、侧脑室,约15%发生于幕下后颅凹的小脑、脑干、四脑室。AVM的供血动脉一般只有1条,多者可有2～3条,引流静脉1～2条。AVM的出血与其体积的大小及其引流静脉的数目、状态有关,即中小型(<4cm)的容易出血;引流静脉少、狭窄或缺乏正常静脉引流者容易发生出血,与年龄、性别、供血动脉数目、部位似无明显的关系。

　　AVM大小差异较大,小的仅数毫米,大的直径可达8～10cm以上,可累及整个脑叶、一侧或双侧大脑半球。病变中畸形血管粗细不均纠缠成团,其中有的血管极度扩张、扭曲,管壁极薄,有的血管较细小,有时可见动脉与静脉直接相通。动静脉畸形越小,越易出血,因为动静脉管径小,在动静脉短路处的动脉压下降不显著,小静脉管壁又薄,难以承受较高动脉压力的血流冲击,故易发生破裂出血。

　　AVM的主要临床表现有出血、头痛和癫痫。

　　(1)出血是最常见的症状,发生率约为52%～77%,半数以上在16～35岁之间发病,且多为首发症状,常表现为蛛网膜下腔出血,40%形成颅内血肿,出血具有反复性,再出血率23%～50%。

　　(2)癫痫发生率30%～60%,约10%～30%为首发症状。癫痫与AVM的部位及大小有关,额顶叶的AVM癫痫发生率最高,达86%,其次颞叶为56%,癫痫类型也有所不同,顶叶AVM多为局限性癫痫发作,额叶多为全身性癫痫,颞叶可表现为颞叶癫痫。AVM越大,癫痫发生率也越高。

　　(3)头痛,15%以上的AVM有长期头痛史,其中大部分患者为首发症状,头痛常限于一侧,表现为阵发性非典型的偏头痛,可能与脑血管扩张有关。此外,尚可见神经功能障碍、颅内压增高征象、颅内血管杂音、突眼等症状。

　　影像学表现,CT:根据AVM的大小、部位、有无钙化、出血、缺血等情况表现各异。常表现为边界不清的混杂密度病灶,其中可有等或略高密度条形、蛇形血管影以及点状、线状高密度钙化和低密度软化灶,约25%～30%出现钙化。无出血时病变周围无脑水肿,周围脑组织常有脑沟增宽等局部脑萎缩改变。出血形式非常多变,可表现为位置表浅的实质内血肿、也可表现为蛛网膜下腔出血、脑室出血等。出血后畸形血管被血肿淹没或压迫,不容易辨认,有时血肿附近发现蜿蜒状略高密度影有助于AVM的诊断。增强扫描可见点、条状血管强化影,亦可显示粗大引流静脉。少数小的AVM,平扫未见异常,增强扫描才显示异常血管影。邻近脑室的动静脉畸形可突入脑室中,类似脑室内占位性病变。

MRI:AVM的血管团在T_1WI和T_2WI均表现为低或无信号区,呈"蜂窝状"的血管流空影;AVM的回流静脉由于血流缓慢,T_1WI为低信号,T_2WI为高信号;供血动脉表现为低或无信号区。用对比增强扫描能更清楚地显示血管。病变区内常可见到新鲜或陈旧的局灶性出血信号,周围脑组织萎缩,其中可有长T_2信号胶质增生灶。在显示隐匿性动静脉畸形方面MRI优于CT。

CTA和MRA:可直接显示出AVM的供血动脉、畸形血管团、引流静脉及静脉窦,有助于判断血流情况,同时三维成像提高了显示效果。

DSA:脑血管造影是诊断AVM最可靠、最准确的方法,典型表现为:在动脉期可见粗细不均、迂曲的血管团,有时可表现为网状或血窦状,供血动脉多增粗,引流静脉早期显影。有时病变以外的动脉由于循环量减少,显影不良。部分体积小或栓塞的AVM常不能显示或仅表现为模糊、浅淡的引流静脉于早期显影,偶尔可见到血流缓慢的供血动脉在动脉晚期或毛细血管期显影。

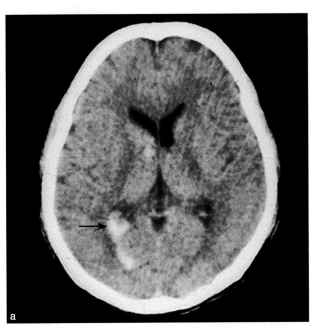
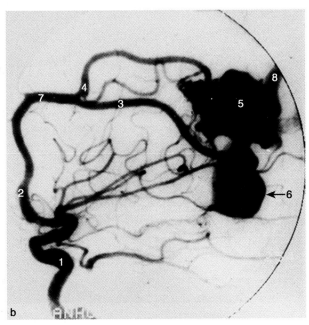

图5-1 右枕动静脉畸形合并出血,伴动脉瘤样静脉扩张(a、b)

CT平扫(a)显示右侧枕叶实质内出血破入脑室,右侧脑室枕角受压(箭)和DSA图(b)右侧颈内动脉造影侧位像显示枕部大畸形血管团,其下方可见扩张的静脉形成静脉湖,畸形血管团由增粗的大脑前动脉供血,存在"盗血"现象,大脑前动脉远端分支显影欠佳

1. 颈内动脉(internal carotid artery)
2. 大脑前动脉(anterior cerebral artery)
3. 胼周动脉(pericallosal artery)
4. 胼缘动脉(callosomarginal artery)
5. 畸形血管团(nidus of abnormal vessels)
6. 静脉湖(venous lake)
7. 供血动脉(feeding artery)
8. 引流静脉(draining vein)

讨论:脑动静脉畸形应包括扩张的供血动脉和引流静脉,以及其间的异常血管团,畸形血管中无正常脑组织,扩张的静脉形形成静脉湖,静脉湖常远离畸形血管团,可称之为非GALEN静脉的脑动静脉瘘,表现为在瘘口处形成动脉瘤样静脉扩张,动静脉之间无畸形血管团,可单独存在,也可伴动静脉畸形,此病例属于后一种。

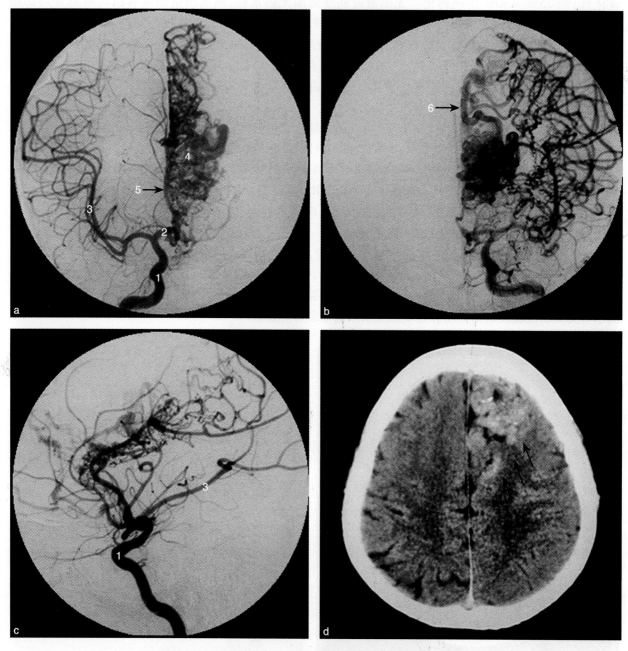

图 5-2　左额动静脉畸形，大脑前动脉供血，浅静脉引流（a～d）

DSA 和 CT 图，右侧颈内动脉造影前后位像（a）显示左额范围较大的畸形血管团，供血动脉主要为右侧大脑前动脉（箭）。左侧颈内动脉造影前后位像（b）可见粗大的引流静脉引流入上矢状窦（箭）。右侧颈内动脉造影侧位像（c）显示右侧大脑前动脉增粗，大脑中动脉显示正常。CT 平扫（d）显示左额实质内蚯蚓状蜿蜒走行的略高密度影，其内可见点状、线状钙化，无占位效应（箭）

1. 颈内动脉（internal carotid artery）
2. 大脑前动脉（anterior cerebral artery）
3. 大脑中动脉（middle cerebral artery）
4. 畸形血管团（nidus of abnormal vessels）
5. 供血动脉（feeding artery）
6. 引流静脉（draining vein）

讨论：组织病理学结构和血流动力学是决定动静脉畸形大小的最重要的因素，若供血动脉多且离大动脉行程近，加之引流静脉数量多而粗大，导致通过畸形血管团的血流压力和血流量大，则可能促进动静脉畸形血管团的增大。另外，动静脉畸形的位置若位于脑表面、脑室等周围无脑组织的区域，易于畸形血管团增大，若位于脑组织内，则畸形血管团扩张受到限制。

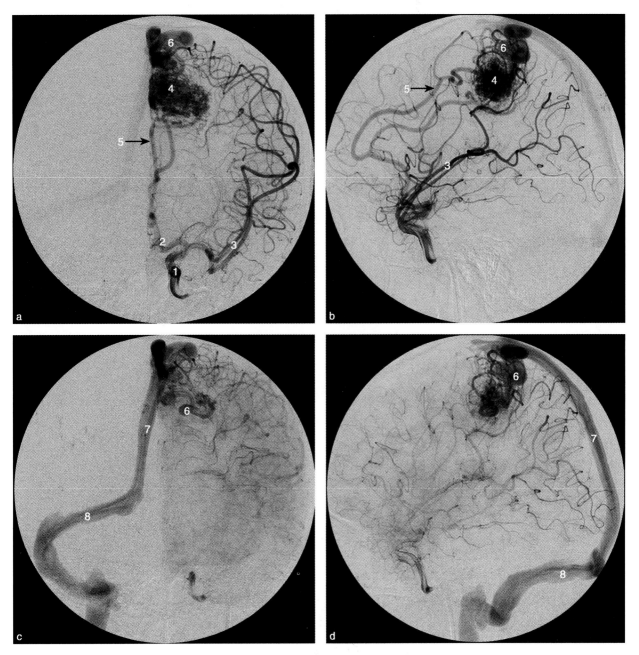

图 5-3 左顶动静脉畸形,大脑前动脉供血,引流入上矢状窦(a~d)

DSA 图,左侧颈内动脉造影前后位和侧位像动脉早期(a、b)显示左顶畸形血管团,供血动脉主要为增粗的大脑前动脉分支胼缘和胼周动脉,大脑中动脉显示正常,可见粗大的引流静脉。动脉晚期(c、d)显示引流静脉引流入上矢状窦

1. 颈内动脉(internal carotid artery)
2. 大脑前动脉(anterior cerebral artery)
3. 大脑中动脉(middle cerebral artery)
4. 畸形血管团(nidus of abnormal vessels)
5. 供血动脉(feeding artery)
6. 引流静脉(draining vein)
7. 上矢状窦(superior sagittal sinus)
8. 横窦(transverse sinus)

　　讨论:动静脉畸形的增大与引流静脉的表现形式有关,引流静脉粗短,引流通畅,加之静脉窦阻力低则血流量大,可促使畸形团血管腔膨胀,导致畸形团增大。另外,儿童期血管生成因子的含量增高,可能在动静脉畸形的生成和生长中起一定作用。动静脉畸形可终生存在,但不会无限增长,中老年患者的动静脉畸形可在长时间内变化不大。

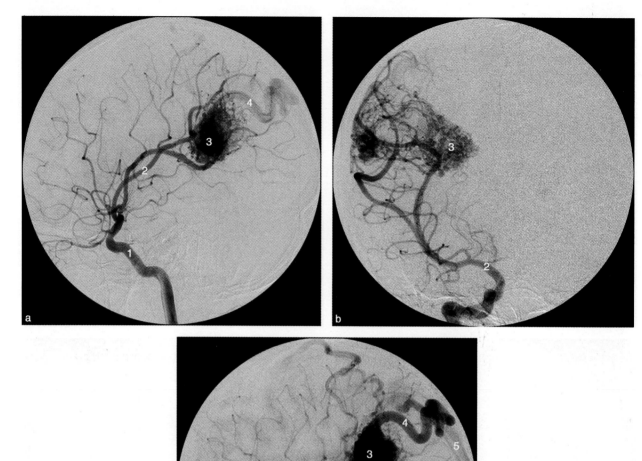

图 5-4　右顶动静脉畸形,大脑中动脉供血,引流入上矢状窦(a～c)

DSA 图,右侧颈内动脉造影侧位和前后位像动脉期(a、b)显示右顶部畸形血管团,供血动脉主要为大脑中动脉。侧位像动脉晚期(c)显示由三支引流静脉引流入上矢状窦

1. 颈内动脉(internal carotid artery)　　4. 引流静脉(draining vein)

2. 大脑中动脉(middle cerebral artery)　　5. 上矢状窦(superior sagittal sinus)

3. 畸形血管团(nidus of abnormal vessels)　　6. 横窦(transverse sinus)

　　讨论:血管造影中观察动静脉畸形的主要内容包括:畸形血管团部位、大小、供血动脉的来源、引流静脉的数目、引流的方式、静脉有无狭窄、是否并发动脉瘤等。其中静脉引流方式包括:深部引流(经大脑内静脉、基底静脉引流入静脉窦),皮质引流(经皮质静脉引流入静脉窦)及两者混合引流。

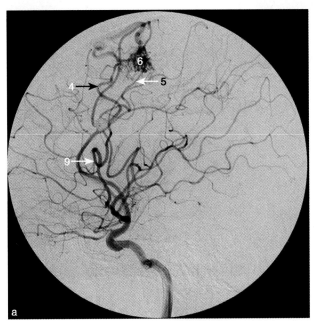

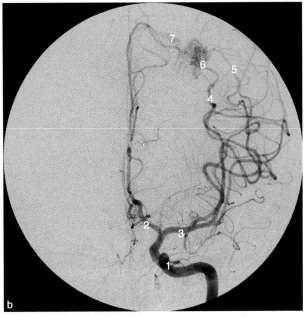

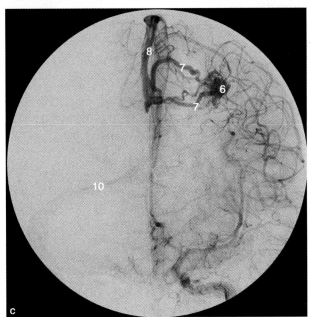

图 5-5　左顶动静脉畸形,烛台动脉供血,引流入上矢状窦(a~c)

DSA 图,左侧颈内动脉造影侧位和前后位像动脉期(a、b)显示左顶部畸形血管团,血管团较小,供血动脉主要为大脑中动脉的额顶升动脉(烛台动脉)分支中央沟动脉以及中央沟前动脉。前后位像动脉晚期(c)显示畸形血管团由三支引流静脉引流入上矢状窦

1. 颈内动脉(internal carotid artery)
2. 大脑前动脉(anterior cerebral artery)
3. 大脑中动脉(middle cerebral artery)
4. 中央沟前动脉(prerolandic artery)
5. 中央沟动脉(rolandic artery)
6. 畸形血管团(nidus of abnormal vessels)
7. 引流静脉(draining vein)
8. 上矢状窦(superior sagittal sinus)
9. 烛台动脉(candelabra artery)
10. 横窦(transverse sinus)

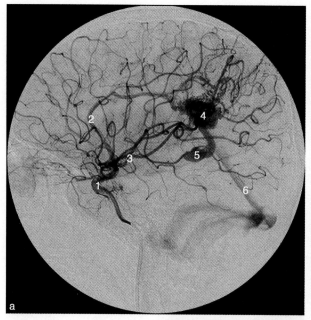
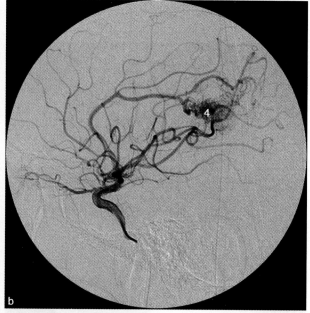
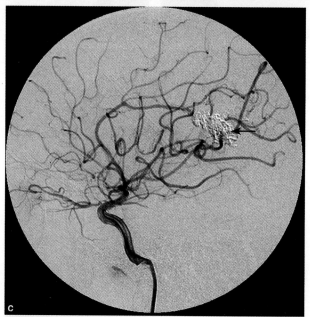

图 5-6　左顶动静脉畸形,大脑前动脉供血,介入栓塞治疗(a~c)

DSA 图,左侧颈内动脉造影侧位像(a、b)显示左顶后部畸形血管团,供血动脉主要为大脑前动脉的分支顶上及顶下内侧动脉,由一支静脉引流入直窦,栓塞治疗后造影(c)显示畸形血管团消失(箭)

1. 颈内动脉(internal carotid artery)
2. 大脑前动脉(anterior cerebral artery)
3. 大脑中动脉(middle cerebral artery)
4. 畸形血管团(nidus of abnormal vessels)
5. 引流静脉(draining vein)
6. 直窦(straight sinus)

　　讨论:动静脉畸形可以自行缩小和消失,其中由单支动脉供血是重要因素,因为单支阻力较大易形成血栓,静脉狭窄、极度迂曲和静脉瘤使血流不畅也易诱发血栓形成。另外,破裂过的静脉更容易形成血栓,从某种意义上说,出血是导致畸形血管团缩小、消失的一个因素。

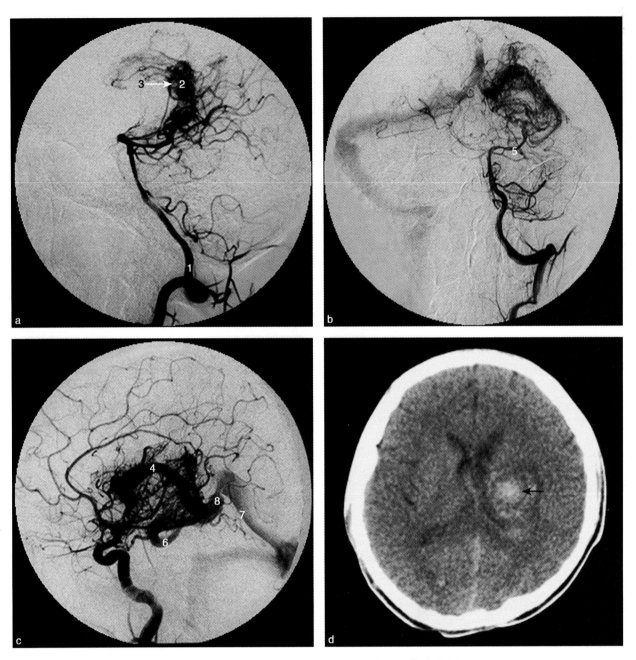

图 5-7　右枕动静脉畸形伴出血,大脑后动脉供血,深静脉引流(a~d)

DSA 和 CT 图,左侧椎动脉造影侧位像和前后位像(a、b)显示左丘脑区畸形血管团,供血动脉主要为左侧大脑后动脉的脉络膜后动脉。左侧颈内动脉造影侧位像(c)显示大脑内静脉扩张,血流经大脑大静脉引流入直窦。CT 平扫(d)显示左丘脑区高密度出血性病变,周围可见水肿(箭),左侧侧脑室轻度受压

1. 椎动脉(vertebral artery)
2. 畸形血管团(nidus of abnormal vessels)
3. 脉络膜后动脉(posterior choroidal artery)
4. 大脑内静脉(internal cerebral vein)

5. 大脑后动脉(posterior cerebral artery)
6. 引流静脉(draining vein)
7. 直窦(straight sinus)
8. 大脑大静脉(great cerebral vein)

讨论:动静脉畸形严重的并发症是出血,出血的可能性与畸形血管团的构筑形式有关,位于脑深部的动静脉畸形,血管壁薄弱的穿支动脉常参与供血,并经深静脉引流,限制了引流静脉数目和走行方向,引流速度相对减慢,引流血液量相对减少,因此较其他部位易出血。

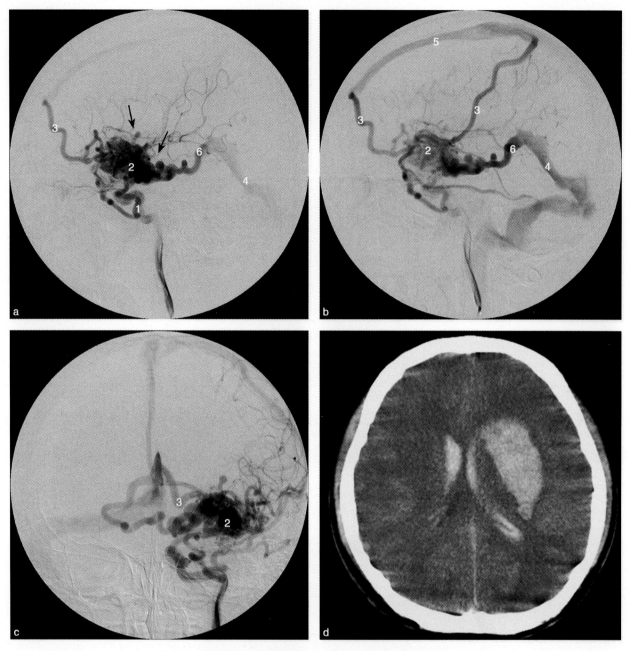

图 5-8　左基底核区动静脉畸形伴出血，深浅静脉引流（a～d）

DSA 和 CT 图，左侧颈内动脉造影侧位像动脉期及动脉晚期（a、b）显示左侧基底核区畸形血管团，供血动脉主要为大脑中动脉的豆纹动脉，畸形血管团内可见多个动脉瘤（箭），多支引流静脉引流入上矢状窦和直窦。左侧颈内动脉造影正位像（c）显示明显"盗血"现象，大脑前动脉未显影。CT 平扫（d）显示左基底核区血肿破入脑室

1. 颈内动脉（internal carotid artery）
2. 畸形血管团（nidus of abnormal vessels）
3. 引流静脉（draining vein）
4. 直窦（straight sinus）
5. 上矢状窦（superior sagittal sinus）
6. 大脑大静脉（great cerebral vein）

　　讨论：有很多动静脉畸形出血的原因与血管团内动脉瘤破裂相关，这是因为畸形血管团的血管壁构筑不完全，血管壁薄，易形成血流相关性动脉瘤，长期受血流冲击极易破裂，而且出血量往往较大。

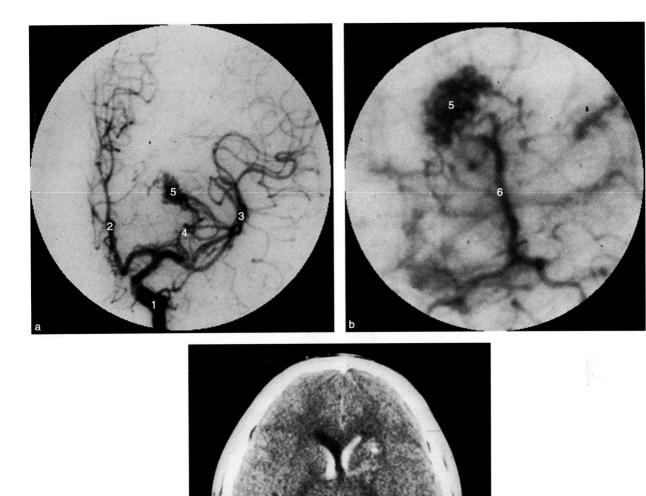

图 5-9　左基底核区动静脉畸形伴出血,豆纹动脉供血,深静脉引流(a～c)

DSA 和 CT 图,左侧颈内动脉造影前后位像(a)显示左侧尾状核头部畸形血管团,供血动脉主要为大脑中动脉的豆纹动脉。动脉晚期局部放大图像(b)显示迂曲扩展的引流静脉。CT 平扫(c)显示左侧尾状核头部出血破入脑室,脑室积血

1. 颈内动脉(internal carotid artery)
2. 大脑前动脉(anterior cerebral artery)
3. 大脑中动脉(middle cerebral artery)
4. 豆纹动脉(lenticulostriate arteries)
5. 畸形血管团(nidus of abnormal vessels)
6. 引流静脉(draining vein)

　　讨论:文献报道动静脉畸形在出血危险性方面可能与动静脉畸形的大小和位置以及引流静脉的数目有关,位于脑深部体积较小的动静脉畸形多由一支静脉引流,有的甚至见不到完整的引流静脉,从而造成血液淤滞,血管内压增高,出血机会相对增高,随着引流静脉数目的增加,出血的发生率相对减少。

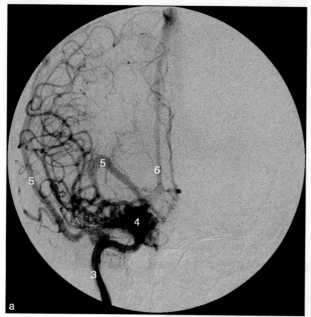

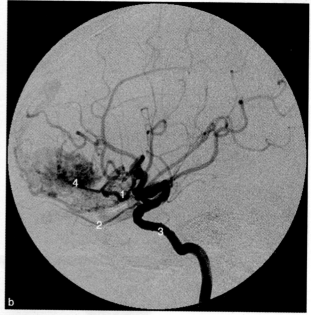

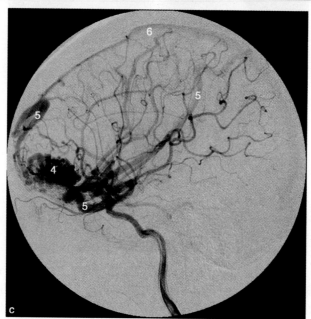

图 5-10   右额动静脉畸形,眶额动脉供血,浅静脉引流(a~c)

DSA 图,右侧颈内动脉造影前后位像(a)和侧位像动脉早期及动脉期(b、c)显示右额动静脉畸形,供血动脉为大脑前动脉的眶额动脉,引流入上矢状窦,眼动脉受压弯曲,大脑中动脉走行正常

1. 眶额动脉(orbitofrontal artery)   4. 畸形血管团(nidus of abnormal vessels)

2. 眼动脉(ophthalmic vein artery)   5. 引流静脉(draining vein)

3. 颈内动脉(internal carotid artery)   6. 上矢状窦(superior sagittal sinus)

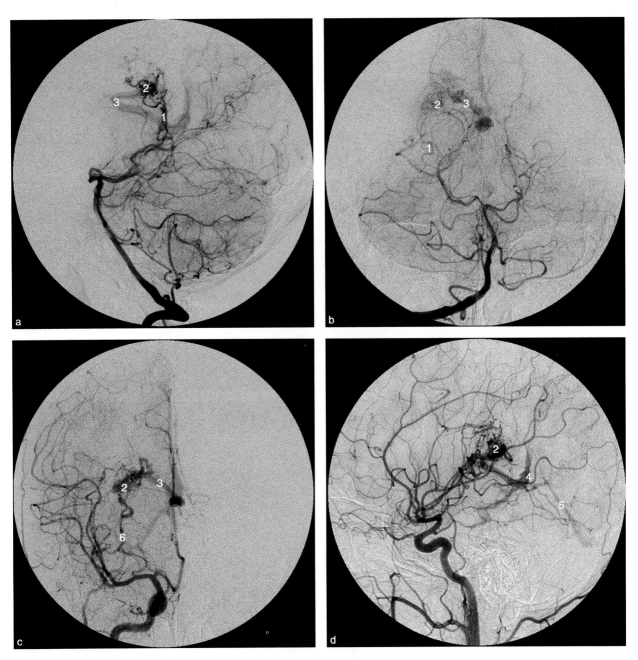

图 5-11　右侧侧脑室三角区动静脉畸形,脉络膜后动脉及豆纹动脉供血,深静脉引流(a～d)

DSA 图,右侧椎动脉造影侧位像和前后位像(a、b)显示右侧侧脑室三角区动静脉畸形,供血动脉为脉络膜后动脉。右侧颈总动脉造影前后位像和侧位像(c、d)显示豆纹动脉参与供血,通过大脑大静脉引流入直窦

1. 脉络膜后动脉(posterior choroidal artery)
2. 畸形血管团(nidus of abnromal vessels)
3. 引流静脉(draining vein)
4. 大脑大静脉(great cerebral vein)
5. 直窦(straight sinus)
6. 豆纹动脉外侧组(lateral group of the lenticulostriate arteries)

　　讨论:动静脉畸形绝大部分位于大脑半球,形态多为类圆形或楔形,根据其所在位置分为表浅和深在两型,表浅型发生率高于深在型。位于深部的动静脉畸形一般较小,向深部静脉引流,特别是大脑内静脉引流,如果引流不畅,压力增高,可造成出血。动静脉畸形一般为单发,极少见为多发。

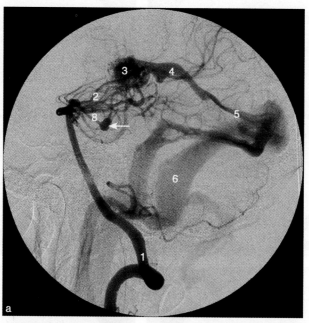

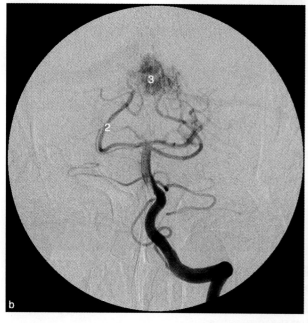
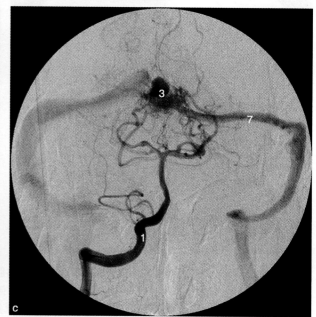

图 5-12　左丘脑动静脉畸形、伴发动脉瘤，深静脉引流（a~c）

DSA 图，左侧椎动脉造影侧位像（a）显示左丘脑动静脉畸形，供血动脉为双侧大脑后动脉及小脑上动脉，同时可见伴发小脑上动脉动脉瘤（箭）。双侧椎动脉造影前后位像（b、c）显示双侧大脑后动脉供应畸形血管团，引流入直窦、窦汇

1. 椎动脉（vertebral artery）
2. 大脑后动脉（posterior cerebral artery）
3. 畸形血管团（nidus of abnormal vessels）
4. 引流静脉（draining vein）

5. 直窦（straight sinus）
6. 乙状窦（sigmoid sinus）
7. 横窦（transverse sinus）
8. 小脑上动脉（superior cerebellar artery）

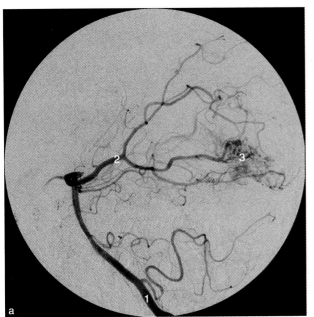

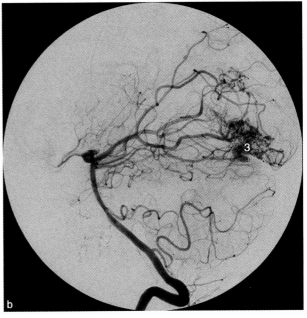

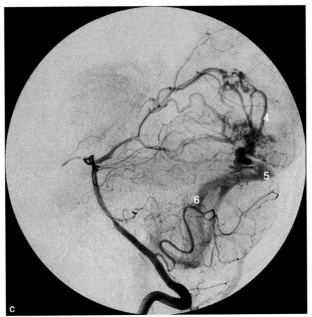

图 5-13　左枕动静脉畸形,大脑后动脉供血,引流入窦汇(a～c)

DSA 图,左侧椎动脉造影侧位像动脉早期和动脉期(a、b)显示左枕动静脉畸形,供血动脉为大脑后动脉。动脉晚期
(c)显示多条引流静脉,引流入窦汇

1. 椎动脉(vertebral artery)
2. 大脑后动脉(posterior cerebral artery)
3. 畸形血管团(nidus of abnormal vessels)

4. 引流静脉(draining vein)
5. 窦汇(confluence sinus)
6. 乙状窦(sigmoid sinus)

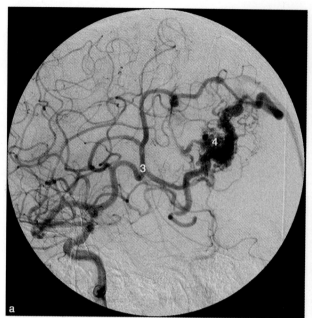

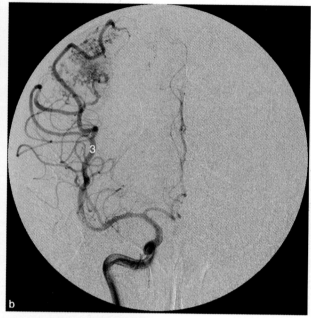

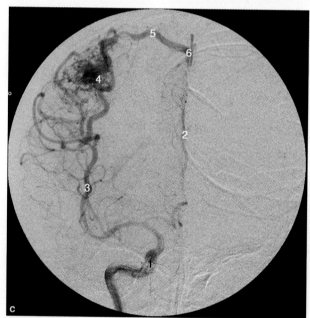

图 5-14 右顶动静脉畸形，大脑中动脉供血，浅静脉引流（a～c）

DSA 图，右侧颈内动脉造影侧位像（a）显示右顶动静脉畸形，供血动脉为大脑中动脉，引流入上矢状窦，大脑中动脉远端分支增粗。右侧颈内动脉造影前后位像动脉期及动脉晚期（b、c）显示由于畸形血管团有"盗血"现象，大脑前动脉显影浅淡

1. 颈内动脉（internal carotid artery）
2. 大脑前动脉（anterior cerebral artery）
3. 大脑中动脉（middle cerebral artery）
4. 畸形血管团（nidus of abnormal vessels）
5. 引流静脉（draining vein）
6. 上矢状窦（superior sagittal sinus）

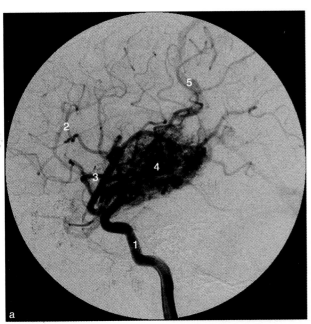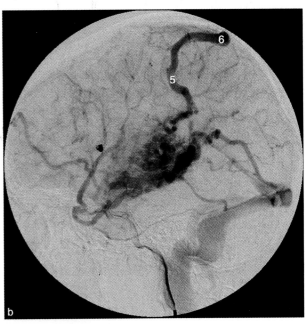

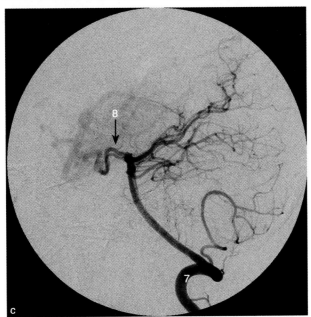

图 5-15　右颞动静脉畸形，大脑中动脉供血，深、浅静脉混合引流（a~c）

DSA 图，右侧颈内动脉造影侧位像动脉期（a）显示右颞动静脉畸形，畸形血管团较大，供血动脉为大脑中动脉，由于
畸形血管团有"盗血"现象，右侧大脑前动脉显影浅淡。动脉晚期（b）可见多支引流静脉，引流入上矢状窦、直窦。
右侧椎动脉造影侧位像（c）可见畸形血管团通过后交通动脉从后循环动脉系统"盗血"

1. 颈内动脉（internal carotid artery）　　　5. 引流静脉（draining vein）
2. 大脑前动脉（anterior cerebral artery）　6. 上矢状窦（superior sagittal sinus）
3. 大脑中动脉（middle cerebral artery）　　7. 椎动脉（vertebral artery）
4. 畸形血管团（nidus of abnormal vessels）8. 后交通动脉（posterior communicating artery）

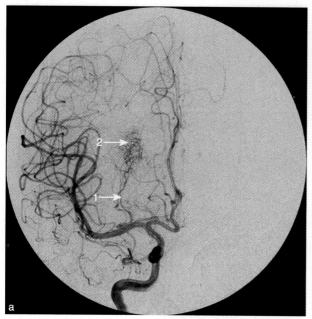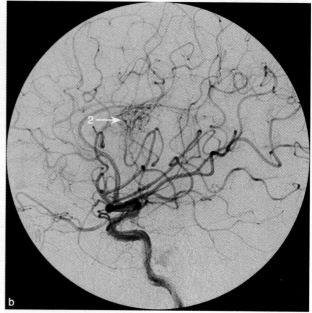

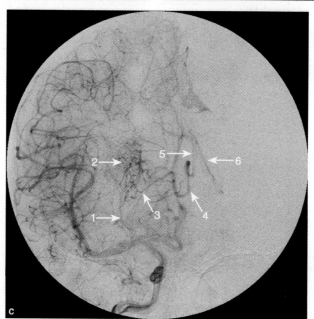

图 5-16　右侧基底核区动静脉畸形，豆纹动脉供血，深静脉引流（a ~ c）

DSA 图，右侧颈内动脉造影前后位像及侧位像动脉期（a、b）显示右侧基底核区畸形血管团，供血动脉主要为大脑中动脉发出的豆纹动脉，供血动脉显示扩张，畸形血管团较小，可见数支细小的网织状血管影。前后位像动脉晚期（c）显示经大脑内静脉，大脑大静脉引流入直窦

1. 豆纹动脉（lenticulostriate arteries）

2. 畸形血管团（nidus of abnormal vessels）

3. 引流静脉（draining vein）

4. 大脑内静脉（internal cerebral vein）

5. 大脑大静脉（great cerebral vein）

6. 直窦（straight sinus）

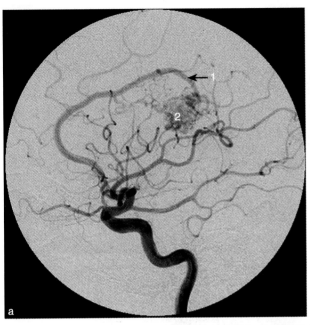

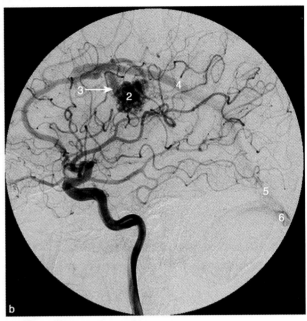

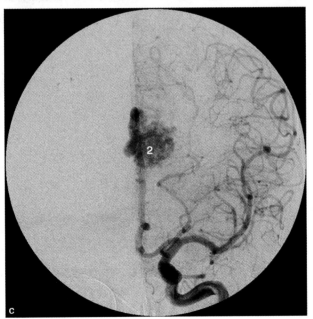

图5-17 胼胝体区动静脉畸形,胼周动脉供血,深静脉引流(a～c)

DSA 图,左侧颈内动脉造影侧位像动脉期及动脉晚期(a、b)显示胼胝体区动静脉畸形,供血动脉为大脑前动脉的胼周动脉,引流入下矢状窦、直窦和窦汇。左侧颈内动脉造影前后位像(c)显示胼胝体区的动静脉畸形,大脑前动脉近端增粗,远端分支显影差

1. 胼周动脉(pericallosal artery)

2. 畸形血管团(nidus of abnormal vessels)

3. 引流静脉(draining vein)

4. 下矢状窦(inferior sagittal sinus)

5. 直窦(straight sinus)

6. 窦汇(confluence sinus)

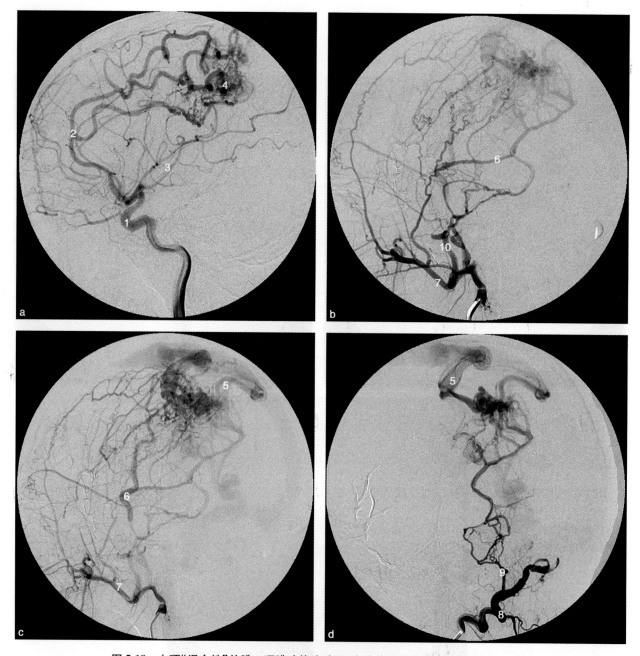

图5-18 左顶"混合性"软膜—硬膜动静脉畸形，大脑前动脉及颈外动脉供血（a～d）

DSA图，左侧颈内动脉造影侧位像（a）显示左顶动静脉畸形，供血动脉为大脑前动脉的胼缘和胼周动脉，由于供血动脉有"盗血"现象，大脑中动脉充盈较差。左侧颈外动脉造影侧位像动脉期及动脉晚期（b、c）显示左侧脑膜中动脉、颞浅动脉参与供血，引流入上矢状窦。左侧枕动脉造影（d）显示左侧枕动脉的脑膜支参与供血

1. 颈内动脉（internal carotid artery）
2. 大脑前动脉（anterior cerebral artery）
3. 大脑中动脉（middle cerebral artery）
4. 畸形血管团（nidus of abnormal vessels）
5. 引流静脉（draining vein）
6. 颞浅动脉（superficial temporal artery）
7. 颌内动脉（internal maxillary artery）
8. 枕动脉（occipital artery）
9. 枕动脉脑膜支（meningeal branch）
10. 脑膜中动脉（middle meningeal artery）

讨论：动静脉畸形与动静脉瘘的区别是：前者由一团发育不良的丛状血管、一支或数支供血动脉及一支或数支引流静脉组成；后者为供血动脉直接引流入静脉，不伴有动静脉之间血管网，可位于软脑膜或硬脑膜。若位于脑实质内的动静脉畸形达到足够大小，还可从来自硬膜血管如脑膜中动脉或脑膜垂体干等新的补充血管获得供血。这些病变称为"混合性"软膜—硬膜动静脉畸形。

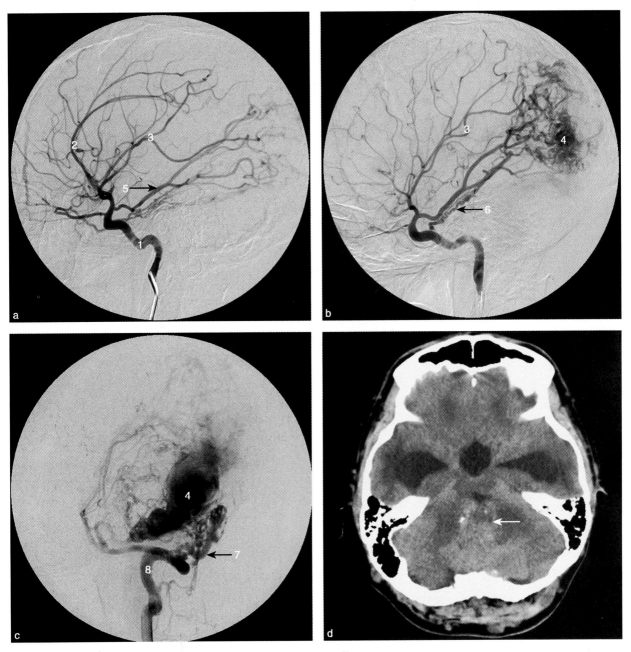

图5-19　双侧小脑及枕叶"混合性"软膜—硬膜动静脉畸形,似占位性病变(a~d)

DSA和CT图,左侧颈内动脉造影侧位像(a、b)显示枕部畸形血管团,供血动脉主要为大脑中、大脑后动脉和脑膜垂体干。左侧椎动脉造影侧位像(c)显示小脑畸形血管团由增粗的小脑后下动脉和脑膜后动脉供血,引流入窦汇。CT平扫(d)显示后颅凹略高密度影,形似占位性病变,其内有钙化,第四脑室受压前移(箭),幕上脑室扩大,骨质变薄

1. 颈内动脉(internal carotid artery)　　　5. 大脑后动脉(posterior cerebral artery)

2. 大脑前动脉(anterior cerebral artery)　　6. 脑膜垂体干(meningohypophyseal trunk)

3. 大脑中动脉(middle cerebral artery)　　 7. 脑膜后动脉(posterior meningeal artery)

4. 畸形血管团(nidus of abnormal vessels)　8. 左椎动脉(left vertebral artery)

　　讨论:动静脉畸形的主要症状包括头痛、癫痫、出血、进行性肢体功能障碍等,与畸形血管的大小、位置和供血动脉及引流静脉的结构相关。动静脉畸形周围如果无脑组织,就容易扩张增大,若位于脑组织内,则扩张受到限制。邻近脑室的动静脉畸形可突入脑室中,似脑室内占位性病变。

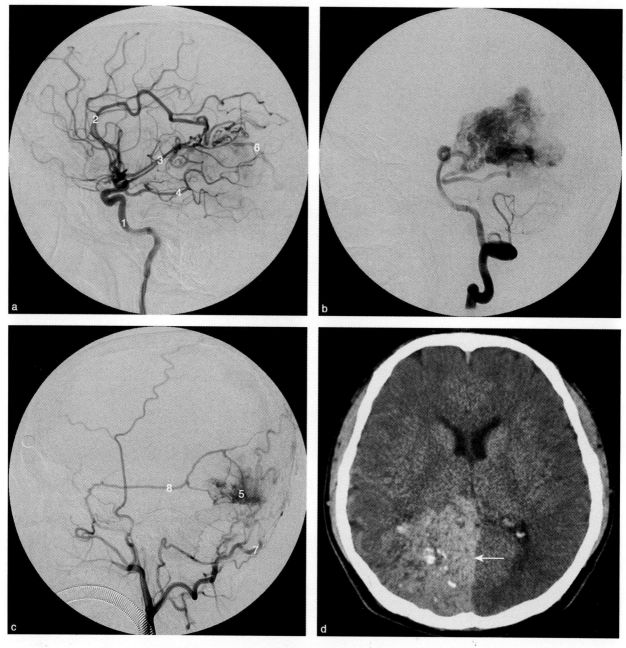

图 5-20　右枕部"混合性"软膜—硬膜动静脉畸形,大脑后动脉及颈外动脉供血(a~d)

DSA 和 CT 图,左侧颈内动脉造影侧位像(a)显示右枕部畸形血管团,大脑前动脉增粗,参与供血,右侧椎动脉造影侧位像(b)显示畸形血管团主要由大脑后动脉供血,引流入直窦右侧。颈外动脉造影侧位像(c)显示枕动脉、脑膜中动脉也参与供血。CT 平扫(d)显示右枕叶呈扇形略高密度影,其内有钙化(箭),右侧侧脑室枕角受压,有占位效应

1. 颈内动脉(internal carotid artery)
2. 大脑前动脉(anterior cerebral artery)
3. 大脑中动脉(middle cerebral artery)
4. 大脑后动脉(posterior cerebral artery)
5. 畸形血管团(nidus of abnormal vessels)
6. 引流静脉(draining vein)
7. 枕动脉(occipital artery)
8. 脑膜中动脉(middle meningeal artery)

讨论: 本病例 CT 平扫显示病变位于右枕叶,呈扇形分布,界限清楚,表现为混杂密度病灶,其中可有等或略高密度条形、蛇形血管影,以及点状、线状高密度钙化和低密度软化灶,无出血时病变周围无脑水肿,周围脑组织由于 AVM 的"盗血"造成脑缺血,使局部脑组织呈脑萎缩改变。

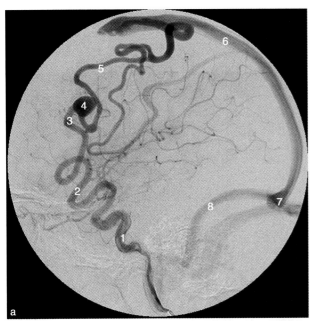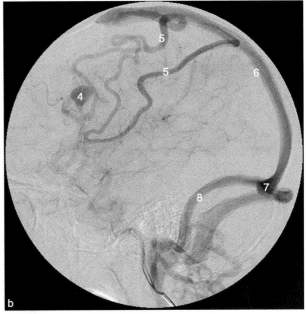

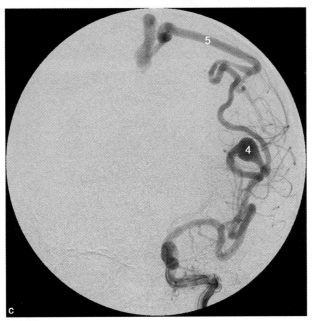

图 5-21　左颞非 GALEN 静脉的脑动静脉瘘,伴静脉扩张球(a ~ c)

DSA 图,左侧颈内动脉造影侧位像(a、b)显示左颞脑动静脉瘘,瘘口处形成动脉瘤样静脉扩张,动静脉之间无畸形血管团,供血动脉为大脑中动脉的分支,引流静脉为中央沟静脉,向皮质静脉以及上矢状窦、窦汇和乙状窦引流,左侧颈内动脉造影正位像(c)显示明显"盗血"现象,大脑前动脉未显影

1. 颈内动脉(internal carotid artery)
2. 大脑中动脉(middle cerebral artery)
3. 供血动脉(feeding artery)
4. 静脉扩张球(varix)
5. 引流静脉(draining vein)
6. 上矢状窦(superior sagittal sinus)
7. 窦汇(confluence sinus)
8. 乙状窦(sigmoid sinus)

讨论: 非 GALEN 静脉的脑动静脉瘘较少见。动静脉之间没有畸形血管团,位于软脑膜的动脉与静脉间直接分流,供血动脉及引流静脉均扩张,近瘘口处的静脉明显扩张形成动脉瘤样静脉扩张球。它是一种特殊类型,区别于 GALEN 静脉动脉瘤样畸形、脑动静脉畸形和硬脑膜动静脉瘘。

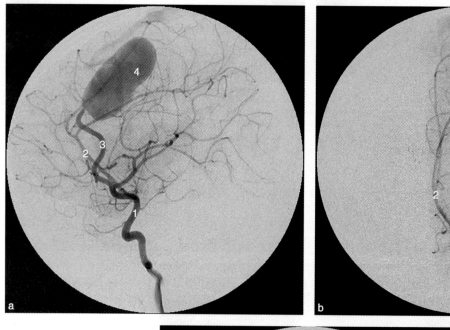

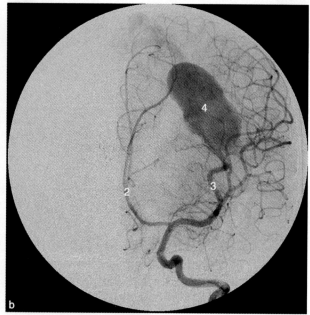

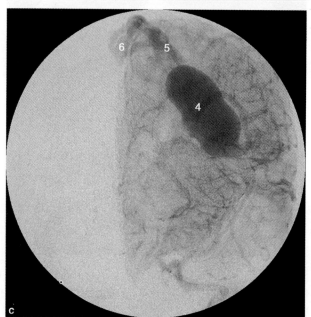

图 5-22　非 GALEN 静脉的脑动静脉瘘,形成动脉瘤样静脉扩张球(a~c)

DSA 图,左侧颈内动脉造影侧位和前后位像(a、b)显示左侧大脑中动脉远端囊状对比剂充盈影,大脑中动脉直接与静脉相交通,形成动脉瘤样静脉球,前后位像动脉晚期(c)显示静脉回流入上矢状窦

1. 颈内动脉(internal carotid artery)　　　4. 扩张的静脉(vein of dilatation)

2. 大脑前动脉(anterior cerebral artery)　　5. 引流静脉(draining vein)

3. 大脑中动脉(middle cerebral artery)　　　6. 上矢状窦(superior sagittal sinus)

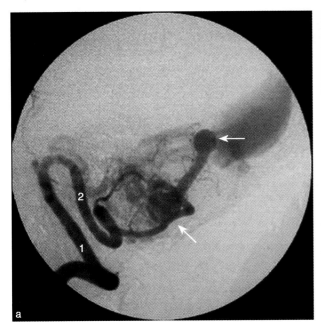

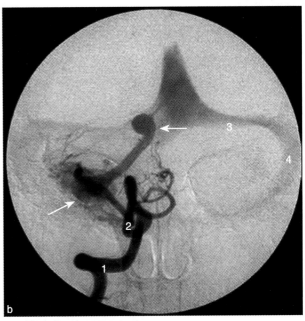

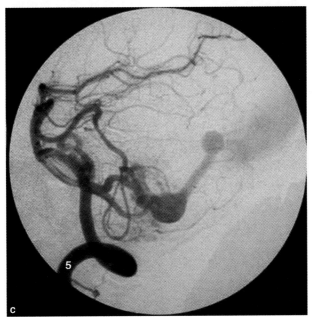

图 5-23　幕下非 GALEN 静脉的脑动静脉瘘,伴静脉扩张球(a~c)

DSA 图,右侧椎动脉造影侧位像和前后位像(a、b)显示右侧后颅窝异常动静脉分流。右侧小脑后下动脉增粗,远端直接与静脉相通,并引流入右侧横窦近窦汇处。引流静脉近瘘口处及汇入横窦处明显扩张形成动脉瘤样静脉扩张球(箭)。小脑后下动脉开口远端椎动脉及基底动脉未见显影。左侧椎动脉造影侧位像(c)显示脑动静脉瘘经左侧椎动脉的"盗血"现象

1. 右侧椎动脉(right vertebral artery)
2. 小脑后下动脉(posterior inferior cerebellar artery)
3. 横窦(transverse sinus)
4. 乙状窦(sigmoid sinus)
5. 左侧椎动脉(left vertebral artery)

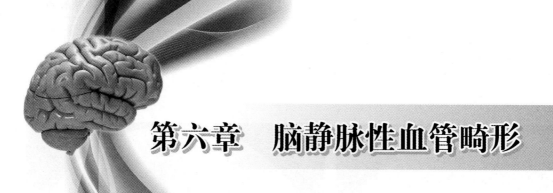

第六章　脑静脉性血管畸形

　　脑静脉性血管畸形(cerebral venous malformations,CVM)是脑血管畸形的一种常见类型,其发病率报告不一。脑血管造影资料表明,静脉性血管畸形约占脑血管畸形的9%～15.1%;尸检资料静脉性血管畸形发现率较高。20～60岁发病者约占82%,高发年龄30～40岁,男性略多于女性。

　　多数学者认为静脉性血管畸形是胚胎期静脉发育不良,为正常引流静脉的解剖变异。它由许多异常扩张呈放射状排列的髓样静脉及由其汇集成的一条或多条增粗中央引流静脉两部分组成。髓样静脉多起自脑室周围区域,中央引流静脉向大脑表面浅静脉系统或室管膜下深静脉系统引流。幕下病灶多直接向静脉窦引流。在显微镜下可见畸形血管为静脉,管壁少有平滑肌和弹力组织,管壁也可发生透明样变而增厚。血管间散布少量正常脑组织,一般不伴胶质增生和钙化。这些特点明显不同于其他的脑血管畸形。

　　静脉性血管畸形约70%位于幕上,病变主要位于皮质下区域,常呈楔形伸入脑深部,最常见为额叶靠近侧脑室前角附近的髓质区,约占40%,顶叶或顶枕叶病灶占15%,基底核和丘脑占11%。约30%位于幕下,好发于小脑深部髓质、第四脑室区。

　　大多数病人临床常无症状,多为影像学检查偶然发现。常见症状的发生依其部位而定,幕上病灶最常见的症状为慢性头痛,其次是癫痫、运动障碍或感觉障碍。幕下病灶多表现为共济失调、步态不稳等症状。静脉性血管畸形出血发生率约15%～20%,幕下病灶比幕上病灶更易于出血,主要为蛛网膜下腔出血、脑实质出血和脑室内出血。

　　CT平扫:静脉性血管畸形可无异常表现,或仅显示侧脑室前角附近条形稍高密度影,边界不清晰,增强扫描可显示出有强化的点、线状髓质静脉及聚集增粗的中央静脉影,也可表现在连续层面上边界清晰的圆形或卵圆形强化影。病灶无占位征象,周围无脑组织水肿。

　　MRI:可见扩张的髓质静脉及中央静脉因血管流空或流动相关增强(flow-related enhancement)而显影,髓质静脉呈放射状或星芒状排列。增强扫描显示更清楚。病变血管周围可有长T2胶质增生信号以及出血信号。

　　CTA和MRA可显示畸形的静脉血管,贯穿脑实质流入静脉窦、浅静脉或深静脉,许多髓静脉呈伞状或水母头状,表现较具特征性。

　　脑血管造影是静脉性血管畸形最佳诊断方法,其典型表现是在静脉期出现许多细小扩张的髓静脉呈放射状汇入一条或多条粗大的引流静脉,常常经表浅的静脉进入静脉窦,或向深部进入深静脉系统,表现为"水母头"或"海蛇头"改变,在静脉早期出现,持续到静脉晚期,髓静脉在静脉中期显示最清晰。Yasargil总结静脉性血管畸形诊断标准是:

　　(1) 缺乏供血动脉;

　　(2) 病灶出现在静脉期;

　　(3) 许多细小扩张的髓静脉;

　　(4) 经扩张的脑贯穿静脉(表浅型)或室管膜下静脉(深部型)引流。

　　根据引流静脉的类型分为表浅型和深部型。幕上表浅型经皮质静脉进入静脉窦;幕上深部型注入侧脑室上外侧室管膜下静脉;幕下表浅型向小脑蚓静脉或小脑表面静脉引流;幕下深部型向四脑室侧隐窝静脉、前中央静脉或桥横静脉引流。

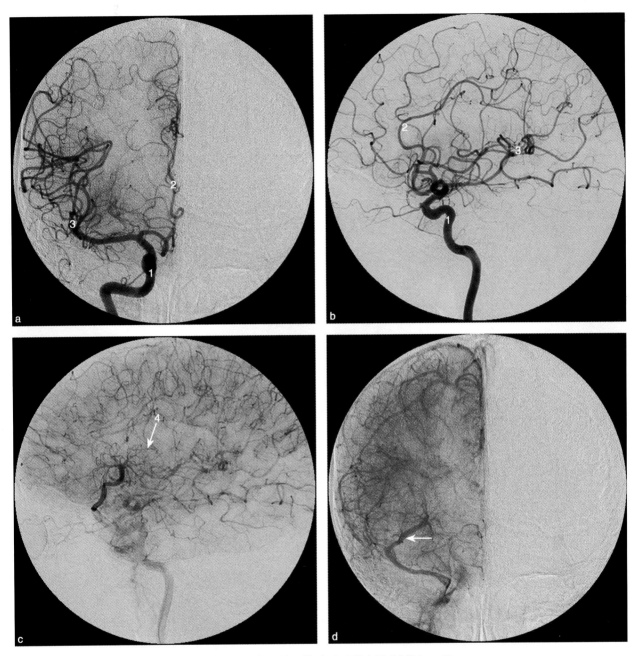

图 6-1 右额静脉性血管畸形，呈"水母头"样(a~d)

DSA 图，右侧颈内动脉造影前后位像及侧位像动脉期(a、b)未见明显异常。右侧颈内动脉造影侧位像毛细血管期(c)显示典型的"水母头"状静脉畸形(箭)。右侧颈内动脉造影前后位像静脉期(d)显示回流入扩张的中央引流静脉(箭)

1. 颈内动脉(internal carotid artery)　　4. 水母头状静脉畸形(caput medusa VM)

2. 大脑前动脉(anterior cerebral artery)　5. 引流静脉(draining vein)

3. 大脑中动脉(middle cerebral artery)

讨论：脑静脉性血管畸形为发育性异常，属脑血管畸形的一种，是深浅静脉没有分化成两个独立的系统。血管造影动脉期显示正常，毛细血管期表现为"水母头"状影像，基底部在皮层表面，尖端指向脑室，髓静脉扩张，集中回流到一条扩张的中央引流静脉。部分患者可出现癫痫、出血，可伴发海绵状血管瘤。

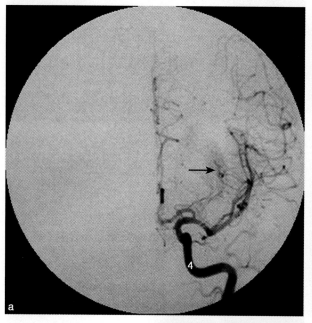

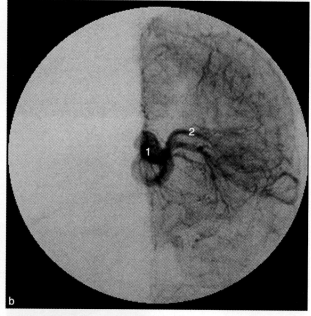

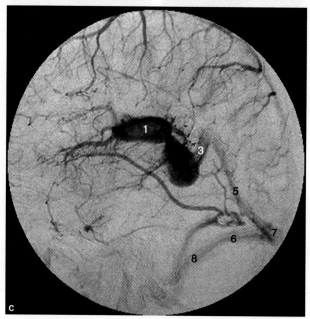

图6-2　左侧脑室旁静脉畸形伴大脑内静脉动脉瘤样畸形(a~c)

DSA图,左侧颈内动脉造影前后位像动脉期(a)未见明显异常。前后位像和侧位像静脉期(b、c)显示髓静脉扩张,形成典型的"水母头",并集中回流到大脑内静脉,经大脑大静脉引流入直窦。大脑内静脉呈动脉瘤样扩张

1. 大脑内静脉(internal cerebral vein)
2. 扩张的髓静脉(dilated medullary vein)
3. 大脑大静脉(great cerebral vein)
4. 颈内动脉(internal carotid artery)

5. 直窦(straight sinus)
6. 横窦(transverse sinus)
7. 窦汇(confluence sinus)
8. 乙状窦(sigmoid sinus)

讨论:此病例显示典型的"水母头"状静脉畸形,动脉晚期可见有小的供血动脉直接引流入髓静脉,引流静脉为大脑内静脉,引流静脉呈动脉瘤样扩张,引流入大脑大静脉和直窦。

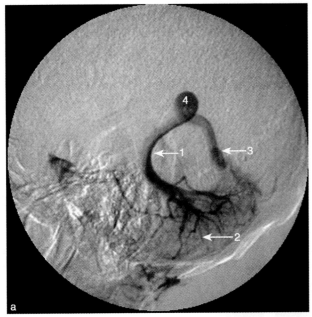

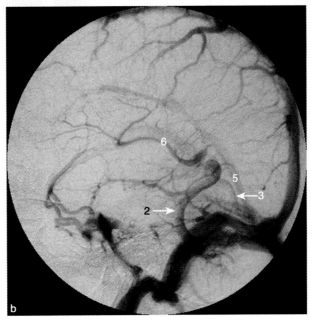

图 6-3　小脑静脉性血管畸形,呈"水母头"样(a、b)

DSA 图,右侧椎动脉造影侧位像静脉早期(a)显示典型的"水母头"状静脉性血管畸形,可见数支略显扩张的髓静脉,集中流入扩张的穿脑静脉。颈内动脉造影侧位像静脉期(b)显示正常的大脑大静脉等深静脉系统

1. 扩张的穿脑静脉(dilated transmedullary vein)
2. 扩张的髓静脉(dilated medullary vein)
3. 引流静脉(draining vein)
4. 水母头状静脉畸形(caput medusa VM)
5. 直窦(straight sinus)
6. 大脑内静脉(internal cerebral vein)

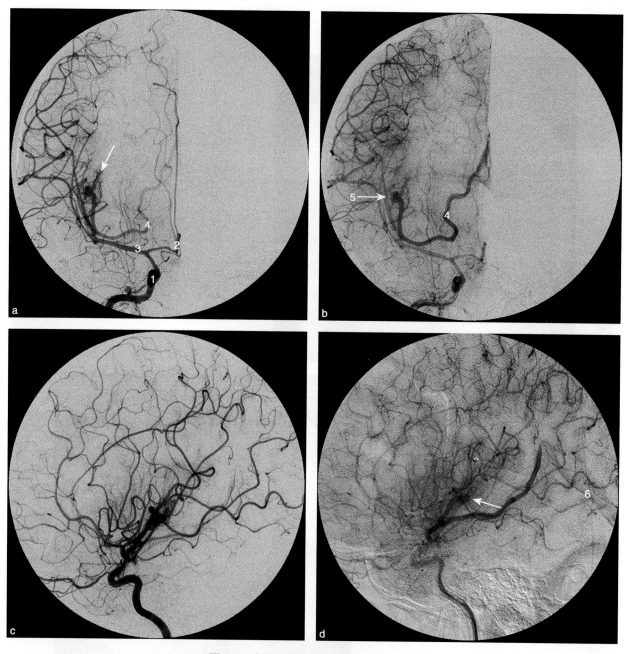

图6-4　右颞脑静脉畸形,蛇头征(a~d)

DSA图,右侧颈内动脉造影前后位像动脉期及动脉晚期(a、b)显示右颞数支细小的供血血管(箭),流入集中扩大的髓静脉中,动脉晚期可见回流扩张的穿脑静脉(箭)。颈内动脉造影侧位像动脉期及动脉晚期(c、d)显示室管膜下收集静脉显影,呈现典型的"蛇头"状静脉畸形

1. 颈内动脉(internal carotid artery)
2. 大脑前动脉(anterior cerebral artery)
3. 大脑中动脉(middle cerebral artery)
4. 引流静脉(draining vein)
5. 蛇头征(caput medusa sign)
6. 直窦(straight sinus)

　　讨论:脑静脉畸形在血管造影的动脉期基本是正常的,具有特征性诊断价值的表现出现在血管造影的静脉期,扩张的髓静脉聚集,即所谓的"蛇头"征,聚集髓静脉由扩大的收集静脉引流,进入邻近的硬膜窦。但少数表现不典型,表现为动静脉畸形的过渡形式,有小的供血动脉直接引流入髓静脉,在静脉期这些血管集合成典型的"蛇头"。

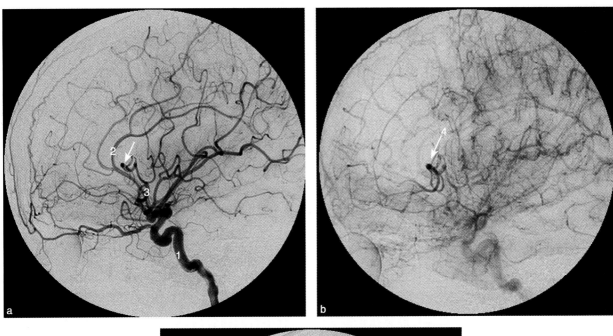

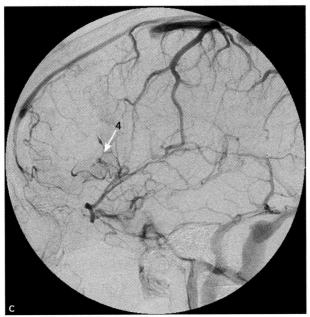

图 6-5　左颞脑静脉畸形,蛇头征(a~c)

DSA 图,左侧颈内动脉造影侧位像动脉期(a)可见大脑中动脉分支烛台动脉与扩大的静脉形成交通(箭,a),动脉晚期及静脉期(b,c)呈现典型的"蛇头"状静脉畸形

1. 颈内动脉(internal carotid artery)　　　3. 大脑中动脉(middle cerebral artery)

2. 大脑前动脉(anterior cerebral artery)　　4. 蛇头征(caput medusa sign)

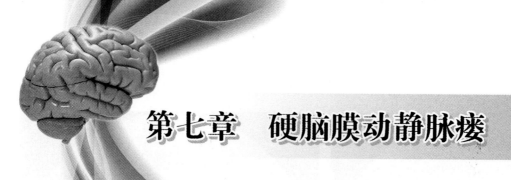

第七章　硬脑膜动静脉瘘

硬脑膜动静脉瘘（dural arteriovenous fistulas，DAVF）又称硬脑膜动静脉畸形，是一种特殊类型的颅内动静脉分流，其供血动脉来自颈外、颈内或椎动脉的脑膜支，静脉引流直接进入相邻硬膜窦或逆流入软脑膜静脉。约占颅内动静脉畸形的 10%～15%，发病年龄多在 35 岁～65 岁，平均 50 岁，偶见于儿童，女性多于男性。

DAVF 发病机制尚未统一，归纳起来可分为先天因素和后天因素。多数学者认为自发性、外伤性静脉窦血栓形成、血栓性静脉炎或医源性静脉窦栓塞等后天因素为主要的致病原因。

硬脑膜动静脉瘘的瘘口多位于颅底静脉窦或窦附近的硬脑膜上，在动静脉之间没有异常血管团，为动静脉的直接沟通。硬脑膜动脉与静脉在正常情况下，有丰富的吻合网，形成生理性的动静脉分流，当静脉窦血栓形成后，由于静脉窦完全或部分闭塞，局部静脉压增高导致邻近生理性硬脑膜动静脉分流扩张，最终演变为硬脑膜动静脉瘘。随着动脉血的不断进入，动静脉异常分流，则供血动脉扩张，回流静脉亦增粗并动脉化，高流量的动脉血进入静脉窦后，引发入窦静脉的逆流，导致入窦静脉动脉瘤样异常扩张。DAVF 形成后，可处于静止状态，也可不断增大，少数较小的 DAVF 可有自愈性而自然消失。

DAVF 多位于幕下，发生于横窦—乙状窦区，占 62.6%，其他依次为海绵窦（11.9%）、小脑幕（8.4%）、上矢状窦（7.4%）、前颅窝底（5.8%）、外侧裂（3.7%），亦少见于窦汇、岩上窦、岩下窦、蝶顶窦等部位。

根据静脉不同的引流方向可将 DAVF 分为三型，Ⅰ型：直接向脑膜静脉或硬脑膜窦引流；Ⅱ型：向硬脑膜窦回流，并返流入脑或脊髓静脉；Ⅲ型：直接向脑或脊髓静脉回流。

硬脑膜动静脉瘘的临床表现与供血动脉无关，而主要与静脉回流部位、类型、大小有关。

（1）颅内血管杂音和搏动性耳鸣：约 67%～79% 的患者有颅内血管杂音，搏动性耳鸣最为常见，杂音表现为与脉搏一致，呈轰鸣音，持续性，是患者最不堪忍受的症状，影响正常生活，分流量越大，杂音越响。压迫患侧颈动脉，杂音可减弱或消失。

（2）头痛：常为偏头痛或眶痛，发生率约 50%，出现头痛的原因有 DAVF 的严重"盗血"所致硬脑膜缺血；静脉高压所致颅内压增高；扩张的动静脉对脑膜的刺激；少量蛛网膜下腔出血；持续性颅内血管杂音造成患者精神紧张及焦虑。

（3）颅内压增高症状：表现为视乳头水肿、头痛、视力下降、恶心、呕吐等，约 27.8% 的天幕区 DAVF 易出现脑积水。

（4）颅内出血：部分患者以蛛网膜下腔出血为首发症状，主要是由于 DAVF 缺乏毛细血管，动脉压力直接传入硬脑膜的引流静脉，当压力超过静脉壁所承受的负荷时，造成皮层引流静脉破裂出血。

CT 有助于发现病变和颅内出血，较小的硬脑膜动静脉瘘多表现为正常。DAVF 的 CT 异常表现：

（1）蠕虫状或斑片状对比增强；

（2）局部占位效应；

（3）迂曲的供血动脉及扩张的静脉窦；

（4）脑室扩张，主要为脑脊液吸收不良或后颅窝硬脑膜动静脉瘘引起脑积水所致；

（5）脑白质密度减低，主要为静脉回流障碍所致静脉性脑梗死、水肿等；

（6）有颅内出血者可见蛛网膜下腔出血或实质内出血；

（7）颅骨内板血管压迹的扩大、加深。

MRI 检查少数硬脑膜动静脉瘘可以表现为正常，多数呈无信号的迂曲团状、葡萄状或蜂窝状的血管流空影。在显示扩张的软脑膜静脉引流和静脉窦方面优于 CT，还可以显示 CT 不能显示的静脉窦闭塞。

较大的 DAVF 能够在 CTA 和 MRA 上显示，但不能详细描述血管构建。小的或者血流慢的分流在 CTA 和 MRA 上可以表现为正常。

选择性血管造影不仅可以确诊 DAVF，还可以动态了解血流的循环，明确供血动脉的来源、数目及引流静脉途径。DAVF 多存在一支或多支扩张的供血动脉，引流静脉亦扩张，严重者呈动脉瘤样扩张或静脉湖样改变，同时邻近静脉窦及皮质静脉也可显影。引流静脉或静脉窦一般在动脉期即显影，但较动脉显影时间长。

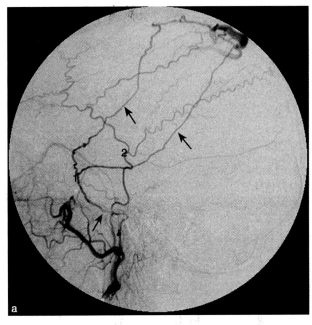
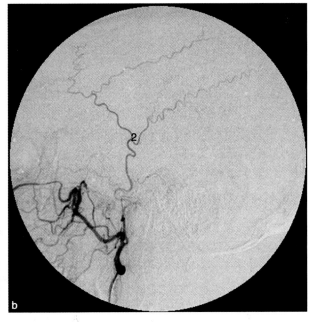

图 7-1　左顶硬脑膜动静脉瘘 I 型（a ~ b）

DSA 图，左侧颈外动脉造影侧位像（a）显示左顶动静脉瘘，由脑膜中动脉供血（箭），直接引流入上矢状窦，动静脉之间没有畸形血管团。栓塞脑膜中动脉术后造影（b）显示 DAVF 消失

1. 脑膜中动脉（middle meningeal artery）

2. 颞浅动脉（superficial temporal artery）

讨论:硬脑膜动静脉瘘是海绵窦、矢状窦等硬膜静脉窦及附近动静脉间的异常直接交通，中间无毛细血管或畸形血管团，其病因较复杂。此病好发于女性，可能与体内激素水平改变有关，当体内雌激素水平改变时，血管壁弹性降低，脆性增加，并扩张迂曲，加上血流的冲击，易形成瘘。另外血管纤维肌发育不良也可以形成 DAVF。

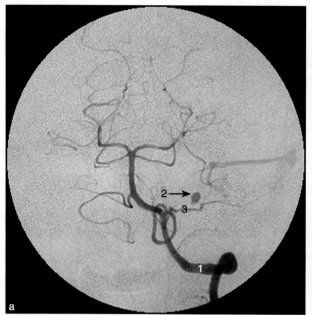

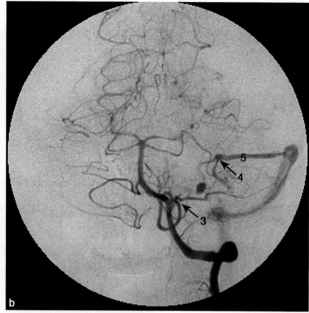

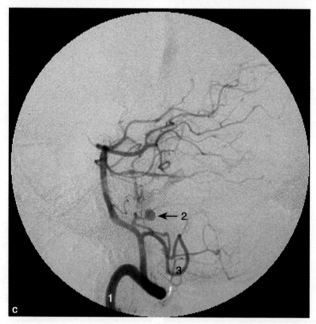

图 7-2　左枕硬脑膜动静脉瘘 Ⅰ 型, 伴发动脉瘤, (a ~ c)

DSA 图, 左侧椎动脉造影前后位像动脉早期及动脉期(a、b)和侧位像(c)显示左枕硬脑膜动静脉瘘, 由左侧小脑后下动脉脑膜支供血, 直接引流入左侧横窦, 静脉窦内为顺行血流, 同时可见小脑后下动脉远端动脉瘤形成

1. 椎动脉(vertebral artery)
2. 动脉瘤(aneurysm)
3. 小脑后下动脉(posterior inferior cerebellar artery)
4. 瘘口(opacification of the fistula)
5. 横窦(transverse sinus)

讨论：动静脉瘘的静脉引流模式(如顺行或逆行流出)是决定临床表现和预后的主要因素。由于无皮质静脉引流, 发生颅内出血的风险极低, 部分病例可出现自然闭塞。其他类型存在皮质静脉引流, 因此发生出血性和非出血性神经功能缺损的风险较高。

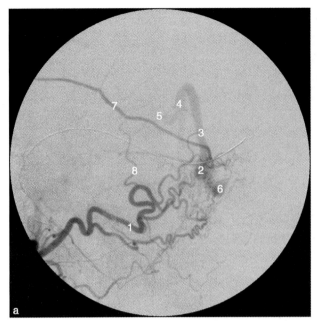

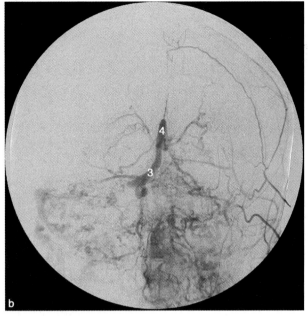

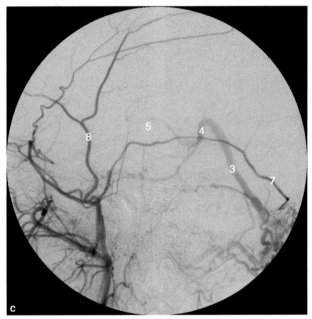

图 7-3　左枕硬脑膜动静脉瘘Ⅱ型（a～c）

DSA 图,左侧颈外动脉造影侧位像及前后位像（a、b）显示左枕 DAVF,由左侧枕动脉、脑膜中动脉供血,直接引流入窦汇并逆流入直窦、大脑大静脉和大脑内静脉,同时可见左侧横窦闭塞,右侧横窦和乙状窦重度狭窄。颈外动脉造影侧位像（c）显示其他颈外动脉分支未见异常

1. 枕动脉（occipital artery）　　　　　 5. 大脑内静脉（internal cerebral vein）
2. 瘘口（opacification of the fistula）　　6. 窦汇（confluence sinus）
3. 直窦（straight sinus）　　　　　　　 7. 脑膜中动脉（middle meningeal artery）
4. 大脑大静脉（great cerebral vein）　 8. 颞浅动脉（superficial temporal artery）

　　讨论:此病例左侧颈外动脉造影显示脑膜中动脉和枕动脉数支小分支参与 DAVF 供血,由于左侧横窦闭塞,右侧横窦重度狭窄,形成直窦逆行充盈,属于向硬膜窦回流入脑静脉的Ⅱa 型。

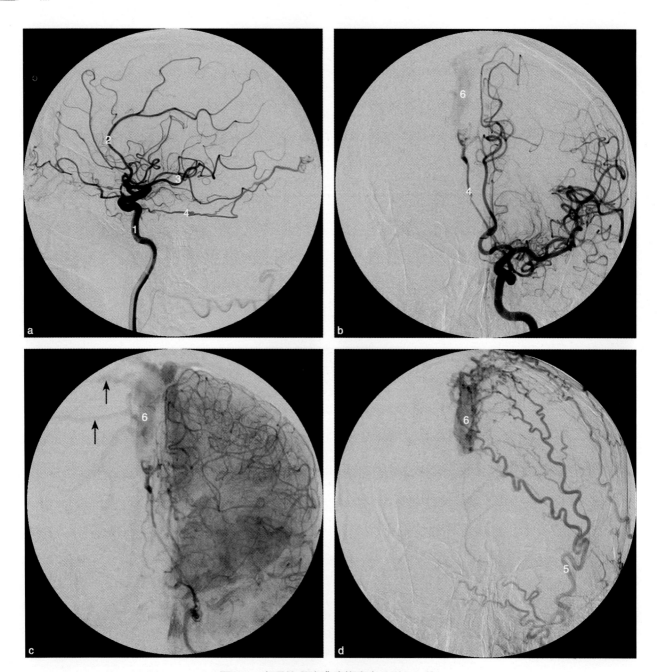

图7-4　左顶枕硬脑膜动静脉瘘Ⅱ型（a～d）

DSA图，左侧颈内动脉造影侧位像及前后位像动脉期（a、b）可见左枕上矢状窦旁DAVF，由脑膜垂体干供血。前后位像动脉晚期（c）显示直接引流至上矢状窦，并逆行充盈皮质静脉（箭）。左侧颈外动脉造影前后位像（d）显示左侧颞浅动脉也参与供血

1. 颈内动脉（internal carotid artery）
2. 大脑前动脉（anterior cerebral artery）
3. 大脑中动脉（middle cerebral artery）
4. 脑膜垂体干（meningohypophyseal trunk）
5. 颞浅动脉（superficial temporal artery）
6. 上矢状窦（superior sagittal sinus）

　　讨论：硬脑膜动静脉瘘可有数支硬膜供血动脉，这些血管常发生在颅底及后颅凹，常见的血管为颈外动脉枕动脉的脑膜支，颈内动脉的脑膜垂体干也是常见受累血管。本病例可见脑膜垂体干末端数支扩大的分支供血，直接向上矢状窦引流，上矢状窦内血流顺行，并逆行充盈皮质静脉，属Ⅱ型硬脑膜动静脉瘘。

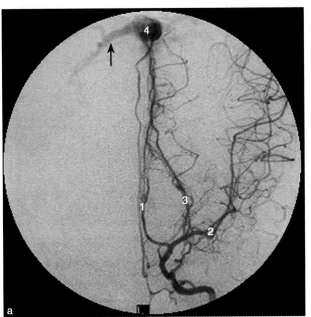

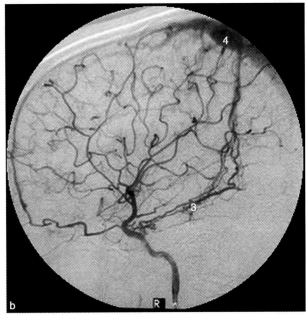

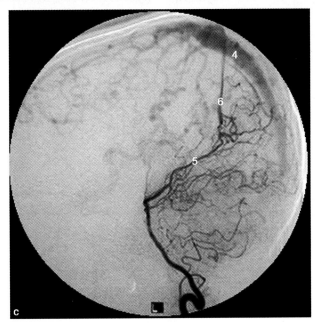

图7-5 左顶硬脑膜动静脉瘘Ⅱ型(a~c)

DSA图,左侧颈内动脉造影前后位像和侧位像(a、b)显示左顶硬脑膜动静脉瘘,由脑膜垂体干供血,顺行引流入上矢状窦,并可见皮质静脉逆流充盈(箭)。左侧椎动脉造影(c)显示大脑后动脉脑膜支参与DAVF的供血

1. 大脑前动脉(posterior cerebral artery)   4. 上矢状窦(superior sagittal sinus)

2. 大脑中动脉(middle cerebral artery)   5. 大脑后动脉(posterior cerebral artery)

3. 脑膜垂体干(meningohypophyseal trunk)   6. 皮质静脉(cortical vein)

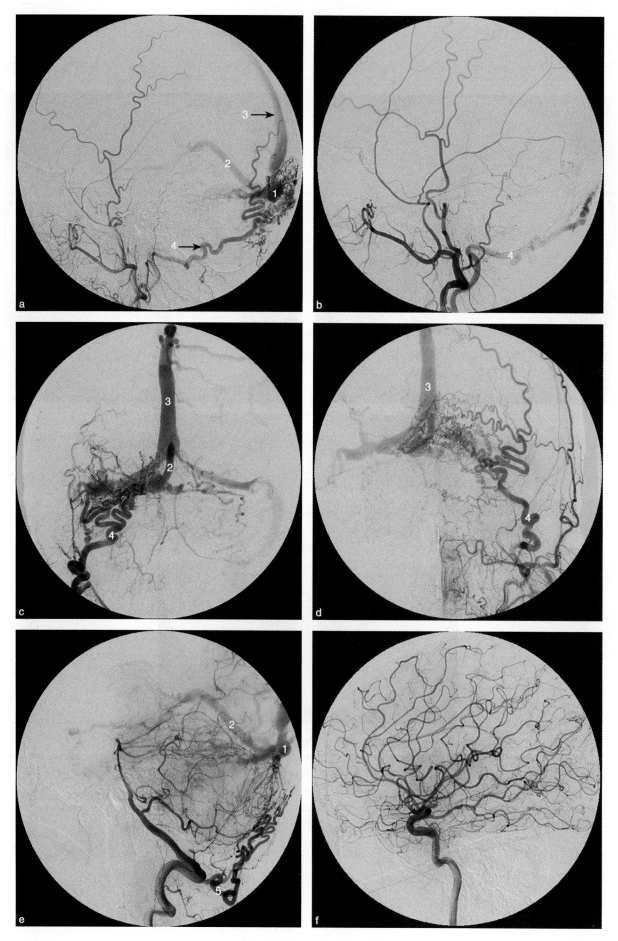

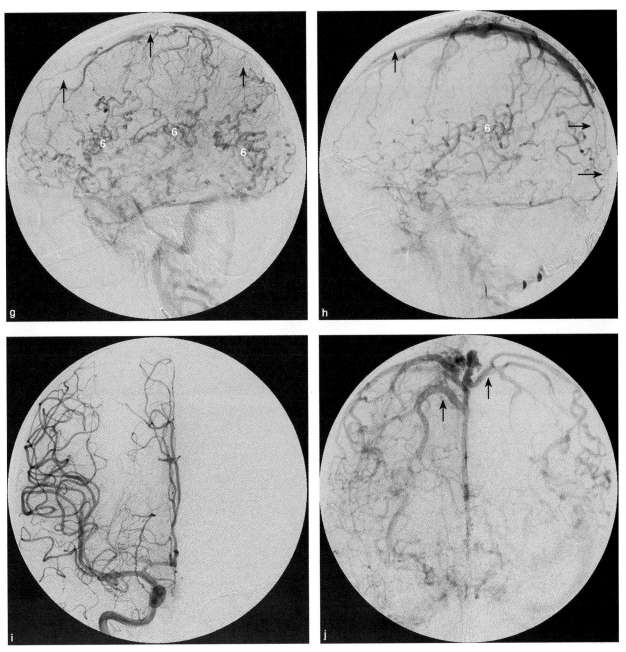

图 7-6　双枕硬脑膜动静脉瘘 Ⅱ 型,合并上矢状窦血栓形成(a~j)

DSA 图,双侧颈外动脉造影侧位像(a、b)和前后位像(c、d),双枕 DAVF,瘘口位于窦汇,由双侧颈外动脉分支枕动脉(箭)供血,引流入窦汇并反流入直窦和上矢状窦,左侧横窦近端狭窄,右侧横窦远端闭塞。左侧椎动脉造影(e)显示脑膜后动脉参与供血。左侧颈内动脉造影侧位像动脉期(f)表现正常;静脉期(g)上矢状窦未显影(箭),皮质静脉迂曲扩张。右侧颈内动脉造影侧位像静脉期(h)显示上矢状窦后 1/3 闭塞(箭)。右侧颈内动脉造影前后位像动脉期(i)表现正常;静脉期(j)可见血液逆行引流入双侧皮质静脉(箭),并汇入海绵窦和横窦

1. 窦汇(confluence sinus)　　　　4. 枕动脉(occipital artery)
2. 直窦(straight sinus)　　　　　5. 脑膜后动脉(posterior meningeal artery)
3. 上矢状窦(superior sagittal sinus)　6. 皮质静脉(cortical veins)

　　讨论:对于硬脑膜动静脉瘘的发病机制,多数学者认为,静脉窦血栓形成是主要的致病原因,是重要的后天因素,静脉窦血栓形成可造成硬脑膜动静脉压力梯度的改变,首先影响的是微小静脉内压力增高,使其进一步扩张、膨胀,继而破裂,与相邻动脉直接形成交通。

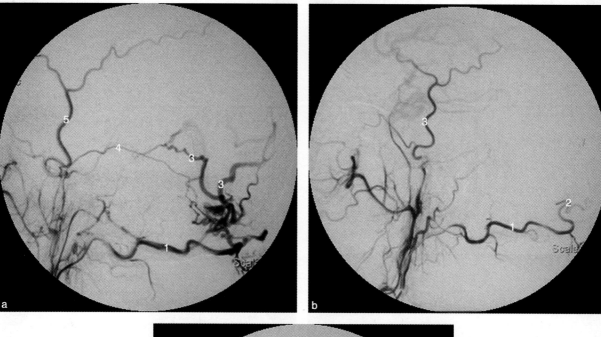

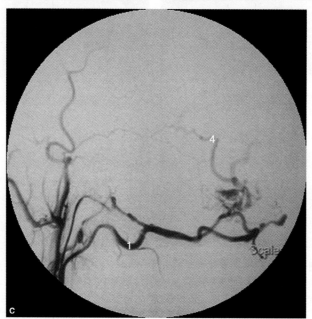

图 7-7　左枕硬脑膜动静脉瘘Ⅲ型,直接引流入皮质静脉(a～c)

DSA 图,左侧颈外动脉造影侧位像显示左枕动静脉瘘,由枕动脉及脑膜中动脉供血,经皮质静脉引流,动静脉之间没有畸形血管团

1. 枕动脉(occipital artery)
2. 瘘口(opacification of the fistula)
3. 引流静脉(draining vein)
4. 脑膜中动脉(middle meningeal artery)
5. 颞浅动脉(superficial temporal artery)

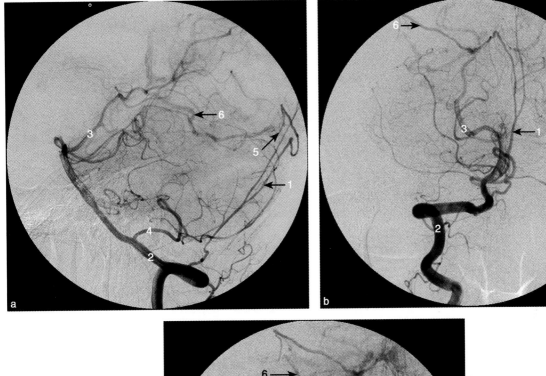

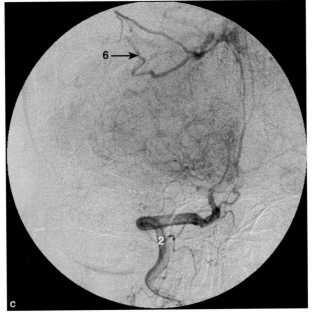

图7-8　右枕硬脑膜动静脉瘘Ⅲ型(a～c)

DSA图,右侧椎动脉造影侧位像(a)和前后位像动脉期及动脉晚期(b、c)显示右枕硬脑膜动静脉瘘,由右侧脑膜后动脉供血,由两条皮质静脉引流入上矢状窦,引流静脉无扩张,动静脉之间没有畸形血管团,大脑后动脉、小脑后下动脉显影正常

1. 脑膜后动脉(posterior meningeal artery)
2. 右椎动脉(right vertebral artery)
3. 大脑后动脉(posterior cerebral artery)
4. 小脑后下动脉(posterior inferior cerebellar artery)
5. 瘘口(opacification of the fistula)
6. 引流静脉(draining vein)

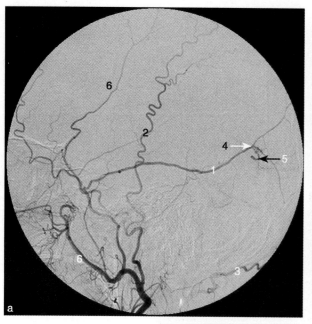

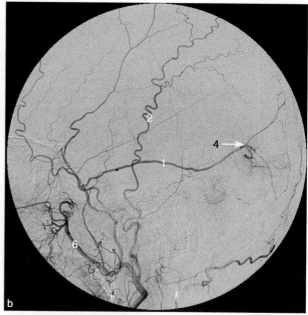

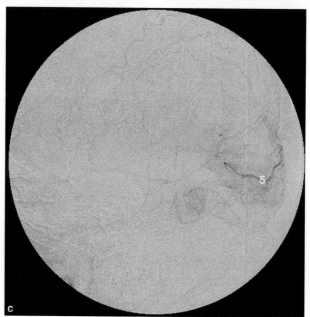

图 7-9 右枕硬脑膜动静脉瘘Ⅲ型(a~c)

DSA 图,右侧颈外动脉造影侧位像(a~c),可见右枕 DAVF,由右侧颈外动脉分支脑膜中动脉(黑箭)供血,皮质静脉引流,瘘口和皮质静脉均非常细小

1. 脑膜中动脉(middle meningeal artery)
2. 颞浅动脉(superficial temporal artery)
3. 枕动脉(occipital artery)
4. 瘘口(opacification of the fistula)
5. 引流静脉(draining vein)
6. 颌内动脉(internal maxillary artery)

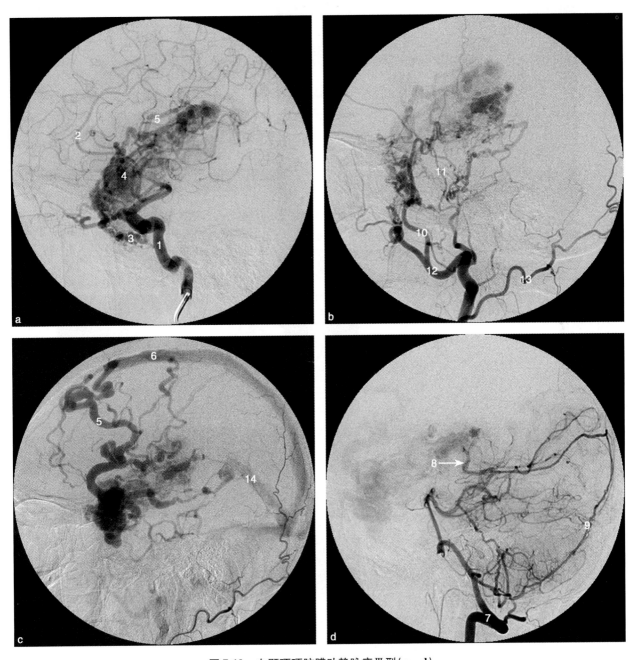

图 7-10　左颞顶硬脑膜动静脉瘘Ⅲ型(a~d)

DSA 图,左侧颈内动脉造影侧位像(a)显示左颞顶硬脑膜动静脉瘘,供血动脉为颈内动脉海绵窦段发出的脑膜支下外侧干。左侧颈外动脉造影动脉期(b)显示颈外动脉多个分支参与供血。左侧颈外动脉造影静脉期(c)可见多支皮质静脉引流,引流入上矢状窦、直窦。右侧椎动脉造影(d)显示脉络膜后动脉参与供血

1. 颈内动脉(internal carotid artery)
2. 大脑前动脉(anterior cerebral artery)
3. 下外侧干(inferolateral trunk)
4. 静脉曲张(venous ectasia)
5. 引流静脉(draining vein)
6. 上矢状窦(superior sagittal sinus)
7. 椎动脉(vertebral artery)
8. 脉络膜后动脉(posterior choroidal artery)
9. 脑膜后动脉(posterior meningeal artery)
10. 脑膜中动脉(middle meningeal artery)
11. 颞浅动脉(superficial temporal artery)
12. 颌内动脉(internal maxillary artery)
13. 枕动脉(occipital artery)
14. 直窦(straight sinus)

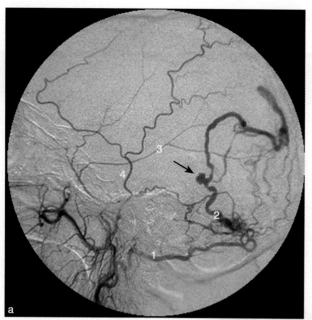

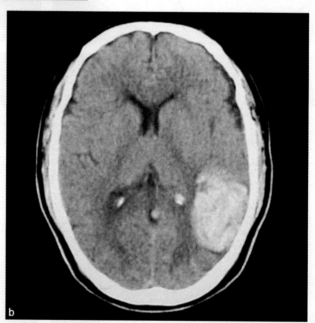

图 7-11　左颞枕硬脑膜动静脉瘘Ⅲ型,伴静脉湖形成(a、b)

DSA 和 CT 图,左侧颈外动脉造影侧位像(a)显示左颞枕 DAVF,由左侧颈外动脉分支枕动脉供血,经皮质静脉引流入上矢状窦。动静脉之间没有畸形血管团,引流静脉迂曲扩张,形成静脉湖(箭)。CT 平扫(b)可见左侧颞枕部脑实质内血肿,密度不均,周围薄层低密度水肿

1. 枕动脉(occipital artery)　　　3. 脑膜中动脉(middle meningeal artery)
2. 皮质静脉(cortical vein)　　　4. 颞浅动脉(superficial temporal artery)

　　讨论:硬脑膜动静脉瘘是发生在硬脑膜组织中的动静脉异常交通。病因有先天性和后天性因素,后者包括外伤、炎症、硬膜窦或静脉血栓所致。由于硬脑膜动静脉瘘动脉内压力直接传入硬脑膜的引流静脉,当超过静脉壁所承受的负荷时,造成引流静脉破裂出血。

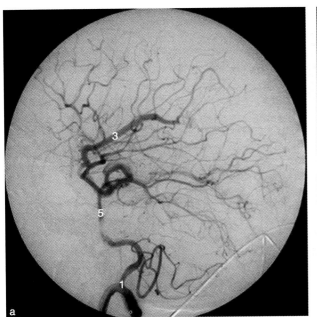

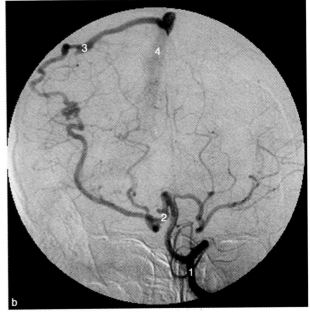

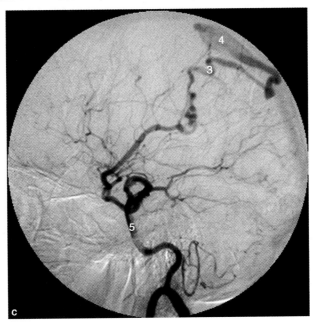

图 7-12　右颞枕硬脑膜动静脉瘘Ⅲ型，引流静脉扩张（a～c）

DSA 图，左侧椎动脉造影前后位像和侧位像动脉期（a、b）显示右颞枕动静脉瘘，由右侧脉络膜后动脉供血，经脑静脉引流。侧位像动脉晚期（c）显示引流静脉迂曲扩张，引流入上矢状窦，动静脉之间没有畸形血管团

1. 椎动脉（vertebral artery）
2. 脉络膜后外侧动脉（lateral posterior choroidal artery）
3. 引流静脉（draining vein）
4. 上矢状窦（superior sagittal sinus）
5. 基底动脉（basilar artery）

讨论： 硬脑膜动静脉瘘动脉主要来源于颈内、外动脉及椎动脉的脑膜分支，当发生静脉窦炎或硬膜窦栓塞时，静脉回流受阻，窦内压力增高，可促使其网状交通开放而形成硬脑膜动静脉瘘。病变位于横窦或乙状窦附近，供血动脉可来自脑膜垂体干、椎动脉硬脑膜分支及大脑后动脉等。

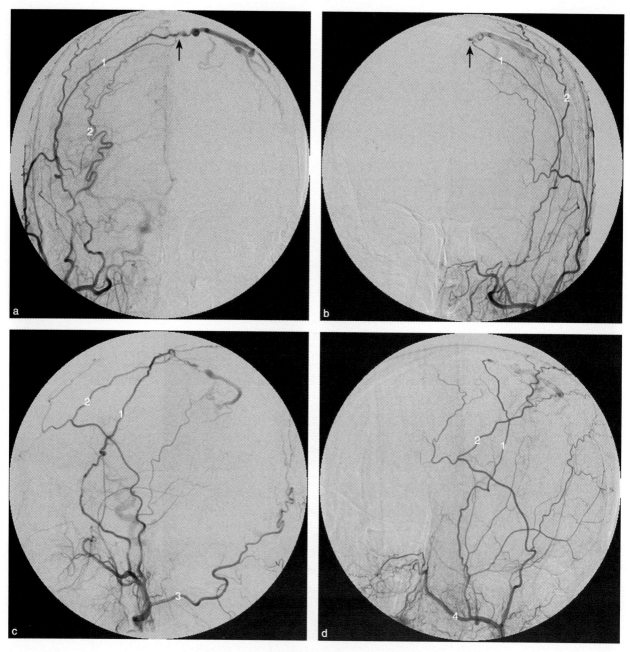

图 7-13　左顶硬脑膜动静脉瘘Ⅲ型（a～d）

DSA 图，双侧颈外动脉造影前后位像（a、b）和侧位像（c、d）显示左顶动静脉瘘，由双侧的颞浅动脉和脑膜中动脉供血，近瘘口（箭）处可见囊状小动脉瘤，引流入皮质静脉，动静脉之间没有畸形血管团

1. 脑膜中动脉（middle meningeal artery）
2. 颞浅动脉（superficial temporal artery）
3. 枕动脉（occipital artery）
4. 颌内动脉（internal maxillary artery）

讨论：硬脑膜动静脉瘘的静脉分流是位于静脉窦的硬膜壁中，并不在窦本身内，最常见的部位是横窦和乙状窦，海绵窦也是常见部位，硬膜窦静脉分流的确切病因目前尚有争论，许多病例是获得性的，是发生在硬膜窦血流动力学改变（如狭窄、闭塞）出现之后，血管再通时，可有许多小动脉与窦交通，形成硬脑膜动静脉瘘。

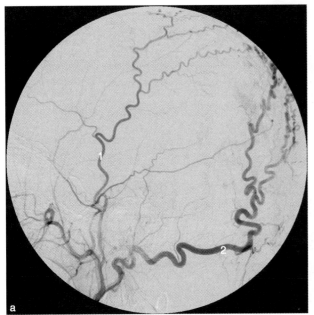

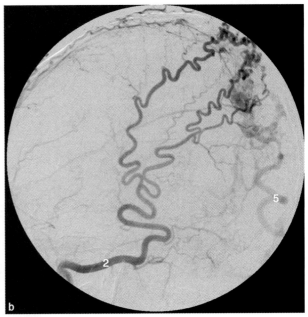

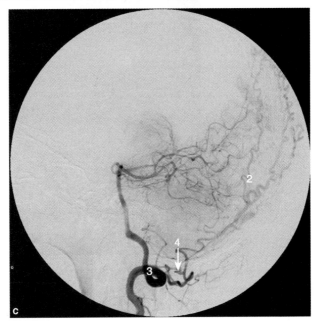

图 7-14　左顶硬脑膜动静脉瘘Ⅲ型,引流静脉扩张(a~c)

DSA 图,左侧颈外动脉造影侧位像及前后位局部放大影像(a、b)可见左顶 DAVF,由左侧颈外动脉分支枕动脉、颞浅动脉供血,引流入皮质静脉,显示引流静脉扩张。左侧椎动脉造影(c)显示椎动脉上颈段与枕动脉之间的吻合,并通过枕动脉参与 DAVF 的供血

1. 颞浅动脉(superficial temporal artery)　　4. 椎动脉肌支(muscular branch of the vertebral artery)

2. 枕动脉(occipital artery)　　5. 引流静脉(draining vein)

3. 椎动脉(vertebral artery)

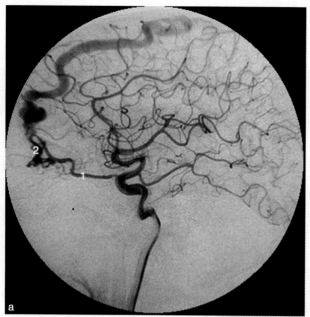

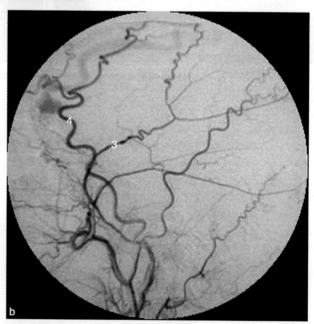

图7-15　右额硬脑膜动静脉瘘Ⅲ型，引流静脉扩张（a、b）

DSA图，右侧颈内动脉造影侧位像（a）可见右额前颅窝底DAVF，由右侧眼动脉分支镰前动脉供血，直接引流入皮质静脉，并入上矢状窦，引流静脉迂曲扩张。右侧颈外动脉造影侧位像（b）显示右侧颈外动脉的颞浅动脉参与供血，其他颈外动脉分支未见异常

1. 眼动脉（ophthalmic vein artery）　　3. 脑膜中动脉（middle meningeal artery）
2. 镰前动脉（anterior falcial artery）　　4. 颞浅动脉（superficial temporal artery）

讨论：不同部位的动静脉瘘其供血动脉各异，位于前颅窝，供血动脉为颌内动脉及眼动脉分支筛前动脉，主要向矢状窦引流，病变位于中颅窝，供血动脉可来自脑膜中动脉、咽升动脉、颞浅动脉、脑膜垂体干前侧支，静脉引流向海绵窦。

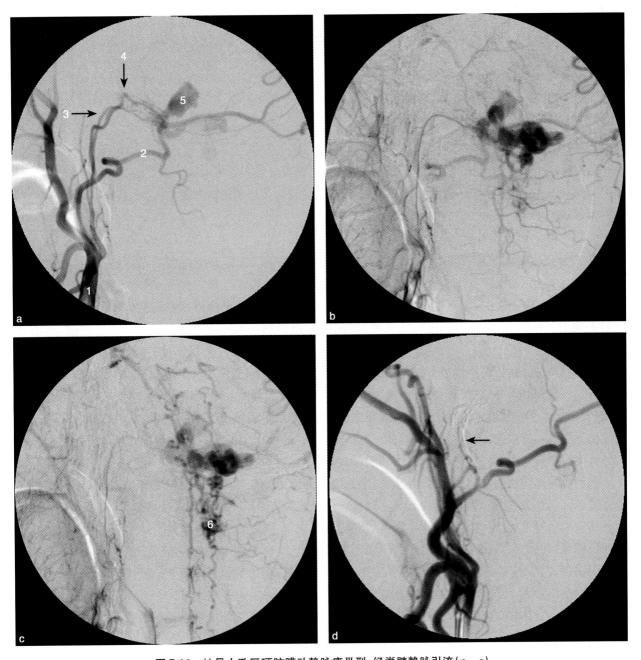

图 7-16　枕骨大孔区硬脑膜动静脉瘘Ⅲ型,经脊髓静脉引流(a～c)

DSA 图,左侧颈外动脉造影侧位像动脉期(a)可见颈外动脉分支咽升动脉、耳后动脉于枕骨大孔上方形成 DAVF。动脉晚期及静脉期(b、c)显示直接向脊髓静脉引流,引流静脉迂曲扩张。利用栓塞剂栓塞咽升动脉、耳后动脉,术后造影(d)显示 DAVF 消失(箭)

1. 颈外动脉(external carotid artery)　　　4. 耳后动脉(posterior auricular artery)

2. 枕动脉(occipital artery)　　　5. 硬脑膜静脉(dural veins)

3. 咽升动脉(ascending pharyngeal artery)　　　6. 髓周静脉(spinal perimedullary veins)

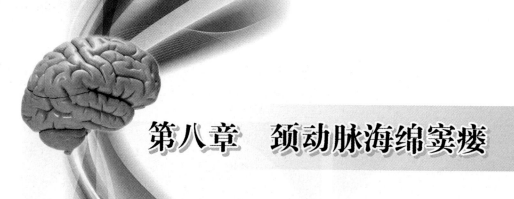

第八章 颈动脉海绵窦瘘

　　各种原因造成颈内动脉、颈外动脉及其分支与海绵窦直接或间接形成异常的交通,称为颈动脉海绵窦瘘(Carotid Cavernous Fistulas,CCF)。CCF的患者首发症状和体征均出现在眼部,常先就诊于眼科,有时眼科医师因经验不足而误诊。

　　海绵窦解剖结构较特殊,使其成为动静脉瘘常发生的部位。海绵窦是不规则分隔的静脉腔,位于蝶骨体和中颅窝内侧缘硬脑膜间。海绵窦内主要结构包括被脑膜固定在海绵窦内的颈内动脉,外侧壁内含第三对脑神经(动眼神经)、第四对脑神经(滑车神经)、三叉神经第一分支(眼支)和第六对脑神经(外展神经)穿行。其主要引流静脉为眼上、下静脉,蝶顶窦和脑表面静脉,颅底静脉丛静脉。引流方向为岩上窦引流入横窦,岩下窦引流入乙状窦,卵圆孔导出静脉引流入翼丛,两侧海绵窦通过前、后海绵间窦相互连接。

　　颈动脉海绵窦瘘依据病因可分为外伤性和自发性,前者多为年轻人,后者成人多见。依据解剖学特征可分为颈内动脉和颈外动脉海绵窦瘘。也可依据临床症状的严重程度分为高流量和低流量颈动脉海绵窦瘘,前者多见外伤所致的颈内动脉主干与海绵窦的直接交通,后者则多为自发的颈内、外动脉分支由于动脉硬化或存在动脉瘤,自发破裂与海绵窦形成瘘,瘘口小,流量低。如颈外动脉及颈内动脉通过供应脑膜的分支间接向瘘供血,则属于海绵窦区的硬脑膜动静脉瘘。

　　颈动脉海绵窦瘘的发病机制与血流动力学的改变密切相关,正常情况,眼上及眼下静脉的血液引流入海绵窦,并经岩上及岩下窦导出引流入颈内静脉。由于直接外伤,锐器直接刺破海绵窦及颈内动脉,或间接外伤造成颅底骨折,骨碎片进入海绵窦,以及撞击时的牵拉撕裂固定颈内动脉的脑膜可使海绵窦内的颈内动脉破裂,动脉血进入海绵窦。由于高压灌注于海绵窦,眼上、眼下静脉的血流动力学发生改变,其内的血液向前逆流,管腔在高压血流的作用下扩张,静脉内压增高,静脉血回流受阻,面部及各级静脉相继扩张。如果瘘口较大,大量压力高的动脉血进入海绵窦,同侧颅内眼动脉、大脑前、中动脉可因静脉"盗血"造成供血减少,引起同侧眼动脉供血不足及大脑半球脑缺血的症状。如果脑底动脉环完整,侧支循环代偿好,脑缺血症状可不明显。

　　CCF的静脉引流方式有4种:

　　(1) 向前经眼上、下静脉和蝶顶窦引流,此型最常见;

　　(2) 向后经岩上窦、岩下窦和向下经翼丛进入颈内静脉;

　　(3) 向上经侧裂静脉等皮层引流静脉入上矢状窦;

　　(4) 深部经基底静脉引流入直窦。

　　症状与体征取决于瘘口的位置、大小及静脉引流方式。

　　(1) 引流入眼静脉和面静脉可出现搏动性突眼,眼部杂音,结膜水肿、充血,视力下降,面静脉怒张。海绵窦内神经受压,可产生眼肌麻痹。眼球突出是由于眶内静脉扩张淤血、眶内脂肪及眼外肌水肿膨大所引起的。眼部杂音多见于高流量颈动脉海绵窦瘘。在压迫同侧颈动脉时眼部搏动及杂音消失。在高流量

CCF 形成之后，即有明显的结膜水肿和静脉扩张。几乎所有患者都会出现眼球表面血管怒张和搏动性突眼。低流量的颈动脉海绵窦瘘其眼球突出相对较轻，有时甚至无此征，一般也无搏动。

（2）引流入后部岩下窦、横窦、乙状窦、颈静脉，患者可出现难以忍受的耳部杂音，不能入眠，以及小脑、脑干的神经功能障碍。

（3）引流入皮质静脉可出现蝶顶窦及小脑表面静脉扩张，出现神经功能障碍、头痛、蛛网膜下腔出血和脑实质出血。疼痛部位多限于患侧的额部及眶区。这是由于海绵窦及颅内血管扩张，压迫脑膜痛觉神经引起的。

外伤性颈动脉海绵窦瘘起病突然，症状严重，难以自行消失，特别是眼部静脉侧支循环未建立，眼内压升高，眼部疼痛，出现视力障碍。值得注意的是蝶骨骨折和颈内动脉破裂常同时存在且相互沟通，大量动脉血进入鼻窦，甚至造成颅内出血，如不及时栓塞治疗，患者可因不可控制的出血而死亡。自发性颈动脉海绵窦瘘主要为细小动脉供血，症状轻，病史相对较长，但治疗困难。

CT 平扫可以显示鞍旁海绵窦扩大，密度增高，眼眶部可见眼上静脉（正常时不显影）迂曲扩张；眼肌特别是眼外肌增厚，眼球突出等表现。同时一些颅底骨折、脑组织损伤亦可显示。增强扫描显示扩大的海绵窦及迂曲扩张的眼静脉与颅内动脉呈一致的高密度强化影。

MRI 对 CCF 的显示优于 CT。在 T_1WI 与 T_2WI 均表现为迂曲扩张的眼上静脉和增宽的海绵窦内呈无信号的流空影，患侧眼球突出，眼肌增厚，球后软组织肿胀等。

CTA 可清晰显示海绵窦内异常的对比剂充盈，及与海绵窦相通迂曲扩张的引流静脉，能够对 CCF 做出明确诊断。

在血管造影中，根据病因、解剖和瘘口的大小可将颈动脉海绵窦瘘分为四种类型，A 型：海绵窦段颈内动脉与海绵窦直接沟通，发病形式为外伤性，造影中瘘口一般较大，属高流量瘘，眼上、下静脉极度扩张迂曲，颅内主干动脉完全不充盈，形成所谓全"偷流"现象，可伴发假性动脉瘤，合并蝶骨骨折时，海绵窦内血流可破入蝶窦，发生鼻大出血；B 型：为颈内动脉脑膜支与海绵窦形成瘘，多为自发性，特别是从颈内动脉内侧壁发出的脑膜垂体干和从外侧壁发出的下外侧干，造影剂缓慢进入静脉系统，颅内主干动脉充盈良好，此点可与高流量瘘相鉴别；C 型：主要是颈外动脉的脑膜支与海绵窦形成瘘，海绵窦周围小的硬脑膜动静脉畸形的存在，可能是海绵窦区自发性硬脑膜动静脉瘘的原因；D 型：为颈内、外动脉脑膜支共同与海绵窦形成瘘。

血管造影时应全面观察和评估脑血管的状况，患侧颈内动脉造影时，应观察瘘口位置，观察颅内主干动脉是否显影，有无"盗血"现象，同时要仔细观察静脉引流方式，另外要确定对侧海绵窦是否同时显影，这对介入治疗十分重要。颈外动脉造影时，要观察是否有颈外动脉供血。椎动脉和对侧颈内动脉造影时，主要是评价侧支循环代偿情况，排除其他病变，如动脉瘤和动静脉畸形。

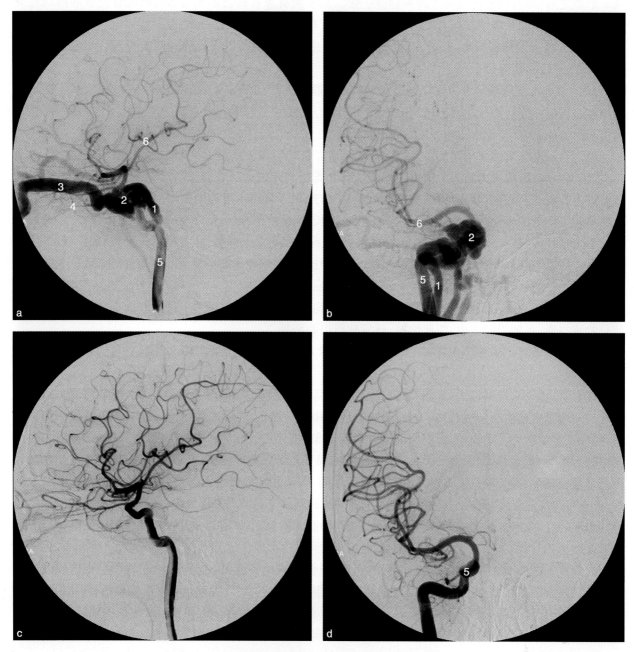

图 8-1　外伤性颈内动脉海绵窦瘘，眼上静脉扩张引流（a~d）

DSA 图，右侧颈内动脉造影侧位和前后位像（a、b）显示对比剂充盈海绵窦，眼上、下静脉扩张，引流入岩下窦，颅内主干动脉显影浅淡，球囊栓塞瘘口后右侧颈内动脉造影侧位和前后位像造影（c、d）显示：海绵窦瘘消失，眼上、下静脉和岩下窦未再显影

1. 岩下窦（inferior petrosal sinus）
2. 海绵窦（cavernous sinus）
3. 眼上静脉（superior ophthalmic vein）
4. 眼下静脉（inferior ophthalmic vein）
5. 颈内动脉（internal carotid artery）
6. 大脑中动脉（middle cerebral artery）

　　讨论：外伤性颈内动脉海绵窦瘘是指由于外伤造成颈内动脉海绵窦段主干或其分支断裂，与海绵窦直接形成异常交通，使海绵窦内血流速度和血流量均增加，血液向眼静脉、皮质静脉和岩上下窦等引流，造成这些静脉和静脉窦扩张，从而产生相应的临床症状。

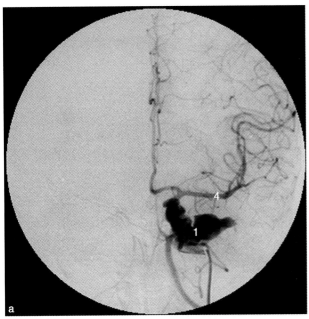

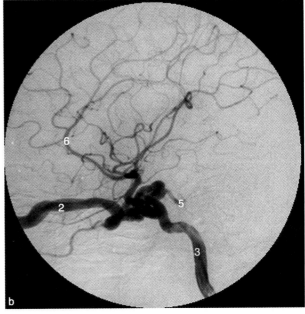

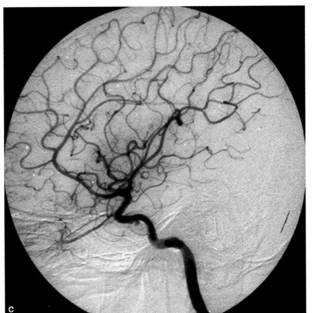

图 8-2　外伤性颈内动脉海绵窦瘘,眼上静脉扩张,伴岩下窦引流(a～c)

DSA 图,左侧颈内动脉造影前后位和侧位像(a、b)显示对比剂充盈海绵窦,眼上静脉扩张,引流入岩下窦,颅内主干动脉显影尚可。球囊栓塞瘘口术后造影(c)显示海绵窦瘘消失,眼上、下静脉和岩下窦未再显影

1. 海绵窦(cavernous sinus)	4. 大脑中动脉(middle cerebral artery)
2. 眼上静脉(superior ophthalmic vein)	5. 岩下窦(inferior petrosal sinus)
3. 颈内动脉(internal carotid artery)	6. 大脑前动脉(posterior cerebral artery)

讨论:外伤性颈内动脉海绵窦瘘主要引流静脉:眼上、下静脉,蝶顶窦和脑表面静脉,颅底静脉丛。静脉引流方向:岩上窦引流入横窦,岩下窦引流入乙状窦,卵圆孔导出静脉引流入翼丛,双侧海绵窦通过前、后海绵间窦相互连接。

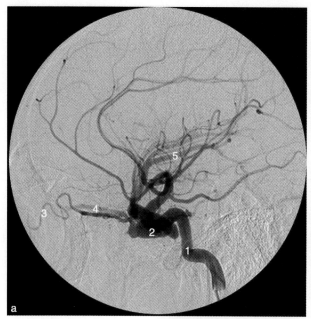

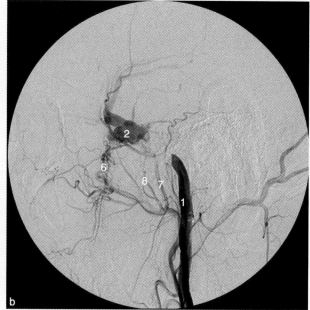

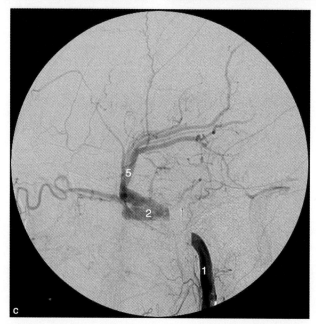

图 8-3　自发性颈动脉海绵窦瘘，颈内及颈外动脉供血（a～c）

DSA 图，右侧颈内动脉造影侧位像（a）显示对比剂充盈海绵窦，眼上静脉扩张，引流入蝶顶窦。球囊闭塞颈内动脉后颈总动脉造影（b、c）海绵窦仍显影，说明同时有自颈外动脉的供血，可见圆孔动脉扩张与海绵窦相通

1. 颈内动脉（internal carotid artery）　　　5. 侧裂静脉（vein of sylvian fissure）
2. 海绵窦（cavernous sinus）　　　　　　　6. 圆孔动脉（artery of foramen rotundum）
3. 眼动脉（ophthalmic artery）　　　　　　7. 脑膜中动脉（middle meningeal artery）
4. 眼上静脉（superior ophthalmic vein）　　8. 颞中深动脉（middle deep temporal artery）

讨论：外伤所致的 CCF 属高流量瘘。而自发性 CCF 由于颈内、外动脉分支动脉硬化或存在动脉瘤自发破裂与海绵窦形成瘘，瘘口小，属低流量瘘，如颈外动脉及颈内动脉通过供应脑膜的分支间接向瘘供血，则属于海绵窦区的硬脑膜动静脉瘘。

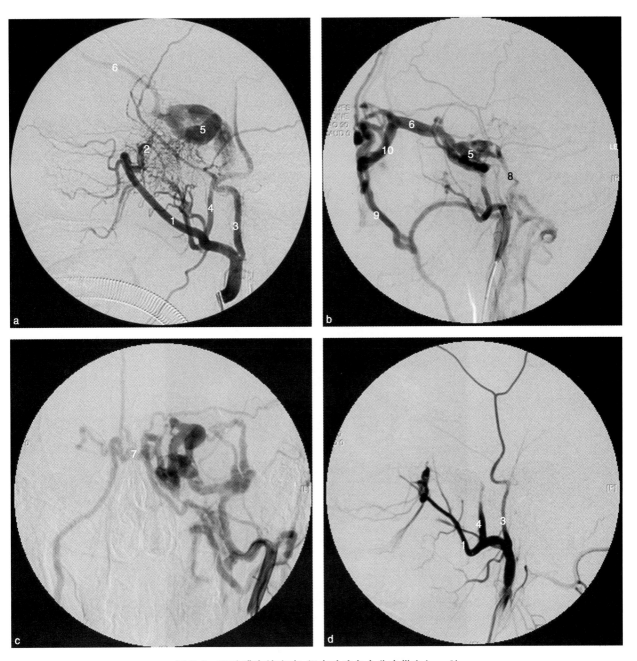

图 8-4　硬脑膜海绵窦瘘,颌内动脉多个分支供血(a～d)

DSA 图,左侧颈外动脉造影侧位像动脉期及动脉晚期(a、b)显示对比剂经颌内动脉多个小分支充盈海绵窦,向前经扩张的眼上静脉引流入面静脉,向后引流进入岩下窦。左侧颈外动脉造影前后位像动脉晚期(c)可见左侧海绵窦内对比剂通过海绵间窦到对侧海绵窦。栓塞治疗术后,左侧颈外动脉造影侧位像动脉期(d)显示海绵窦瘘消失,眼静脉和岩下窦未再显影

1. 颌内动脉(internal maxillary artery)
2. 圆孔动脉(artery of foramen rotundum)
3. 颞浅动脉(superficial temporal artery)
4. 脑膜中动脉(middle meningeal artery)
5. 海绵窦(cavernous sinus)
6. 眼上静脉(superior ophthalmic vein)
7. 海绵间窦(intercavernous sinus)
8. 岩下窦(inferior petrosal sinus)
9. 面静脉(facial vein)
10. 眼下静脉(inferior ophthalmic vein)

　　讨论:外伤性 CCF 起病急,症状重,且症状出现后难以自行消失,特别是眼部静脉侧支循环未建立,眼内压升高,眼部疼痛,出现视力障碍。自发性 CCF 主要为细小动脉供血,症状轻,病史相对较长,但治疗困难。

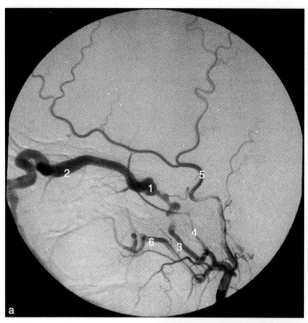
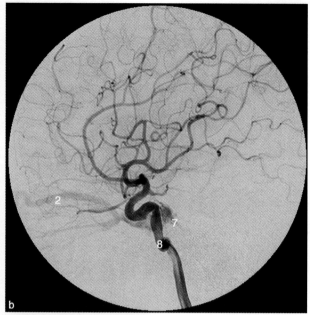
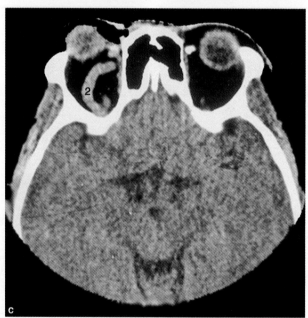

图 8-5　混合性颈动脉海绵窦瘘，颈内、外动脉脑膜支共同向海绵窦供血（a~c）

DSA 及 CT 图，右侧颈外动脉造影侧位像（a）及右侧颈内动脉造影侧位像（b）显示对比剂经脑膜副动脉及颈内动脉海绵窦段充盈海绵窦，经眼上静脉引流。CT 平扫（c）显示右侧眼眶内眼上静脉扩张

1. 海绵窦（cavernous sinus）
2. 眼上静脉（superior ophthalmic vein）
3. 脑膜副动脉（accessory meningeal artery）
4. 脑膜中动脉（middle meningeal artery）
5. 颞浅动脉（superficial temporal artery）
6. 颌内动脉（internal maxillary artery）
7. 岩下窦（inferior petrosal sinus）
8. 颈内动脉（internal carotid artery）

　　讨论：混合性颈动脉海绵窦瘘为颈内、外动脉脑膜支与海绵窦形成瘘，多为自发性，特别是从颈内动脉内侧壁发出的脑膜垂体干和从外侧壁发出的下外侧干，对比剂缓慢进入静脉系统，颅内主要动脉充盈良好，此点可与高流量瘘相鉴别。

第九章　脑静脉窦血栓形成

　　脑循环有供应血液的脑动脉系统和回流血液的静脉系统,脑的静脉系统主要包括脑静脉及其汇入的静脉窦。脑静脉窦血栓形成(Cerebral Venous Sinus Thrombosis,CVST)是一种特殊类型的由多种病因导致的脑静脉系统的脑血管病,发生率大约占全部脑卒中的1%。通常以儿童和青壮年多见。由于发病的病因不同,脑静脉窦血栓形成的部位不同,所以临床症状表现各异。

　　依据病因可分为原发性和继发性两类。前者病因不明,继发性病因与外伤、肿瘤、产褥期、脱水及营养不良有关。除此之外,感染性病变如中耳乳突炎、鼻窦炎以及血液病等也可诱发脑静脉窦血栓形成。该病最常见于上矢状窦、横窦和乙状窦,其次为海绵窦和直窦。炎症病变中海绵窦和横窦是最常受累的部位,非炎性病变中上矢状窦最容易受累。横窦、乙状窦血栓形成多继发于化脓性乳突炎或中耳炎。大脑皮层的静脉血栓形成可出现头痛、呕吐、精神异常、癫痫发作、感觉意识障碍等症状。

　　CVST的严重后果是直接导致脑血液循环和脑脊液吸收障碍,从而造成脑淤血、脑水肿、颅内压增高、脑出血等。患者病变初期的主要表现为颅内压增高及其他局灶性神经系统损伤等症状,但临床表现缺乏特异性,常出现误诊,而延迟治疗。特别是出血性的静脉窦血栓形成较为少见,但颅内出血后止血治疗会进一步加重病情,所以不明原因的出血,及难以解释的颅内压增高,应想到静脉窦血栓形成。但近年来随着诊断手段的发展及神经科医生警惕性的提高,脑静脉窦血栓形成逐渐受到重视。

　　头颅CT平扫对CVST的诊断不太敏感,仅能在30%的CVST患者中出现异常。主要表现为皮质静脉或硬膜窦高密度征。患者往往会在特定的静脉窦位置,如大脑镰、窦汇、下矢状窦及乙状窦附近出现点片状、三角形或条索状高密度影像。也可能观察到跨越常见的动脉交界区或接近静脉窦的脑梗死,有时还伴有出血成分。脑实质出血及蛛网膜下腔出血较少见。对比增强CT显示的"空三角征"是诊断CVST的典型征象,但这种表现在发病数天后才会出现。目前采用多层螺旋CT的静脉血管造影(CTV)对脑静脉及静脉窦直接显影,能够快速、可靠的发现CVST。

　　MRI检测CVST的敏感性高于CT。MRI可见静脉窦血管流空消失,其内可见高信号的血栓形成。同时MRI能够更为敏感地发现脑实质水肿、缺血及少量出血等CVST的间接征象。采用MRI的静脉血管造影(MRV)是一种无创的脑静脉成像技术,对于显示脑静脉和静脉窦非常有效,特别是可直接观察受累静脉窦血流信号缺失、狭窄和充盈缺损,以及侧支循环的情况。目前MRI联合MRV是静脉窦血栓形成最敏感的检查方法。

　　脑血管造影仍是诊断CVST可靠的直接手段和金标准。其典型的征象为脑血液循环时间延长,由于闭塞而无法显示静脉窦,或在静脉期显示静脉窦内血栓形成而呈现的充盈缺损;伴有皮质、头皮和面部静脉扩张的静脉充血;来自侧支引流的典型微小静脉扩张;静脉血流方向逆转。

　　CVST的早期诊断及积极的抗凝治疗可显著提高患者的生存率及治愈率,治疗原则主要是抗凝和溶栓治疗。抗凝和溶栓治疗对大部分患者有效,可提高静脉窦闭塞的再通率。对有颅内出血者是否采用抗凝治疗虽有所争论,但大部分学者认为抗凝治疗可改善临床症状,预防血栓的扩展,使静脉窦再通,加速血液回流,治疗的临床效益要大于出血本身造成的危险。同时,治疗过程中对某些特殊并发症的识别和处理往往是预后的决定因素。

另外,对造成静脉窦血栓形成的危险因素进行筛查,特别是合并凝血障碍、自身免疫性疾病、其他代谢性疾病的可能性也是至关重要的。因为在某些患者往往在特定诱因下发生静脉窦血栓形成,根据发病初期的临床表现难以判断病因,例如妊娠只是发病的诱因而非病因。

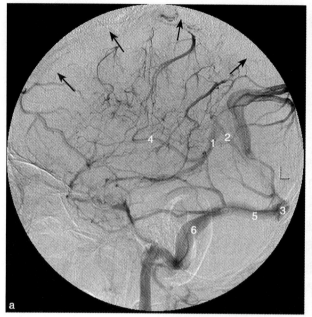
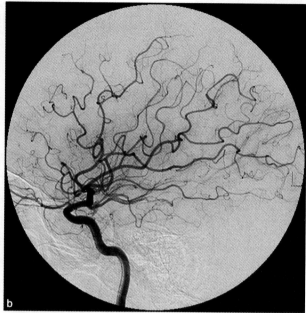
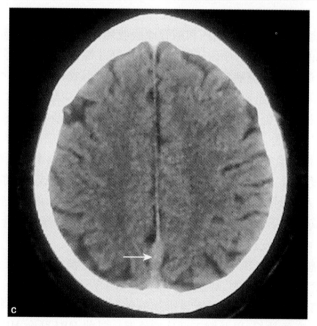

图9-1　静脉窦血栓形成,上矢状窦闭塞(a～c)

DSA图及CT图,右侧颈内动脉造影侧位像静脉期(a)显示上矢状窦闭塞未显影(箭),引流入上矢状窦的皮质静脉中断,横窦、乙状窦以及大脑内和大脑大静脉显示正常,直窦部分中断。颈内动脉造影侧位像动脉期(b)各动脉分支显示正常。CT平扫(c)显示上矢状窦后部增宽,其内可见高密度血栓形成(箭)

1. 大脑大静脉(great cerebral vein)　　4. 大脑内静脉(internal cerebral vein)
2. 直窦(straight sinus)　　　　　　　 5. 横窦(transverse sinus)
3. 窦汇(confluence sinus)　　　　　　 6. 乙状窦(sigmoid sinus)

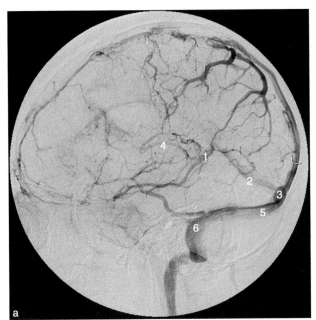

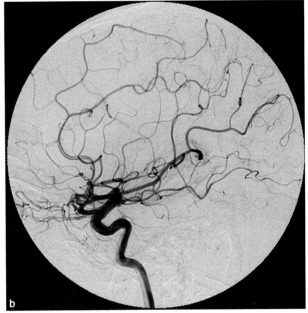

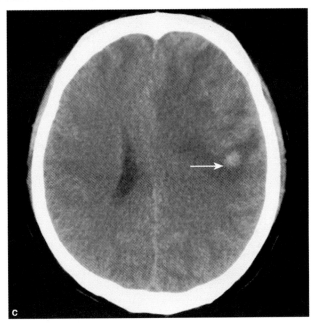

图 9-2　静脉窦血栓形成，上矢状窦前部闭塞（a～c）

DSA 及 CT 图，左侧颈内动脉造影侧位像静脉期（a）显示上矢状窦前部闭塞未显影，引流入上矢状窦的皮质静脉中断，横窦、乙状窦以及大脑内和大脑大静脉显示正常。左侧颈内动脉造影动脉期（b）各动脉分支显示正常。CT 平扫（c）显示左额顶片状混杂密度，其内可见高密度出血影（箭）

1. 大脑大静脉（great cerebral vein）　　4. 大脑内静脉（internal cerebral vein）
2. 直窦（straight sinus）　　　　　　　5. 横窦（transverse sinus）
3. 窦汇（confluence sinus）　　　　　　6. 乙状窦（sigmoid sinus）

讨论：静脉窦血栓形成常发生在上矢状窦，主要造成额叶或顶叶的出血，而横窦或乙状窦闭塞则出血常发生在颞叶，深静脉引流发生障碍，如大脑大静脉和大脑内静脉闭塞，可出现丘脑或基底核区的梗死或出血，可累及脑干。

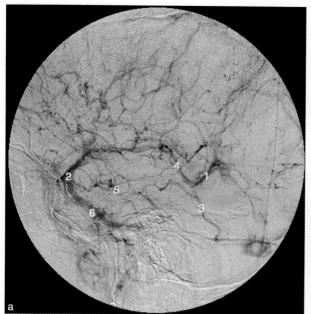
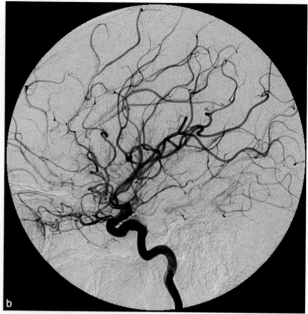
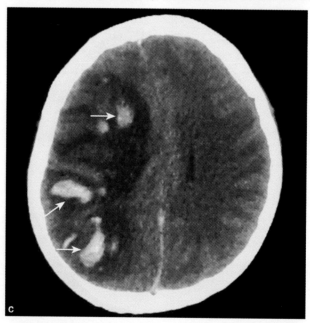

图 9-3　静脉窦血栓形成，上矢状窦闭塞（a～c）

DSA 及 CT 图，右侧颈内动脉造影侧位像静脉期（a）显示上矢状窦、窦汇、直窦、横窦和乙状窦未显影，引流入上矢状窦的皮质静脉中断，侧裂静脉和大脑大静脉显示正常。右侧颈内动脉造影动脉期（b）各动脉分支显示正常。CT 平扫（c）显示右额顶脑水肿和坏死形成的大片状低密度灶，其中脑皮质可见斑片状的静脉性脑出血（箭）

1. 大脑大静脉（great cerebral vein） 　4. 大脑内静脉（internal cerebral vein）
2. 侧裂静脉（vein of sylvian fissure）　　5. 深中静脉（deep middle cerebral vein）
3. 下吻合静脉（vein of Labbe）　　　　6. 蝶岩静脉（sphenopetrosal vein）

讨论：脑静脉窦血栓形成 CT 检查直接征象为高密度三角征、空三角征（Delta 征）及条索征，但临床阳性率低，CT 检查间接征象多见于脑皮质跨越动脉血管供血区的渗出性梗死，表现为广泛的低密度灶，脑室被挤压变小，部分梗死区可见多发性高密度出血灶，常为皮质区边界清楚的斑片状出血。

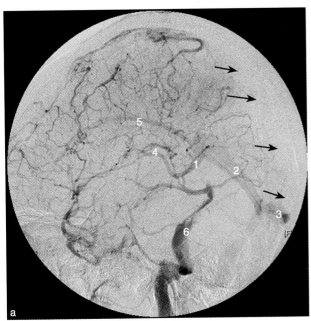

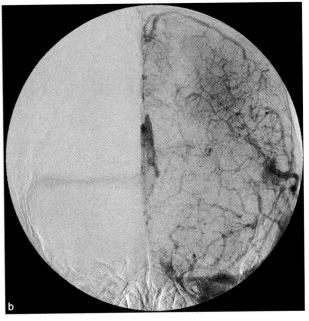

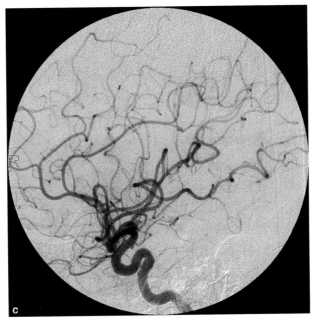

图 9-4 静脉窦血栓形成,上矢状窦闭塞(a~c)

DSA 图,左侧颈内动脉造影侧位像静脉期(a)显示上矢状窦及左侧横窦闭塞未显影(箭),深静脉引流正常,同时可见皮质静脉经侧裂静脉及岩上窦引流入左侧乙状窦。左侧颈内动脉造影前后位像静脉期(b)显示左侧横窦闭塞未显影。左侧颈内动脉造影动脉期(c)各动脉分支显示正常

1. 大脑大静脉(great cerebral vein)　　　4. 大脑内静脉(internal cerebral vein)

2. 直窦(straight sinus)　　　　　　　　　5. 下矢状窦(inferior sagittal sinus)

3. 窦汇(confluence sinus)　　　　　　　　6. 乙状窦(sigmoid sinus)

讨论:脑静脉窦血栓形成的诊断中,要注意需除外静脉窦先天发育变异的影像学表现,如两侧静脉窦不对称,容易误诊为静脉窦血栓形成,但仔细观察发现静脉窦光滑,无异常信号,脑实质无异常改变,邻近静脉窦或颈内静脉显影良好,无代偿性侧支循环建立可与 CVST 相鉴别。

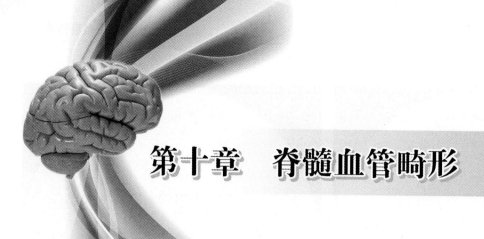

第十章 脊髓血管畸形

脊髓血管畸形（vascular malformations of spinal cord）较为少见，可以发生在脊髓任何节段，但以颈段和圆锥最为常见。严重的并发症是蛛网膜下腔出血或脊髓出血，一旦发生出血，其再出血的发生率逐渐增加，其他神经系统症状可有腰痛、感觉运动障碍、括约肌功能障碍等，有时还可有脊柱侧弯或后凸畸形。

椎管内脊髓血管畸形最常见的是髓内动静脉畸形（intramedullary arteriovenous malformations）、髓周动静脉瘘（perimedullary arteriovenous fisculas）和硬脊膜动静脉瘘（dural arteriovenous fisculas）。依据部位不同，其临床表现也不同。

髓内动静脉畸形，即由脊髓动脉供血位于髓内的动静脉畸形。畸形血管团可以表现为球状，又称为成熟型，多位于颈段脊髓内，但也可发生于胸腰段的任何部位。在血管造影中显示为高血流量和稀疏的静脉回流血管，常有静脉瘤和静脉曲张。畸形血管团也可以是弥散状的，又称为幼稚型，以高血流量和复杂的动、静脉解剖为特点。年轻人发病多，临床表现主要是出血和肢体障碍。

髓周动静脉瘘是脊髓前后动脉在髓周与静脉交通，无畸形血管团。髓周动静脉瘘根据瘘口的大小，进一步分为三型，其中Ⅰ型相对较小，动静脉瘘由单一滋养动脉供应，通常位于腹侧，可延及圆锥，引流静脉轻度扩张、迂曲。Ⅱ型为一条以上滋养动脉，通常来自脊髓前动脉和来源于脊髓后动脉多根滋养动脉，瘘的血流量大，引流静脉扩张、迂曲，瘘口处常伴有动脉化静脉瘤。Ⅲ型的特点是由多条供应动脉与瘘相连，病变的静脉血回流量常常很大，胸腰椎管的腹侧和腹外侧常有扩张的静脉曲张，病变可占据整个椎管，伴有巨大动脉化静脉瘤。发病年龄20～30岁，临床症状主要表现为肢体运动障碍，可无蛛网膜下腔出血史，部分患者有脑炎史。

硬脊膜动静脉瘘是脊膜或神经根细小动脉，在椎间孔穿过脊膜时与静脉交通，通常累及神经根袖或胸腰段椎管后外侧硬膜，位于神经孔内。在硬膜内较低的血流量经病变处，其静脉回流至硬膜内，导致静脉回流受阻，椎管内静脉高压，脊髓充血、水肿，40岁以上男性多发。临床表现为6个月至2年中，胸腰段水平以下自下而上的感觉障碍及性功能障碍，症状进行性加重，2～4年发生截瘫。无蛛网膜下腔出血史，常被认为坐骨神经痛延误诊断。

近来，脊髓血管畸形的研究越来越受到重视，椎管内脊髓血管畸形的影像学诊断手段逐渐增多，磁共振成像可以从矢状、冠状、横断三维断层图像全面认识髓内血管畸形的部位、血管团的大小、有无静脉血栓形成，但目前脊髓血管造影仍是确诊和分类脊髓血管畸形的唯一方法，可为治疗提供有价值的信息。

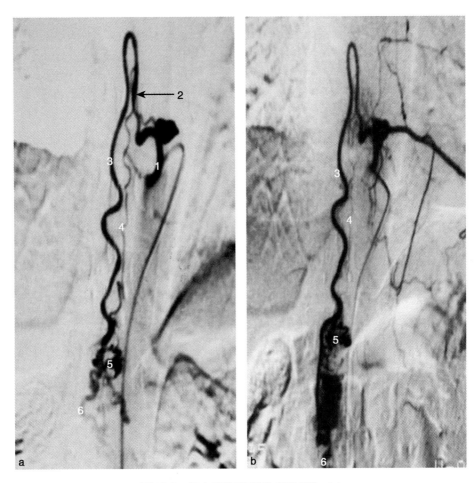

图10-1　髓内动静脉畸形,幼稚型(a、b)

DSA图,左侧肋间动脉造影前后位像动脉期(a)及动脉晚期(b)显示一条根髓动脉分别发出脊髓前动脉和脊髓后动脉供应畸形血管团,根髓动脉长而迂曲,引流静脉向下引流

1. 肋间动脉(intercostal artery)
2. 根髓动脉(radiculou-medullary artery)
3. 脊髓前动脉(anterior spinal artery)
4. 脊髓后动脉(posterior spinal artery)
5. 畸形血管团(nidus of abnormal vessels)
6. 引流静脉(draining vein)

　　讨论:髓内的动静脉畸形最常见的部位是胸段脊髓的后侧。关于动静脉畸形生成的理论,多数研究者相信几乎所有动静脉畸形都是先天性的。动静脉畸形造成的症状包括癫痫、头痛以及逐步恶化的神经功能缺失症状,其中最毁灭性的症状是脊髓内出血,这样的出血难以预测而且会反复发生,患者每年都有出血的风险,从而会增加死亡的几率。

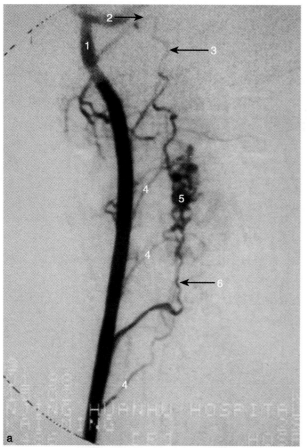
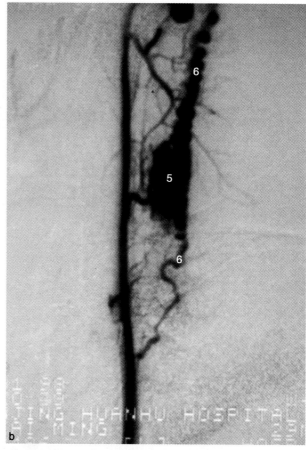

图 10-2　髓内动静脉畸形,幼稚型(a、b)

DSA 图,左侧椎动脉造影侧位像(a)和前后位像(b)显示根髓动脉发出的脊髓前动脉供应畸形血管团,脊髓前动脉增粗、迂曲,引流静脉粗大,向上、下引流,并通过多支根静脉引流

1. 椎动脉(vertebral artery)
2. 根髓动脉(radiculou-medullary artery)
3. 脊髓前动脉(anterior spinal artery)
4. 根静脉(radicular veins)
5. 畸形血管团(nidus of abnormal vessels)
6. 引流静脉(draining vein)

讨论:髓内动静脉畸形对脊髓的损伤是多方面的,最常见和严重的病因是蛛网膜下腔出血或血栓形成,其他病因包括病变占位效应对脊髓的压迫,病变从脊髓的正常供血动脉"盗血",以及静脉回流的压力和冲击。脊髓血管造影的结果对髓内动静脉畸形的诊断和治疗起重要作用,须明确供血动脉的数量、起始和行程,引流静脉的方向、数量、血流量以及曲张程度。

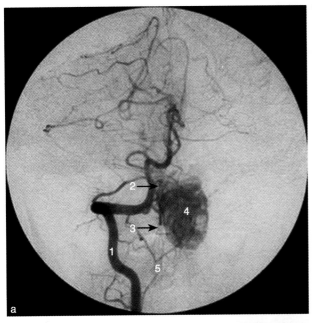

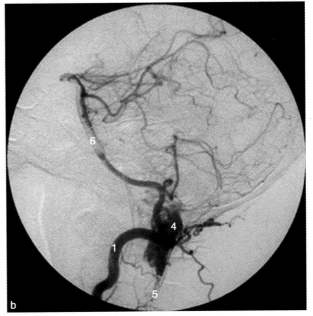

图 10-3　髓内动静脉畸形,成熟型(a、b)

DSA 图,左侧椎动脉造影前后位像(a)和侧位像(b)显示一根髓动脉发出的脊髓前动脉供应球形
的畸形血管团,畸形血管团内对比剂充盈不均,引流静脉细小,向下引流,静脉引流流速较慢

1. 椎动脉(vertebral artery)　　　　　4. 畸形血管团(nidus of abnormal vessels)
2. 根髓动脉(radiculou medullary artery)　5. 引流静脉(draining vein)
3. 脊髓前动脉(anterior spinal artery)　　6. 基底动脉(basilar artery)

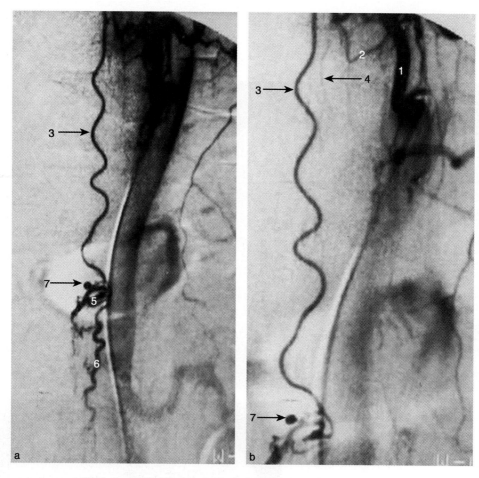

图10-4　髓周动静脉瘘 I 型,脊髓前动脉供血伴发动脉瘤(a、b)

DSA图,左侧肋间动脉造影前后位像(a)和侧位像(b)显示脊髓前动脉与静脉形成瘘,伴发动脉瘤,引流静脉明显迂曲、扩张,向下引流

1. 肋间动脉(intercostal artery)
2. 根髓动脉(radiculou-medullary artery)
3. 脊髓前动脉(anterior spinal artery)
4. 脊髓后动脉(posterior spinal artery)
5. 静脉血管团(nidus of vein)
6. 引流静脉(draining vein)
7. 动脉瘤(aneurysm)

讨论: 双侧椎动脉发出左右两条脊髓前动脉,随后合成一条动脉干,双侧椎动脉或小脑后下动脉发出两条脊髓后动脉,在脊髓后外侧下行,颈、胸、腰各段阶段性动脉分支经椎间孔入椎管,称为根动脉,到达脊髓后称为髓动脉,分为前髓动脉和后髓动脉,颈升动脉、椎动脉和肋间动脉可形成前髓动脉,髓静脉与相应动脉伴行,并与颅静脉相通,形成无瓣膜的静脉系。

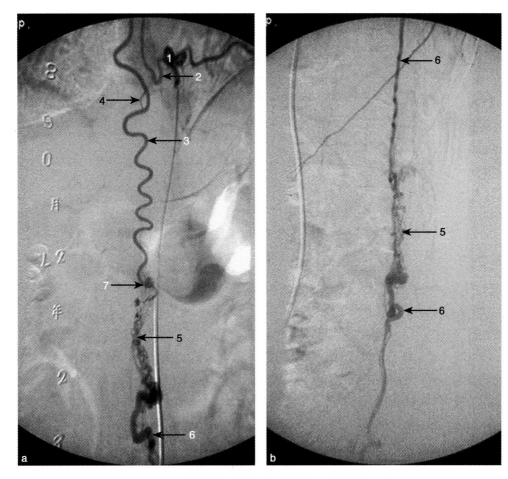

图 10-5　髓周动静脉瘘Ⅰ型,脊髓前动脉供血(a、b)

DSA 图,左侧肋间动脉造影前后位像(a)显示脊髓前动脉供应畸形血管团,脊髓前动脉略显扩张,引流静脉扩张不明显,但迂曲。晚期静脉像(b)显示引流流速较慢,向下引流和向上逆行引流

1. 肋间动脉(intercostal artery)
2. 根髓动脉(radiculou-medullary artery)
3. 脊髓前动脉(anterior spinal artery)
4. 脊髓后动脉(posterior spinal artery)
5. 静脉血管团(nidus of vein)
6. 引流静脉(draining vein)
7. 瘘口(opacification of the fistula)

　　讨论:髓周动静脉瘘根据瘘口和流量大小分为三型,Ⅰ型相对较小,动静脉瘘由单一滋养动脉供应,可以确认位于动脉管径改变处的瘘口,引流静脉轻度扩张、迂曲;Ⅱ型由多支动脉供血,引流静脉扩张,迂曲,瘘口处常伴有动脉化静脉瘤;Ⅲ型的特点是由多条供应动脉与瘘相连,病变的静脉血回流量常常很大,可占据整个椎管,伴有巨大动脉化静脉瘤。

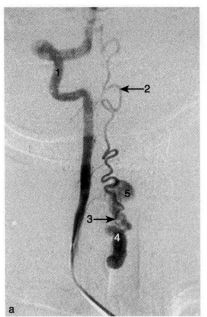

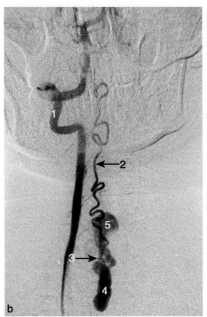

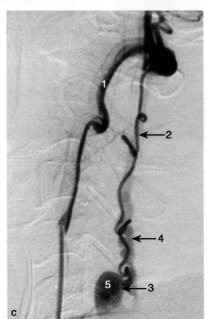

图 10-6　髓周动静脉瘘Ⅱ型(a~c)

DSA 图,右侧椎动脉造影前后位像(a、b)和侧位像(c)显示脊髓前动脉与静脉形成瘘,
脊髓前动脉迂曲略显增粗,引流静脉扩张迂曲,瘘口处伴有动脉化静脉瘤

1. 椎动脉(vertebral artery)　　　　4. 引流静脉(draining vein)
2. 脊髓前动脉(anterior spinal artery)　5. 动脉化静脉瘤(arterialized venous pouch)
3. 瘘口(opacification of the fistula)

　　讨论:髓内动静脉畸形与髓周动静脉瘘的鉴别:前者由脊髓动脉供血,位于髓内的动静脉畸形。畸形血管团可以是团块状,年轻人发病多,有出血和肢体障碍;后者是脊髓前后动脉在髓周与静脉交通,无畸形血管团。有出血、肢体运动障碍,部分患者有脑炎史。

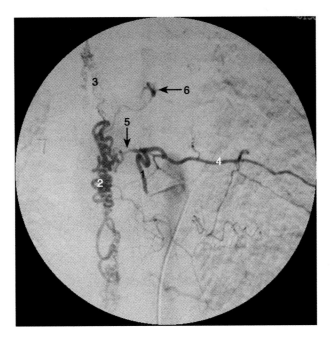

图 10-7 硬脊膜动静脉瘘,脊膜动脉与静脉形成瘘

DSA 图,左侧肋间动脉选择性造影前后位像,可见较多扩张、迂曲的静脉,形成静脉丛,供血动脉来自脊膜动脉,引流静脉同时向上、下引流,脊髓表面血管明显扩张、充盈,向颈部硬膜外静脉丛引流

1. 脊膜动脉(dural artery)
2. 迂曲扩张的髓静脉(tortuous dilated medullary vein)
3. 引流静脉(draining vein)
4. 肋间动脉(intercostal artery)
5. 瘘口(opacification of the fistula)
6. 硬膜外静脉丛(epidural venous plexuses)

讨论:硬脊膜动静脉瘘是指供应神经根和硬膜的细小动脉在椎间孔穿过硬膜时与脊髓的脊膜静脉相通,此组静脉位于脊髓背外侧,无静脉瓣,在硬膜内病变处血流量较低,其静脉回流至硬膜内,再反流到脊髓表面静脉,导致脊髓回流受阻,椎管内静脉高压,脊髓水肿。临床表现进行性肢体麻木无力,无蛛网膜下腔出血,出现症状后可在几年内完全瘫痪,无法恢复,早期诊断和治疗至关重要。

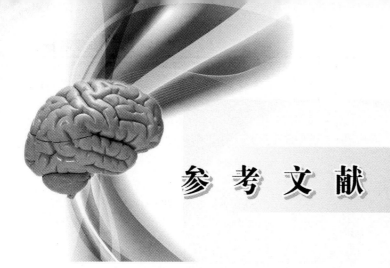

参 考 文 献

第一章

[1] 凌锋,李铁林 主编.介入神经放射影像学.北京:人民卫生出版社,1998,1-105

[2] Borden,N. M. 3D Angiographic atlas of neurovasular anatomy and payhology.臧培卓 主译.脑血管解剖及病理三维血管造影图谱.沈阳:辽宁科学技术出版社,2008,31-73

[3] Anne G. Osborn. Diagnostic Cerebral Angiography.李松年译.脑血管造影诊断学(第二版).北京:中国医药科技出版社,2000,7

[4] Murillo H,Lane MJ,Punn R,et al. Imaging of the aorta:embryology and anatomy. Semin Ultrasound CT MR,2012,33(3):169-190

[5] Müller M,Schmitz BL,Pauls S,et al. Variations of the aortic arch:a study on the most common branching patterns. Acta Radiol,2011,52(7):738-742

[6] Prince EA,Ahn SH. Basic Vascular Neuroanatomy of the Brain and Spine:What the General Interventional Radiologist Needs to Know. Semin Intervent Radiol,2013,30(3):234-239

[7] Makowicz G,Poniatowska R,Lusawa M. Variants of cerebral arteries-anterior circulation. Pol J Radiol,2013,78(3):42-47

[8] Vrselja Z,Brkic H,Mrdenovic S,et al. Function of circle of Willis. J Cereb Blood Flow Metab,2014,34(4):578-584

[9] Metgudmath RB,Metgudmath AR,Metgudmath VV et al. Variations of the Cervical internal carotid artery. Indian J Otolaryngol Head Neck Surg,2013,65(3):210-213

[10] Vlychou M,Georganas M,Spanomichos G,et al. Angiographic findings and clinical implications of persistent primitive hypoglossal artery. BMC Med Imaging,2003,3:2

[11] Duan S,Lv S,Ye F,et al. Imaging anatomy and variation of vertebral artery and bone structure at craniocervical junction. Eur Spine J,2009,18(8):1102-1108

[12] Sikka A,Jain A. Bilateral Variation in the Origin and Course of the Vertebral Artery. Anat Res Int,2012,2012:580765

[13] Rameshbabu CS,Prakash Gupta OM,Gupta KK,et al. Bilateral asymmetrical duplicated origin of vertebral arteries:Multidetector row CT angiographic study. Indian J Radiol Imaging,2014,24(1):61-65

[14] Aurboonywat T,Suthiponchai S,Pereira V,et al. Patterns of Cranial Venous System from the Comparative Anatomy in Vertebrates:Part I,Introduction and the Dorsal Venous System. Interv Neuroradiol,2007,13(4):335-344

[15] Aurboonyawat T,Pereira V,Krings T,et al. Patterns of the cranial venous system from the comparative anatomy in vertebrates:Part III. The ventricular system and comparative anatomy of the venous outlet of spinal cord and its homology with the five brain vesicles. Interv Neuroradiol,2008,14(2):125-136

［16］ Tanoue S,Kiyosue H,Sagara Y,et al. Venous structures at the craniocervical junction:anatomical variations evaluated by multidetector row CT. Br J Radiol,2010,83(994):831-840

［17］ Hanson EH,Roach CJ,Ringdahl EN,et al. Developmental venous anomalies:appearance on whole-brain CT digital subtraction angiography and CT perfusion. Neuroradiology,2011,53(5):331-341

第二章

［1］ North American Symptomatic Carotid Endarterectomy Trial Collaborators. Beneficial effect of carotid endar-terectomy in symptomatic patients with high-grade carotid stenosis. N Engl J Med,1991,325:445-453

［2］ European carotid surgery trialists' collaborative group. MRC European carotid surgery trial:interim results for symptomatic patients with severe(70-99%) or with mild(0-29%) carotid stenosis. Lancet,1991,337:1235-1243

［3］ The Asymptomatic Carotid Atherosclerosis Study Group. Study Design for Randomized Prospective Trial of Carotid Endarterectomy for Asymptomatic Atherosclerosis. Stroke,1989,20:844-849

［4］ A randomized blinded,trial of clopidogrel versus aspirin in patients at risk of ischaemic events(CAPRIE). CAPRIE Steering Committee. Lancet,1996,348:1329-1339

［5］ Chimowitz MI,Kokkinos J,Strong J,et al. The Warfarin-Aspirin Symptomatic Intracranial Disease Study. Neurology,1995,45:1488-1493

［6］ Samuels OB,Joseph GJ,Lynn MJ,et al. A standardized method for measuring intracranial arterial stenosis. AJNR Am J Neuroradiol,2000,21:643-646

［7］ Bartlett ES,Walters TD,Symons SP,et al. Quantification of carotid stenosis on CTangiography. AJNR Am J Neuroradiol,2006,27:13-19

［8］ Sameshima T,Futami S,Morita Y,et al. Clinical usefulness of and problems with three-dimensional CT angi-ography for the evaluation of atherosclerotic stenosis of the carotid artery:comparison with conventional angi-ography,MRA,and ultrasound sonography. Surg Neurol,1999,51:300-309

［9］ 靳松,崔世民,田超,等.16层螺旋CT血管造影评价颈动脉狭窄影像学研究.中国现代神经疾病杂志,2006,6:398-403

［10］ Thierfelder KM,Baumann AB,Sommer WH,et al. Vertebral artery hypoplasia:frequency and effect on cer-ebellar blood flow characteristics. Stroke,2014,45:1363-1368

［11］ Streifler JY,Eliasziw M,Fox AJ,et al. Angiographic detection of carotid plaque ulceration:comparison with surgical observations in a multicenter study,North American Symptomatic Carotid Endarterectomy Trial. Stroke,1994,25:1130-1132

［12］ Wintermark M,Jawadi S,Rapp J,et al. High-resolution CT imaging of carotid artery atherosclerotic plaques. AJNR Am J Neuroradiol,2008,29:875-882

［13］ Eesa. M,Hill. M. D,Al-Khathaami. A,et al. Role of CT Angiographic Plaque Morphologic Characteristics in Addition to Stenosis in Predicting the Symptomatic Side in Carotid Artery Disease. AJNR Am J Neuroradiol,2010,31:1254-1260

［14］ Liebeskind DS. Collateral Circulation. Stroke,2003,34:2279-2284

［15］ Henderson RD,Eliasziw M,Fox AJ,et al. Angiographically defined collateral circulation and risk of stroke in patients with severe carotid artery stenosis. North American Symptomatic Carotid Endarterectomy Trial(NASCET) Group. Stroke,2000,31:128-132

［16］ Hendrikse J,Hartkamp MJ,Hillen B,et al. Collateral ability of the circle of Willis in patients with unilateral internal carotid artery occlusion. Stroke,2003,32:2768-2773

［17］ 焦力群,凌锋,张鸿祺等.双侧颈内动脉狭窄的侧枝循环特点分析[J].医学影像学杂志,2004,14:

879-881

［18］ Li-Ping Liu L. P, Xu A. D, Wong L, et al. Chinese consensus statement on the evaluation and intervention of collateral circulation for ischemic stroke. CNS Neuroscience & Therapeutics, 2014, 2:202-208

第三章

［1］ Takeuchi K, Shimizu K. Hypoplasia of the bilateral internal carotidarteries. Brain Nerve, 1957, 9:37-43

［2］ Suzuki J, Takaku A. Cerebrovascular "moyamoya" disease: disease showing abnormal net-like vessels in base of brain. Archives of neurology, 1969, 20(3):288-299

［3］ Research Committee on Spontaneous Occlusion of the Circle of Willis (Moyamoya Disease) of the Ministry of Health and Welfare, Japan. Guidelines for the diagnosis and treatment of spontaneous occlusion of the circle of Willis ("moyamoya" disease). Clin Neurol Neurosurg, 1997, 99 Suppl 2:238-240

［4］ Research Committee on the Pathology and Treatment of Spontaneous Occlusion of the Circle of Willis; Health Labour Sciences Research Grant for Research on Measures for Infractable Diseases. Guidelines for diagnosis and treatment of moyamoya disease (Spontaneous Occlusion of the Circle of Willis). Neurol Med Chir (Tokyo), 2012, 52(5):245-266

［5］ 高山. 烟雾病的血管造影改变和分期. 中国卒中杂志, 2008, 3(7):505-508

［6］ Duan L, Bao XY, Yang WZ, et al. Moyamoya disease in China: its clinical features and outcomes. Stroke, 2012, 43(1):56-60

［7］ 高红华, 高连波, 文佳媚. 成年缺血性烟雾病脑梗死的分布模式及侧支循环特点. 介入放射学杂志, 2013, 22(8):621-624

［8］ Kleinloog R, Regli L, Rinkel G J, et al. Regional differences in incidence and patient characteristics of moyamoya disease: a systematic review. Journal of neurology, neurosurgery, and psychiatry, 2012, 83(5):531-536

［9］ Kronenburg A, Braun KPJ, van der Zwan A, et al. Recent advances in moyamoya disease: pathophysiology and treatment. Current neurology and Neuroscience Reports, 2014, 14(1):1-9

［10］ Amin-Hanjani S, Singh A, Rifai H, et al. Combined direct and indirect bypass for moyamoya: quantitative assessment of direct bypass flow over time. Neurosurgery, 2013, 73(6):962-967

［11］ 靳峰, 冯嵩, 张浩, 等. 颅内外血管重建术治疗烟雾病. 中华神经外科杂志, 2014, 30(2):125-128

［12］ kim YJ, Lee DH, Kwon, et al. High resolution MRI difference between moyamoya disease and intracranial atherosclerosis. Eur Neurol, 2013, 20(9):1311-1318.

［13］ Miyamoto S, Yoshimoto T, Hashimoto N, et al. Effects of extracranial-intracranial bypass for patients with hemorrhagic moyamoya disease: results of the Japan adult moyamoya trial. Stroke, 2014, 45(5):1415-1421

［14］ Hertza J, Loughan A, Perna R, et al. Moyamoya disease: a review of the literature. Appl Neuropsychol Adult, 2014, 21(1):21-27

第四章

［1］ Connolly ES Jr, Rabinstein AA, Carhuapoma JR, et al. Guidelines for the management of aneurysmal subarachnoid hemorrhage, a guideline for healthcare professionals from the American Heart Association/American Stroke Association. Stroke, 2012, 43(6):1711-1737

［2］ Steiner T, Juvela S, Unterberg A, et al. European Stroke Organization guidelines for the management of intracranial aneurysms and subarachnoid hemorrhage. Cerebrovasc Dis, 2013, 35(2):93-112

［3］ Southerland AM, Meschia JF, Worrall BB, et al. Shared associations of nonatherosclerotic, large-vessel, cerebrovascular arteriopathies: considering intracranial aneurysms, cervical artery dissection, moyamoya disease and fibromuscular dysplasia. Curr Opin Neurol, 2013, 26(1):13-28

［4］丰育功,梁崇乾,李环廷,等.大脑中动脉动脉瘤破裂致蛛网膜下腔出血的新 CT 分型及其临床价值
（附 121 例报告）.中国临床神经外科杂志,2012,17（8）:470-472

［5］丰育功,颜明布,栗世前,等.前交通动脉动脉瘤破裂致蛛网膜下腔出血 CT 分型的临床应用.中华神
经外科杂志,2015,31（2）:161-165

［6］Wong SC,Nawawi,Ramli N,et al. Benefits of 3D rotational DSA compared with 2D DSA in the evaluation of
intracranial aneurysm. Acad Radiol,2012,19（6）:701-707

［7］游梦星,虞希祥,林永胜.三维 CT 血管造影与平板 DSA 对颅内动脉瘤诊断价值的对比分析.介入放射
学杂志,2011,20（9）:676-680

［8］尹广明,吕俊锋,穆兴国,等.3D-CTA 与 3D-DSA 诊断颅内动脉瘤的对比研究.中华神经外科杂志,
2013,29（10）:1045-1047

［9］Kidoh M,Nakaura T,Ogata T,et al. Subtracted 3D CT angiography for the evaluation of intracranial aneu-
rysms in 256-slice multidetector CT:usefulness of the 80-kVp plus compact contrast medium bolus protocol.
Eur Radiol,2013,23（11）:3012-3019

［10］Brina O,Ouared R,Bonnefous O,et al. Intra-aneurysmal flow patterns:illustrative comparison among digital
subtraction angiography,optical flow,and computational fluid dynamics. AJNR Am J Neuroradiol,2014,35
（12）:2348-2353

［11］Chalouhi N,Jabbour P,Singhal S,et al. Stent-assisted coiling of intracranial aneurysms:predictors of com-
plications,recanalization,and outcome in 508 cases. Stroke,2013,44（5）:1348-1353

［12］Kunret P,Prokopienko M,Gola M,et al. Assessment of long term results of intracranial aneurysm clipping
by means of computer tomography angiography. Neurol Neurochir Pol,2013,47（1）:18-26

［13］Chalouhi N,Theofanis T,Jabbollr P. Endovascular treatment of posterior communicating artery aneurysms
with oculomotor nervepalsy:clinical outcomes and predictors of nerve recovery. AJNR Am J Neuroradiol,
2013,34（4）:828-832

［14］刘迪,高幸艳,吴洪涛,等.介入与夹闭手术治疗颅内动脉瘤的 Meta 分析.中华神经外科杂志,2015,
31（1）:35-37

［15］束旭俊,孙正辉,武琛,等.颅内多发动脉瘤的手术治疗.中华外科杂志,2015,53（2）:145-149

［16］Sai Kiran NA,Jahromi BR,Velasquez JC,et al. Double-clip technique for the microneurosurgical manage-
ment of very small（<3mm）intracranial aneurysms. Neurosurgery,2015,11（Suppl 2）:3-7

［17］Korja M,Lehto H,Juvela S. Lifelong rupture risk of intracranial aneurysms depends on risk factors:a pro-
spective Finnish cohort study. Stroke,2014,45（7）:1958-1963

［18］Mahaney KB,Brown RD,Torner JC,et al. International study of unruptured intracranial aneurysms.
Response J Neurosurg,2014,121（5）:1022-1023

第五章

［1］Asif K,Leschke J,Lazzaro MA. Cerebral arteriovenous malformation diagnosis and management. Semin Neu-
rol,2013,33（5）:468-475

［2］Novakovic RL,Lazzaro MA,Castonguay AC,et al. The diagnosis and management of brain arteriovenous mal-
formations. Neurol Clin,2013,31（3）:749-763

［3］Gross BA,Du R. Natural history of cerebral arteriovenous malformations:a meta-analysis. J Neurosurg,2013,
118,（2）:437-443

［4］凌峰,苏世星,顾大群,等.老年人脑动静脉畸形临床特点及治疗分析.中华神经医学杂志,2013,12
（3）:270-274

［5］Chalouhi N,Theofanis T,Jabbout P,et al. Safety and efficacy of intraoperative angiography in craniotomies for cerebral aneurysms and arteriovenous malformations：a review of 1093 consecutive cases. Neurosurgery，2012，71（6）：1162-1169

［6］Huang TC，Wu TH，Lin CJ，et al. Peritherapeutic quantitative flow analysis of arteriovenous malformation on digital subtraction angiography. J Vasc Surg，2012，56（3）：812-815

［7］Gaballah M，Storm PB，Rabinowitz D et al. Intraoperative cerebral angiography in arteriovenous malformation resection in children：a single institutional experience. J Neurosurg Pediatr，2014，13（2）：222-228

［8］Wang H，Ye X，Gao X，et al. The diagnosis of arteriovenous malformations by 4D-CTA：a clinical study. JNeuroradiol. 2014，41（2）：117-123

［9］O'Connor TE，Friedman WA. Magnetic resonance imaging assessment of cerebral arteriovenous malformation obliteration after stereotactic radiosurgery. Neurosurgery，2013，73（5）：761-766

［10］Dumont TM，Kan P，Snyder KV，et al. A proposed grading system for endovascular treatment of cerebral arteriovenous malformations：Buffalo score. Surg Neurol Int，2015，6：3-10

［11］Van Rooij WJ，Jacobs S，Sluzewski M，et al. Curative embolization of brain arteriovenous malformations with Onyx：patient selection，embolization techinique and results. AJNR Am J Neuroradiol 2012，33（7）：1299-1304

［12］Signorelli F，Gory B，Pelissou-Guyotat I，et al. Ruptured brain arteriovenous malformations associated with aneurysms：safety and efficacy of selective embolization in the acute phase of hemorrhage. Neuroradiology，2014，56（9）：763-769

［13］Renieri L，Consoli A，Scarpini G，et al. Double arterial catheterization technique for embolization of brain artefiovenous malformations with onyx. Neurosurgery，2013，72（1）：92-98

［14］Orozco LD，Luzardo GD，Buciuc RF. Transarterial balloon assisted Onyx embolization of pericallosal arteriovenous malformations. J Neurointerv Surg，2013，5（4）：e18-26

［15］Zeiler FA，McDonald PJ，Kaufmann A，et al. Gamma knife for cerebral arteriovenous malformations at a single centre. Call J Neurol Sci，2011，38（6）：851-857

［16］Huang PP，Rush SC，Donahue B，et al. Long-term outcomes after staged-volume stereotactic radiosurgery for large arteriovenous malformations. Neurosurgery，2012，71（3）：632-643

第六章

［1］Nussbaum ES. Vascular malformations of the brain. Minn Med，2013，96（5）：40-43

［2］Ruíz DS，Yilmaz H，Gailloud P. Cerebral developmental venous anomalies：current concepts. Ann Neurol，2009，66（3）：271-283

［3］Patel VJ，Lall RR，Desai S，et al. Spontaneous Thrombosis and Subsequent Recanalization of a Developmental Venous Anomaly. Cureus，2015，7（9）：e334

［4］Faure M，Voormolen M，Van der Zijden T，et al. Developmental venous anomaly：MR and angiographic features. JBR-BTR，2014，97（1）：17-20

［5］Yi KS，Cha SH，Min KS. Multimodal Imaging Follow-up of a Thrombosed Developmental Venous Anomaly：CT，CT Angiography and Digital Subtraction Angiography. Neurointervention. 2013，8（2）：120-124

［6］Robert T，Villard J，Oumarou G，et al. Intracerebellar hemorrhage caused by developmental venous anomaly，from diagnosis to treatment. J Neurol Surg A Cent Eur Neurosurg，2013，74 Suppl 1：e275-278

第七章

［1］凌锋，伍健伟，张鸿祺，等. 硬脑膜动静脉瘘的分型及临床意义. 中华医学杂志，2001，81（23）：1439-1442

［2］Gross BA，Du R. The natural history of cerebral dural arteriovenous fistulas. Neurosurgery，2012，71（3）：

594-603

［3］ Ghobrial GM,Marchan E,Nair AK,et al. Dural arteriovenous fistulas:a review of the literature and a presentation of a single institution's experience. World Neurosurg,2013,80(1-2):94-102

［4］ Miller NR. Dural carotid cavernous fistulas:epidemiology,clinical presentation,and management. Neurosurg Clin N Am,2012,23(1):179-192

［5］ Kobayashi A,Al-Shahi Salman R. Prognosis and treatment of intracranial dural arteriovenous fistulae:a systematic review and meta-analysis. Int J Stroke,2014,9(6):670-677

［6］ Macdonald A,Plaha P,Byrne J. An unusual presentation of a dural arteriovenous fistula of the sphenoparietal sinus. J Neurointerv Surg,2015,7(3):e12

［7］ Cha KC,Yeon JY,Kim GH,et al. Clinical and angiographic results of patients with dural arteriovenous fistula. J Clin Neurosci,2013,20(4):536-542

［8］ Gandhi D,Chen J,Pearl M,et al. Intracranial dural arteriovenous fistulas:classification,imaging findings and treatment. AJNR Am J Neuroradiol,2012,33(6):1007-1013

［9］ Fujiwara H,Momoshima S,Akiyama T,et al. Whole-brain CT digital subtraction angiography of cerebral dural arteriovenous fistula using 320-detector row CT. Neuroradiology,2013,55(7):837-843

［10］ Alexander M,McTaggart R,Santarelli J,et al. Multimodality evaluation of dural arteriovenous fistula with CT angiography,MR with arterial spin labeling,and digital subtraction angiography:case report. J Neuroimaging,2014,24(5):520-523

［11］ Colby GP,Coon AL,Huang J,et al. Historical perspective of treatments of cranial arteriovenous malformations and dural arteriovenous fistulas. Neurosurg Clin N Am,2012,23(1):15-25

［12］ 霍晓川,罗俊生,姜除寒,等.球囊辅助介入栓塞硬脑膜动静脉瘘.中华神经外科杂志,2013,29(2):178-181

［13］ 袁晖,赵振伟.前颅窝底硬脑膜动静脉瘘的治疗.中华神经医学杂志,2014,13(1):61-64

［14］ Rammos S,Bortolotti C,Lanzino G. Endovascular management of intracranial dural arteriovenous fistulae. Neurosurg Clin N Am,2014,25(3):539-549

［15］ Jittapiromsak P,Ikka L,Benachour N,et al. Transvenous balloon-assisted transarterial Onyx embolization of transverse-sigmoid dural arteriovenous malformation. Neuroradiology,2013,55(3):345-350

［16］ Chen CJ,Lee CC,Ding D,et al. Stereotactic radiosurgery for intracranial dural arteriovenous fistulas:a systematic review. J Neurosurg,2015,122(2):353-362

第八章

［1］ Ellis J A,Goldstein H,Connolly ES Jr,et al. Carotid-cavernous fistulas. Neurosurg Focus,2012,32(5):E9

［2］ 中华医学会神经外科分会,中国医师协会神经外科分会,中国医师协会神经内科分会.介入神经放射诊断治疗规范Ⅲ(修订稿).中国脑血管病杂志,2005,2(8):381-384

［3］ Nguyen T,Cho YH,Jang YJ,et al. Long delayed traumatic carotid cavernous sinus fistula. J Craniofac Surg,2013,24(3):e237-239

［4］ Fel A,Szatmary Z,Sourour N,et al. Carotid-cavernous fistula:clinical and pathological correlations. J Fr Ophtalmol,2014,37(6):462-468

［5］ Gmmann AJ,Boivin-Faure L,Chapot R,et al. Ophthalmologic outcome of direct and indirect carotid cavernous fistulas. Int Ophthalmol,2012,32(2):153-159

［6］ vail Rooij WJ,Sluzewski M,Beute GN. Ruptured cavernous sinus aneurysms causing carotid cave 热闹 ous fistula:incidence,clinical presentation,treatment,and outcome. AJNR Am J Neuroradiol,2006,27(1):185-189

［7］ Bilbin-Bukowska A, Stepien A, Brzozowski K, et al. Diagnostic and therapeutic problems of bilateral carotid-cavernous sinus fistula. Pol Merkur Lekarsk, 2014, 36(215):345-347

［8］ Chi CT, Nguyen D, Duc VT, et al. Direct traumatic carotid cavernous fistula: angiographic classification and treatment strategies. Study of 172 cases. Interv Neuroradiol, 2014, 20(4):461-475

［9］ Brouwer PA, Bosman T, van Walderveen MA, et al. Dynamic 320-section CT angiography in cranial arterio-venous shunting lesions. AJNR, 2010, 31(4):767-770

［10］ Elhammady MS, Wolfe SQ, Farhat H, et al. Onyx embolization of carotid-cavernous fistulas. J Neurosurg, 2010, 112(3):589-594

［11］ 庞鹏飞, 姜在波, 周斌, 等. 颈动脉海绵窦瘘 28 例诊疗分析. 中华医学杂志, 2012, 92(21):1458-1462

［12］ Santos-Franco JA, Lee A, Zenteno M, et al. Carotid cavernous fistula treatment with ethylene vinyl alcohol (onyx) exclusively through anterior venous approach. Vasc Endovascular Surg, 2012, 46(4):332-337

［13］ Gonzalez LF, Chalouhi N, Tjoumakaris S, et al. Treatment of carotid-cavernous fistulas using intraarterial balloon assistance: case series and technical note. Neurosurg Focus, 2012, 32(5):E14

［14］ Zhang Z, Wang C, Yang K, et al. Endovascular embolization of refractory traumatic carotid cavernous fistula with micro-coils: a preliminary experience. Turk Neurosurg, 2014, 24(2):190-195

［15］ Ramalingaiah AH, Prasad C, Sabharwal PS, et al. Transarterial treatment of direct carotico-cavernous fistulas with coils and Onyx. Neuroradiology, 2013, 55(10):1213-1220

［16］ 刘彦超, 段传志. 不同栓塞材料在治疗外伤性颈动脉海绵窦瘘中的应用. 中华神经外科杂志, 2014, 30(6):646-648

［17］ 邱雷, 张翔, 张全斌, 等. 弹簧圈结合 Onyx 胶栓塞外伤性颈动脉海绵窦瘘的治疗体会. 中华神经外科杂志, 2014, 30(2):121-124

第九章

［1］ Saposnik G, Barinagarrementeria F, Brown RD Jr, et al. Diagnosis and management of cerebral venous thrombosis: a statement for healthcare professionals from the American Heart Assoeiatioa/American Stroke Association. Stroke, 2011, 42(4):1158-1192

［2］ 中华医学会神经病学分会脑血管病学组卒中诊治指南编写组. 中国颅内静脉系统血栓形成诊断和治疗指南. 中华神经科杂志, 2012, 45(11):818-823

［3］ Cao H, Yang BJ, Jin LP, et al. Predisposing factors diagnosis, treatment and prognosis of cerebral venous thrombosis during pregnancy and postpartum: a case control study. Chin Med J (Engl), 2011, 124(24):4198-4204

［4］ Ferro JM. Canhão P. Cerebral venous sinus thrombosis: update on diagnosis and management. Curr Cardiol Rep, 2014, 16(9):523-531

［5］ Hartel M, luczewska E, Gancarczyk-Urlik E et al. Cerebral venous sinus thrombosi. Phlebology, 2015, 30(1):3-10

［6］ 孙厚亮, 张晓君, 李勇援. 不同影像技术在孤立性颅内高压的脑静脉窦血栓诊断的应用. 中国卒中杂志, 2011, 10(5):797-801

［7］ Ian YK, Jung WS, Hwang SS. The value of T2*-weighted gradient-echo MRI for the diagnosis of cerebral venous sinus thrombosis. Clin Imaging, 2013, 37(3):446-450

［8］ Boeckh Behrens T, Lutz J, Lummel N, et al. Susceptibility Weighted angiography (SWAN) of cerebral veins and arteries compared to TOF MRA. Eur J Radiol, 2012, 81(6):1238-1245

［9］ Ono Y. Abe K. Suzuki K. Iimura H. Usefulness of 4D-CTA in the detection of cerebral dural sinus occlusion or stenosis with collateral pathways. Neuroradiol J, 2013, 26(4):428-438

［10］ Gratama van Andl HA, van Boven LJ, van Walderveen MA, et al. Interobserver variability in the detection of cerebral venous thrombosis using CT venography with matched mask bone elimination. Clin Neurol Neurosurg,2009,111（9）:717-723

［11］ Coutinbo J M, Stam J. How to treat cerebral venous and sinus thrombosis. Thromb Haemost,2010,8（5）: 877-885

［12］ 邓其峻,廖旭兴,钟伟健,等. 外伤性颅内静脉窦血栓诊治体会. 中华神经医学杂志,2011,10（8）: 814-816

［13］ Coutinho JM, de Bruijn SF, deVeber G, et al. Antieoagulation for cerebral venous sinus thrombosis. Stroke, 2012,43（4）:e41-e42

［14］ Yakovlev SB, Bocharov AV, Mikeladze K. Endovascular treatment of acute thrombosis of cerebral veins and sinuses. Neuroradiol J,2014,27（4）:471-478

第十章

［1］ Heldner MR, Arnold M, Nedeltchev K, et al. Vascular diseases of the spinal cord:a review. Curr Treat Options Neurol,2012,14（6）:509-520

［2］ Rangel-Castilla L, Russin JJ, Zaidi HA, et al. Contemporary management of spinal AVFs and AVMs:lessons learned from 110 cases. Neurosurg Focus,2014,37（3）:E14

［3］ Acewicz A, Richter P, Tykocki T, et al. Endovascular treatment of cervical intramedullary arteriovenous malformation. Neurol Neurochir Pol,2014,48（3）:223-227

［4］ Steiger HJ, Hänggi D, Schmid-Elsaesser R. Cranial and spinal dural arteriovenous malformations and fistulas:an update. Acta Neurochir Suppl,2005,94:115-122

［5］ Zozulya YP, Slin′ko EI, Al-Qashqish II. Spinal arteriovenous malformations:new classification and surgical treatment. Neurosurg Focus,2006,20（5）:E7.

［6］ Prestigiacomo CJ, Niimi Y, Setton A, et al. Three-dimensional rotational spinal angiography in the evaluation and treatment of vascular malformations. AJNR Am J Neuroradiol,2003,24（7）:1429-1435

［7］ Yamaguchi S, Takeda M, Mitsuhara T, et al. Application of 4D-CTA using 320-row area detector computed tomography on spinal arteriovenous fistulae:initial experience. Neurosurg Rev,2013,36（2）:289-296

［8］ Hasuo K, Mizushima A, Mihara F, et al. Contrast-enhanced MRI in spinal arteriovenous malformations and fistulae before and after embolisation therapy. Neuroradiology. 1996,38（7）:609-614.

［9］ Mull M, Nijenhuis RJ, Backes WH, et al. Value and limitations of contrast-enhanced MR angiography in spinal arteriovenous malformations and dural arteriovenous fistulas. AJNR Am J Neuroradiol,2007,28（7）: 1249-1258

［10］ Akter M, Hirai T, Kitajima M, et al. Type 1 perimedullary arteriovenous fistula with subarachnoid hemorrhage:utility of contrast-enhanced 3D gradient-echo technique. Magn Reson Med Sci, 2011, 10（3）: 143-147

［11］ Kikuchi Y, Miyasaka K. Treatment strategy of spinal arteriovenous malformations based on a simple classification. J Clin Neurosci,1998,Suppl:16-19

［12］ Velat GJ, Chang SW, Abla AA, et al. Microsurgical management of glomus spinal arteriovenous malformations:pial resection technique:Clinical article. J Neurosurg Spine,2012,16（6）:523-531

［13］ Lv X, Li Y, Yang X, et al. Endovascular embolization for symptomatic perimedullary AVF and intramedullary AVM:a series and a literature review. Neuroradiology,2012,54（4）:349-359

［14］ Takai K, Taniguchi M. Comparative analysis of spinal extradural arteriovenous fistulas with or without intradural venous drainage:a systematic literature review. Neurosurg Focus,2012,32（5）:E8

［15］ Jeon JP,Cho YD,Kim CH,et al. Complex spinal arteriovenous fistula of the craniocervical junction with pial and dural shunts combined with contralateral dural arteriovenous fistula. Interv Neuroradiol,2015,21 (6):733-737

［16］ Takai K,Komori T,Taniguchi M. Microvascular anatomy of spinal dural arteriovenous fistulas:arteriovenous connections and their relationships with the dura mater. J Neurosurg Spine,2015,23(4):526-533

［17］ Rashad S,Abdel-Bary M,Aziz W,et al. Management of spinal dural arterio-venous fistulas. Report of 12 cases and review of literature. Clin Neurol Neurosurg,2014,125:81-86

［18］ Agarwal V,Zomorodi A,Jabbour P,et al. Endovascular treatment of a spinal dural arteriovenous malforma-tion (DAVF). Neurosurg Focus,2014,37(1 Suppl):1

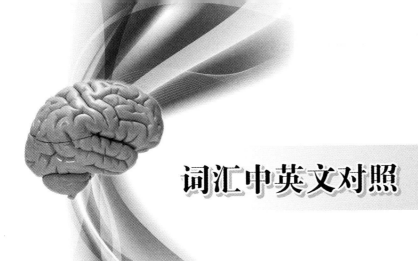

词汇中英文对照

B

斑块	Plaque
鼻背动脉	Dorsal nasal artery
闭塞	Occlusion
臂静脉	Brachial vein
边缘窦	Marginal sinus

C

侧裂	Sylvian fissure
侧裂点	Sylvian point
侧裂段	Sylvian segment
侧裂静脉	Veins of Sylvian fissure
侧裂三角	Sylvian triangle
侧支血管	Collateral vessels
侧支循环	Collateral circulation
穿脑静脉	Transmedullary vein

D

大脑大静脉	Great cerebral vein
大脑后动脉	Posterior cerebral artery, PCA
大脑后动脉 P1 段	P1 segment of PCA
大脑后动脉 P2 段	P2 segment of PCA
大脑后动脉颞后支	Posterior temporal branch of PCA
大脑后动脉胼胝体压部	Splenial branch of PCA
大脑内静脉	Internal cerebral vein
大脑前动脉	Anterior cerebral artery, ACA
大脑前动脉 A1-A2 交界	A1-A2 junction of ACA
大脑前动脉 A1 段	A1 segment of ACA
大脑前动脉 A2 段	A2 segment of ACA
大脑前动脉 A3 段	A3 segment of ACA
大脑浅静脉	Superficial cerebral veins
大脑深静脉	Deep cerebral veins
大脑中动脉	Middle cerebral artery, MCA
大脑中动脉 M1 段, 水平段	M1 segment, Horizontal segment of MCA
大脑中动脉 M2 段, 脑岛段	M2 segment, Insular segment of MCA

大脑中动脉 M3 段,岛盖段	M3 segment,operculum segment of MCA
大脑中动脉终末段	Terminal segment of MCA
大脑中浅静脉	Superficial middle cerebral veins
岛静脉	Insular veins
第 1 颈椎水平	The level of the C1 vertebra
第 2 颈椎水平	The level of the C2 vertebra
蝶腭动脉	Sphenopalatine artery
蝶腭动脉鼻外侧支	Lateral nasal branches of sphenopalatine artery
蝶腭动脉间隔支	Septal branches of sphenopalatine artery
蝶岩静脉	Sphenopetrosal vein
顶后动脉	Posterior parietal artery
顶静脉	Parietal veins
顶上内侧动脉	Superior medial parietal artery
顶下内侧动脉	Inferior medial parietal artery of ACA
顶枕动脉	Parietooccipital artery
动脉分叉	Bifurcation
动脉化静脉瘤	Arterialized venous pouch
动脉夹层	Artery dissection
动脉瘤	Aneurysm
动脉瘤瘤顶	Dome of aneurysm
动脉瘤瘤颈	Neck of aneurysm
动脉粥样硬化	Atherosclerosis
豆纹动脉	Lenticulostriate arteries
豆纹动脉内侧组	Medial group of the lenticulostriate arteries
豆纹动脉外侧组	Lateral group of the lenticulostriate arteries
窦汇	Confluence sinus

E

额后内侧动脉	Posterior Medial frontal artery
额极动脉	Frontopolar artery
额前内侧动脉	Anterior Medial frontal artery
额叶岛盖动脉	Operculofrontal artery,candelabra
额中内侧动脉	Middle medial frontal artery
腭降动脉	Descending palatine artery
腭升动脉	Ascending palatine artery
耳后动脉	Posterior auricular artery
耳深动脉	Deep auricular artery

F

分叶状动脉瘤	Lobulated aneurysm

G

根髓动脉	Radiculou-medullary artery
供血动脉	Feeding artery

H

海绵窦	Cavernous sinus
海绵窦段后升段	Posterior ascending segment of cavernous segment

海绵窦段后膝部	Posterior genu of cavernous segment
海绵窦段前升段	Anterior ascending segment of cavernous segment
海绵窦段前膝部	Anterior genu of cavernous segment
海绵窦段水平段	Horizontal segment of cavernous segment
海绵间窦	Intercavernous sinus
颌内动脉	Internal maxillary artery, IMA
颌内动脉下颌段	Inferior maxillary segment of IMA
颌内动脉翼腭段	Pterygopalatine segment of IMA
颌内动脉翼肌段	pterygoideus segment of IMA
横窦	Transverse sinus
后海绵间窦	Posterior intercavernous sinus
后交通动脉	Posterior communicating artery
后胼周动脉	Posterior pericallosal artery
后循环	Posterior cerebral circulation
回返动脉	Recurrent artery of Heubner

J

肌纤维发育不良	Fibromuscular dysplasia
肌支	Muscular branch
基底动脉	Basilar artery
基底动脉尖	Tip of basilar artery
基底静脉	Basal vein of Rosenthal
畸形血管团	Nidus of abnormal vessels
棘孔	Foramen spinosum
脊髓后动脉	Posterior spinal artery
脊髓静脉	Spinal veins
脊髓前动脉	Anterior spinal artery
脊髓血管畸形	Vascular malformations of spinal cord
颊动脉	Buccal artery
甲状颈干	Thyro-cervical trunk
甲状腺上动脉	Superior thyroid artery
甲状腺下动脉	Inferior thyroid artery
假性动脉瘤	Pseudoaneurysm
降主动脉	Descending aorta
角回动脉	Angular gyrus artery
睫状动脉	Ciliary artery
颈动脉窦	Carotid artery sinus
颈动脉窦	Carotid sinus
颈动脉管	Carotid tube
颈动脉管内口	Internal opening of Carotid tube
颈动脉管外口	External opening of Carotid tube
颈动脉海绵窦瘘	Carotid cavernous fistulas, CCF
颈内动脉	Internal carotid artery, ICA
颈内动脉床突段	Clinoid process segment of ICA
颈内动脉海绵窦段	Cavernous segment of ICA
颈内动脉交通段	Communicating segment of ICA
颈内动脉颈段	Cervical segment of ICA
颈内动脉破裂孔段	Foramen lacerum segment of ICA

颈内动脉岩骨段	Petrous segment of ICA
颈内动脉眼段	Ophthalmic segment of ICA
颈内静脉	Internal jugular vein
颈升动脉	Ascending carotid artery
颈外动脉	External carotid artery
颈总动脉	Common carotid artery
静脉湖	Venous lake
静脉角	Venous angle
静脉血管团	Nidus of vein
巨大动脉瘤	Giant aneurysm
距状裂动脉	Calcarine artery

K

龛影	Niche
宽颈动脉瘤	Wide-neck aneurysm
眶额动脉	Orbitofrontal artery
眶上动脉	Supraorbital artery
眶下动脉	Infraorbital artery
溃疡	Ulceration
扩张的静脉	Vein Of dilatation

L

肋间动脉	Intercostal artery
肋颈干	Costocervical trunk
泪腺动脉	Lacrimal artery
镰前动脉	Anterior falcial artery
瘘口	Opacification of the fistula
颅底组后支	Posterior basal branches
颅内动脉瘤	Intracranial aneurysm

M

脉络丛点	Plexal point
脉络膜后内侧动脉	Medial posterior choroidal artery
脉络膜后外侧动脉	Lateral posterior choroidal artery
脉络膜前动脉	Anterior choroidal artery，AChA
脉络膜前动脉脑池段	Cerebral cistern segment of AChA
脉络膜前动脉脑室段	Cerebral ventricle segment of AChA
脉络膜上静脉	Superior choroidal vein
面动脉	Facial artery
面横动脉	Transverse facial artery

N

脑底动脉环（Willis 环）	Circle of Willis
脑动静脉畸形	Arteriovenous malformations，AVM
脑静脉窦血栓形成	Cerebral venous sinus thrombosis，CVST
脑静脉性血管畸形	Cerebral venous malformations，CVM
脑膜垂体干	Meningohypophyseal trunk
脑膜副动脉	Accessory meningeal artery

脑膜后动脉	Posterior mengingeal artery
脑膜泪腺支	Meningolacrimal branch
脑膜支	Meningeal branch
脑膜中动脉	Middle meningeal artery,MMA
脑膜中动脉海绵窦支	Cavernous branch of middle meningeal artery
脑膜中动脉岩鳞支	Petrosquamous branches of MMA
脑桥穿支动脉	Pontine arteries
脑桥中脑前静脉	Anterior pontomesencephalic vein
脑桥中脑前静脉脑桥段	Anterior pontomesencephalic vein,pons segment
脑桥中脑前静脉中脑段	Anterior pontomesencephalic vein,mesencephalon segment
脑室下静脉	Inferior ventricular veins
颞后动脉	Posterior temporal artery
颞后静脉	Posterior temporal vein
颞后深动脉	Posterior deep temporal artery
颞极动脉	Temporal pole artery
颞前动脉	Anterior temporal artery
颞前深动脉	Anterior deep temporal artery
颞浅动脉	Superficial temporal artery,STA
颞浅动脉顶支	Parietal branch of STA
颞浅动脉额支	Frontal branch of STA
颞下后动脉	Posterior inferior temporal artery
颞下前动脉	Anterior inferior temporal artery
颞下中动脉	Middle inferior temporal artery
颞枕动脉	Temporo-occipital artery
颞中动脉	Middle temporal artery
颞中深动脉	Middle deep temporal artery

P

胼缘动脉	Callosomarginal artery of ACA
胼胝体膝	Genu of corpus callosum
胼周动脉	Pericallosal artery
破裂孔	Foramen lacerum

Q

前海绵间窦	Anterior intercavernous sinus
前交通动脉	Anterior communicating artery
前尾状核静脉	Anterior caudate vein
前循环	Anterior cerebral circulation
浅表皮质静脉	Superficial cortical veins
桥横静脉	Transverse pontine vein
丘脑后穿支	Posterior thalamoperfoating arteries
丘脑前穿支	Anterior thalamoperfoating arteries
丘脑前静脉	Anterior thalamic vein
丘脑上静脉	Superior thalamic vein
丘脑纹状体静脉	Thalamostriate vein

S

筛后动脉	Posterior ethmoidal artery

筛前动脉	Anterior ethmoidal artery
上滑车动脉	Supratrochlear artery
上矢状窦	Superior sagittal sinus
上吻合静脉	Veins of Trolard
上牙槽动脉	Superior dental artery
上蚓静脉	Superior vermian vein
舌动脉	Lingual artery
蛇头征	Caput medusac sign
升主动脉	Ascending aorta
视神经区域	Optic nerve area
视网膜中央动脉	Central retinal artery
栓塞动脉瘤	Aneurysm embolized
水母状静脉畸形	Caput medusa venous malformations
四叠体池	Quadrigeminal cistern
四叠体池区域	Region of quadrigeminal cistern
髓静脉	Medullary vein
髓内动静脉畸形	Intramedullary arteriovenous malformations
髓周动静脉瘘	Perimedullary arteriovenous fistulas
锁骨下动脉	Subclavian artery

T

头臂干	Branchiocephalic trunk
透明隔静脉	Septum pellucidum vein

X

膝部	Genu
狭窄	Stenosis
下外侧干	Inferolateral trunk
下吻合静脉	Vein of Labbe
下牙槽动脉	Inferior dental artery
下蚓静脉	Inferior vermian vein
小脑半球静脉	Cerebellar hemispheric vein
小脑后下动脉	Posterior inferior cerebellar artery, PICA
小脑后下动脉半球支	Hemispheric branches of PICA
小脑后下动脉扁桃体上段	Supratonsillar segment of PICA
小脑后下动脉扁桃体支	Tonsillar branches of PICA
小脑后下动脉髓后段	Posterior Medullar segment of PICA
小脑后下动脉髓前段	Anterior Medullar segment of PICA
小脑后下动脉蚓支	Vermian branches of PICA
小脑前下动脉	Anterior inferior cerebellar artery, AICA
小脑前下动脉脑桥段	Pontine segment of AICA
小脑前下动脉桥小脑角池段	Cerebellar-pontine angle segment of AICA
小脑前下动脉绒球段	Flocculus segment of AICA
小脑前中央静脉	Precentral cerebellar vein
小脑上动脉	Superior cerebellar artery, SCA
小脑上动脉半球支	Hemispheric branches of SCA
小脑上动脉蚓支	Vermian branches of SCA
斜坡静脉丛	Clival venous plexus

胸廓内动脉	Internal thoracic artery
血管扩张	Dilated
血管迂曲	Tortuous

Y

咽动脉	Artery of the pharyngeal
咽升动脉	Ascending pharyngeal artery
烟雾病	Moyamoya disease
岩骨段垂直部	Vertical segment of petrous segment
岩骨段水平部	Horizontal segment of petrous segment
岩骨段弯曲部	Bending segment of Petrous segment
岩静脉	Petrosal vein
岩上窦	Superior petrosal sinus
岩下窦	Inferior petrosal sinus
眼动脉	Ophthalmic artery
眼复合动脉	Ocular complex artery
眼脉络膜	Ocular choroid
眼上静脉	Superior ophthalmic vein
眼下静脉	Inferior ophthalmic
咬肌动脉	Masseteric artery
乙状窦	Sigmoid sinus
异常血管网	Abnormal vascular network
翼管动脉	Artery of the pterygoid canal
引流静脉	Draining veins
硬脊膜动静脉瘘	Spinal dural arteriovenous fistulas
硬膜外静脉丛	Epidural venous plexuses
硬脑膜动静脉瘘	Dural arteriovenous fistulas,DAVF
硬脑膜静脉	Dural veins
原始三叉动脉	Primitive trigeminal artery
原始舌下动脉	Primitive hypoglossal artery
圆孔动脉	Artery of the foramen rotundum

Z

载瘤动脉	Parent artery
枕动脉	Occipital artery
枕动脉头皮支	Scalp branch of occipital artery
枕窦	Occipital sinus
直窦	Straight sinus
中脑后静脉	Posterior mesencephalic vein
中脑外侧静脉	Lateral mesencephalic vein
中央沟动脉	Rolandic artery
中央沟静脉	Veins of Rolando
中央沟前动脉	Prerolandic artery
中央旁动脉	Paracentral artery
终板旁回	Paraterminal gyrus
终纹静脉	Stria terminalis veins
蛛网膜颗粒	Arachnoid granulations
烛台动脉	Candelabra artery

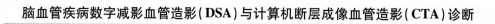

主动脉弓	Aortic arch
椎动脉	Vertebral artery
椎动脉发育不良	Vertebral artery hypoplasia
椎-基底动脉结合部	Vertebral Basilar artery junction
椎-基底动脉扩张延长	Vertebrobasilar dolichoectasia

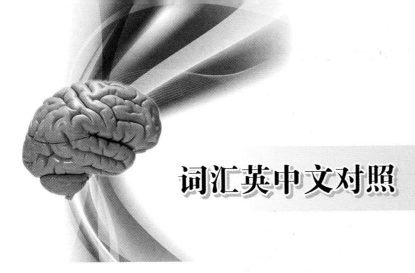

词汇英中文对照

A

A1 segment of ACA	大脑前动脉 A1 段
A1-A2 junction of ACA	大脑前动脉 A1-A2 交界
A2 segment of ACA	大脑前动脉 A2 段
A3 segment of ACA	大脑前动脉 A3 段
Abnormal vascular network	异常血管网
Accessory meningeal artery	脑膜副动脉
Aneurysm	动脉瘤
Aneurysm embolized	栓塞动脉瘤
Angular gyrus artery	角回动脉
Anterior ascending segment of cavernous segment	海绵窦段前升段
Anterior caudate vein	前尾状核静脉
Anterior cerebral artery, ACA	大脑前动脉
Anterior cerebral circulation	前循环
Anterior choroidal artery, AChA	脉络膜前动脉
Anterior communicating artery	前交通动脉
Anterior deep temporal artery	颞前深动脉
Anterior ethmoidal artery	筛前动脉
Anterior falcial artery	镰前动脉
Anterior genu of cavernous segment	海绵窦段前膝部
Anterior inferior cerebellar artery, AICA	小脑前下动脉
Anterior inferior temporal artery	颞下前动脉
Anterior intercavernous sinus	前海绵间窦
Anterior Medial frontal artery	额前内侧动脉
Anterior Medullar segment of PICA	小脑后下动脉髓前段
Anterior pontomesencephalic vein	脑桥中脑前静脉
Anterior pontomesencephalic vein, mesencephalon segment	脑桥中脑前静脉中脑段
Anterior pontomesencephalic vein, pons segment	脑桥中脑前静脉脑桥段
Anterior spinal artery	脊髓前动脉
Anterior temporal artery	颞前动脉
Anterior thalamic vein	丘脑前静脉
Anterior thalamoperforating arteries	丘脑前穿支
Aortic arch	主动脉弓
Arachnoid granulations	蛛网膜颗粒
Arterialized venous pouch	动脉化静脉瘤

Arteriovenous malformations,AVM	脑动静脉畸形
Artery dissection	动脉夹层
Artery of the foramen rotundum	圆孔动脉
Artery of the pharyngeal	咽动脉
Artery of the pterygoid canal	翼管动脉
Ascending aorta	升主动脉
Ascending carotid artery	颈升动脉
Ascending pharyngeal artery	咽升动脉
Ascending palaltine artery	腭升动脉
Atherosclerosis	动脉粥样硬化

B

Basal vein of Rosenthal	基底静脉
Basilar artery	基底动脉
Bending segment of Petrous segment	岩骨段弯曲部
Bifurcation	动脉分叉
Brachial vein	臂静脉
Branchiocephalic trunk	头臂干
Buccal artery	颊动脉

C

Calcarine artery	距状裂动脉
Callosomarginal artery of ACA	胼缘动脉
Candelabra artery	烛台动脉
Caput medusa venous malformations	水母状静脉畸形
Caput medusac sign	蛇头征
Carotid artery sinus	颈动脉窦
Carotid cavernous fistulas,CCF	颈动脉海绵窦瘘
Carotid sinus	颈动脉窦
Carotid tube	颈动脉管
Cavernous branch of middle meningeal artery	脑膜中动脉海绵窦支
Cavernous segment of ICA	颈内动脉海绵窦段
Cavernous sinus	海绵窦
Central retinal artery	视网膜中央动脉
Cerebellar hemispheric vein	小脑半球静脉
Cerebellar-pontine angle segment of AICA	小脑前下动脉桥小脑角池段
Cerebral cistern segment of AChA	脉络膜前动脉脑池段
Cerebral venous malformations,CVM	脑静脉性血管畸形
Cerebral venous sinus thrombosis,CVST	脑静脉窦血栓形成
Cerebral ventricle segment of AChA	脉络膜前动脉脑室段
Cervical segment of ICA	颈内动脉颈段
Ciliary artery	睫状动脉
Circle of Willis	脑底动脉环(Willis 环)
Clinoid process segment of ICA	颈内动脉床突段
Clival venous plexus	斜坡静脉丛
Collateral circulation	侧支循环
Collateral vessels	侧支血管
Common carotid artery	颈总动脉

Communicating segment of ICA 颈内动脉交通段

Confluence sinus 窦汇

Costocervical trunk 肋颈干

D

Deep auricular artery 耳深动脉

Deep cerebral veins 大脑深静脉

Descending palatine artery 腭降动脉

Descending aorta 降主动脉

Dilated 血管扩张

Dome of aneurysm 动脉瘤瘤顶

Dorsal nasal artery 鼻背动脉

Draining veins 引流静脉

Dural arteriovenous fistulas,DAVF 硬脑膜动静脉瘘

Dural veins 硬脑膜静脉

E

Epidural venous plexuses 硬膜外静脉丛

External carotid artery 颈外动脉

External opening of Carotid tube 颈动脉管外口

F

Facial artery 面动脉

Feeding artery 供血动脉

Fibromuscular dysplasia 肌纤维发育不良

Flocculus segment of AICA 小脑前下动脉绒球段

Foramen lacerum 破裂孔

Foramen lacerum segment of ICA 颈内动脉破裂孔段

Foramen spinosum 棘孔

Frontal branch of STA 颞浅动脉额支

Frontopolar artery 额极动脉

G

Genu 膝部

Genu of corpus callosum 胼胝体膝

Giant aneurysm 巨大动脉瘤

Great cerebral vein 大脑大静脉

H

Hemispheric branches of PICA 小脑后下动脉半球支

Hemispheric branches of SCA 小脑上动脉半球支

Horizontal segment of cavernous segment 海绵窦段水平段

Horizontal segment of petrous segment 岩骨段水平部

I

Inferior dental artery 下牙槽动脉

Inferior maxillary segment of IMA 颌内动脉下颌段

Inferior medial parietal artery of ACA 顶下内侧动脉

Inferior ophthalmic	眼下静脉
Inferior petrosal sinus	岩下窦
Inferior thyroid artery	甲状腺下动脉
Inferior ventricular veins	脑室下静脉
Inferior vermian vein	下蚓静脉
Inferolateral trunk	下外侧干
Infraorbital artery	眶下动脉
Insular veins	岛静脉
Intercavernous sinus	海绵间窦
Intercostal artery	肋间动脉
Internal carotid artery, ICA	颈内动脉
Internal cerebral vein	大脑内静脉
Internal jugular vein	颈内静脉
Internal maxillary artery, IMA	颌内动脉
Internal opening of Carotid tube	颈动脉管内口
Internal thoracic artery	胸廓内动脉
Intracranial aneurysm	颅内动脉瘤
Intramedullary arteriovenous malformations	髓内动静脉畸形

L

Lacrimal artery	泪腺动脉
Lateral group of the lenticulostriate arteries	豆纹动脉外侧组
Lateral mesencephalic vein	中脑外侧静脉
Lateral nasal branches of sphenopalatine artery	蝶腭动脉鼻外侧支
Lateral posterior choroidal artery	脉络膜后外侧动脉
Lenticulostriate arteries	豆纹动脉
Lingual artery	舌动脉
Lobulated aneurysm	分叶状动脉瘤

M

M1 segment, Horizontal segment of MCA	大脑中动脉 M1 段，水平段
M2 segment, Insular segment of MCA	大脑中动脉 M2 段，脑岛段
M3 segment, operculum segment of MCA	大脑中动脉 M3 段，岛盖段
Marginal sinus	边缘窦
Masseteric artery	咬肌动脉
Medial group of the lenticulostriate arteries	豆纹动脉内侧组
Medial posterior choroidal artery	脉络膜后内侧动脉
Medullary vein	髓静脉
Meningeal branch	脑膜支
Meningohypophyseal trunk	脑膜垂体干
Meningolacrimal branch	脑膜泪腺支
Middle cerebral artery, MCA	大脑中动脉
Middle deep temporal artery	颞中深动脉
Middle inferior temporal artery	颞下中动脉
Middle medial frontal artery	额中内侧动脉
Middle meningeal artery, MMA	脑膜中动脉
Middle temporal artery	颞中动脉
Moyamoya disease	烟雾病

Muscular branch	肌支

N

Neck of aneurysm	动脉瘤瘤颈
Niche	龛影
Nidus of abnormal vessels	畸形血管团
Nidus of vein	静脉血管团

O

Occipital artery	枕动脉
Occipital sinus	枕窦
Occlusion	闭塞
Ocular choroid	眼脉络膜
Ocular complex artery	眼复合动脉
Opacification of the fistula	瘘口
Operculofrontal artery, candelabra	额叶岛盖动脉
Ophthalmic artery	眼动脉
Ophthalmic segment of ICA	颈内动脉眼段
Optic nerve area	视神经区域
Orbitofrontal artery	眶额动脉

P

P1 segment of PCA	大脑后动脉 P1 段
P2 segment of PCA	大脑后动脉 P2 段
Paracentral artery	中央旁动脉
Paraterminal gyrus	终板旁回
Parent artery	载瘤动脉
Parietal branch of STA	颞浅动脉顶支
Parietal veins	顶静脉
Parietooccipital artery	顶枕动脉
Pericallosal artery	胼周动脉
Perimedullary arteriovenous fistulas	髓周动静脉瘘
Petrosal vein	岩静脉
Petrosquamous branches of MMA	脑膜中动脉岩鳞支
Petrous segment of ICA	颈内动脉岩骨段
Plaque	斑块
Plexal point	脉络丛点
Pontine arteries	脑桥穿支动脉
Pontine segment of AICA	小脑前下动脉脑桥段
Posterior ascending segment of cavernous segment	海绵窦段后升段
Posterior auricular artery	耳后动脉
Posterior basal branches	颅底组后支
Posterior cerebral artery, PCA	大脑后动脉
Posterior cerebral circulation	后循环
Posterior communicating artery	后交通动脉
Posterior deep temporal artery	颞后深动脉
Posterior ethmoidal artery	筛后动脉
Posterior genu of cavernous segment	海绵窦段后膝部

Posterior inferior cerebellar artery, PICA	小脑后下动脉
Posterior inferior temporal artery	颞下后动脉
Posterior intercavernous sinus	后海绵间窦
Posterior Medial frontal artery	额后内侧动脉
Posterior Medullar segment of PICA	小脑后下动脉髓后段
Posterior mengingea artery	脑膜后动脉
Posterior mesencephalic vein	中脑后静脉
Posterior parietal artery	顶后动脉
Posterior pericallosal artery	后胼周动脉
Posterior spinal artery	脊髓后动脉
Posterior temporal artery	颞后动脉
Posterior temporal branch of PCA	大脑后动脉颞后支
Posterior temporal vein	颞后静脉
Posterior thalamoperforating arteries	丘脑后穿支
Precentral cerebellar vein	小脑前中央静脉
Prerolandic artery	中央沟前动脉
Primitive hypoglossal artery	原始舌下动脉
Primitive trigeminal artery	原始三叉动脉
Pseudoaneurysm	假性动脉瘤
pterygoideus segment of IMA	颌内动脉翼肌段
Pterygopalatine segment of IMA	颌内动脉翼腭段

Q

Quadrigeminal cistern	四叠体池

R

Radiculou-medullary artery	根髓动脉
Recurrent artery of Heubner	回返动脉
Region of quadrigeminal cistern	四叠体池区域
Rolandic artery	中央沟动脉

S

Scalp branch of occipital artery	枕动脉头皮支
Septal branches of sphenopalatine artery	蝶腭动脉间隔支
Septum pellucidum vein	透明隔静脉
Sigmoid sinus	乙状窦
Sphenopalatine artery	蝶腭动脉
Sphenopetrosal vein	蝶岩静脉
Spinal dural arteriovenous fistulas	硬脊膜动静脉瘘
Spinal veins	脊髓静脉
Splenial branch of PCA	大脑后动脉胼胝体压部支
Stenosis	狭窄
Straight sinus	直窦
Stria terminalis veins	终纹静脉
Subclavian artery	锁骨下动脉
Superficial cerebral veins	大脑浅静脉
Superficial cortical veins	浅表皮质静脉
Superficial middle cerebral veins	大脑中浅静脉

Superficial temporal artery,STA	颞浅动脉
Superior cerebellar artery,SCA	小脑上动脉
Superior choroidal vein	脉络膜上静脉
Superior dental artery	上牙槽动脉
Superior medial parietal artery	顶上内侧动脉
Superior ophthalmic vein	眼上静脉
Superior petrosal sinus	岩上窦
Superior sagittal sinus	上矢状窦
Superior thalamic vein	丘脑上静脉
Superior thyroid artery	甲状腺上动脉
Superior vermian vein	上蚓静脉
Supraorbital artery	眶上动脉
Supratonsillar segment of PICA	小脑后下动脉扁桃体上段
Supratrochlear artery	上滑车动脉
Sylvian fissure	侧裂
Sylvian point	侧裂点
Sylvian segment	侧裂段
Sylvian triangle	侧裂三角

T

Temporal pole artery	颞极动脉
Temporo-occipital artery	颞枕动脉
Terminal segment of MCA	大脑中动脉终末段
Thalamostriate vein	丘脑纹状体静脉
The level of the C1 vertebra	第1颈椎水平
The level of the C2 vertebra	第2颈椎水平
Thyro-cervical trunk	甲状颈干
Tip of basilar artery	基底动脉尖
Tonsillar branches of PICA	小脑后下动脉扁桃体支
Tortuous	血管迂曲
Transmedullary vein	穿脑静脉
Transverse facial artery	面横动脉
Transverse pontine vein	桥横静脉
Transverse sinus	横窦

U

Ulceration	溃疡

V

Vascular malformations of spinal cord	脊髓血管畸形
Vein Of dilatation	扩张的静脉
Vein of Labbe	下吻合静脉
Veins of Rolando	中央沟静脉
Veins of Sylvian fissure	侧裂静脉
Veins of Trolard	上吻合静脉
Venous angle	静脉角
Venous lake	静脉湖
Vermian branches of PICA	小脑后下动脉蚓支

Vermian branches of SCA	小脑上动脉蚓支
Vertebral artery	椎动脉
Vertebral artery hypoplasia	椎动脉发育不良
Vertebral Basilar artery junction	椎-基底动脉结合部
Vertebrobasilar dolichoectasia	椎-基底动脉扩张延长
Vertical segment of petrous segment	岩骨段垂直部

W

Wide-neck aneurysm	宽颈动脉瘤

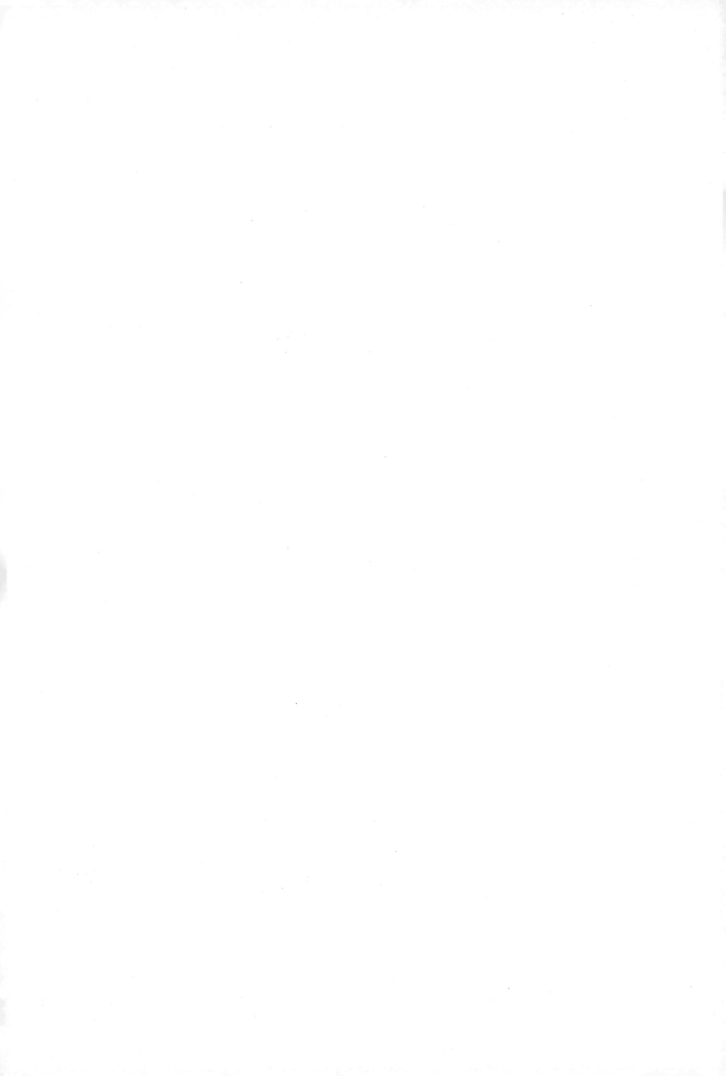